Molecular Diagnosis and Targeting for
Gynecologic Malignancy

# 妇科恶性肿瘤的
# 分子诊断与靶向治疗

原著　[日] Seiji Isonishi

　　　[日] Yoshihiro Kikuchi

主译　夏百荣　陈继明

中国科学技术出版社
·北 京·

**图书在版编目（CIP）数据**

妇科恶性肿瘤的分子诊断与靶向治疗 /（日）矶西诚治，（日）菊池义弘原著；夏百荣，陈继明
主译 . — 北京：中国科学技术出版社，2023.7（2023.11 重印）

书名原文：Molecular Diagnosis and Targeting for Gynecologic Malignancy

ISBN 978-7-5236-0275-1

Ⅰ . ①妇… Ⅱ . ①矶… ②菊… ③夏… ④陈… Ⅲ . ①妇科病—肿瘤—诊疗 Ⅳ . ① R737.3

中国国家版本馆 CIP 数据核字 (2023) 第 115102 号

著作权合同登记号：01-2023-2719

| | |
|---|---|
| 策划编辑 | 延　锦　靳　婷 |
| 责任编辑 | 延　锦 |
| 文字编辑 | 方金林 |
| 装帧设计 | 佳木水轩 |
| 责任印制 | 李晓霖 |

| | |
|---|---|
| 出　　版 | 中国科学技术出版社 |
| 发　　行 | 中国科学技术出版社有限公司发行部 |
| 地　　址 | 北京市海淀区中关村南大街 16 号 |
| 邮　　编 | 100081 |
| 发行电话 | 010-62173865 |
| 传　　真 | 010-62179148 |
| 网　　址 | http://www.cspbooks.com.cn |

| | |
|---|---|
| 开　　本 | 889mm×1194mm　1/16 |
| 字　　数 | 203 千字 |
| 印　　张 | 8 |
| 版　　次 | 2023 年 7 月第 1 版 |
| 印　　次 | 2023 年 11 月第 2 次印刷 |
| 印　　刷 | 北京盛通印刷股份有限公司 |
| 书　　号 | ISBN 978-7-5236-0275-1/R · 3111 |
| 定　　价 | 138.00 元 |

# 译者名单

主　译　夏百荣　陈继明

副主译　刘　瑛　北京清华长庚医院

　　　　陈　刚　华中科技大学同济医学院附属同济医院

　　　　邹冬玲　重庆大学附属肿瘤医院

　　　　周圣涛　四川大学华西第二医院

译　者　（以姓氏笔画为序）

　　　　王树香　哈尔滨市红十字中心医院

　　　　文　佳　北京清华长庚医院

　　　　田　园　中国科学技术大学附属第一医院

　　　　江文静　中国科学技术大学附属第一医院

　　　　汤慧敏　南京医科大学附属常州第二人民医院

　　　　肖　兰　安徽医科大学第一附属医院

　　　　余红霞　大连医科大学研究生院

　　　　陈　尧　蚌埠医学院研究生院

　　　　周心宇　北京清华长庚医院

　　　　单武林　中国科学技术大学附属第一医院

　　　　徐华超　中国科学技术大学附属第一医院

　　　　董智勇　重庆医科大学附属第二医院

## 内容提要

　　本书引进自 Springer 出版社，重点介绍了妇科恶性肿瘤，特别是宫颈癌、子宫内膜癌和卵巢癌研究领域的重要进展，阐明了治疗干预的新靶点，并解释了遗传易感性综合征。同时聚焦于恶性肿瘤基础研究的最新进展，为妇科恶性肿瘤生物学的各个方面提供了重要见解，包括发育途径和谱系可塑性的影响、转移进展、肿瘤微环境的作用、肿瘤进化、药物敏感性和适应性反应的新治疗方法和机制，特别是下一代基因工程动物模型或癌细胞系，以及它们对提高妇科恶性肿瘤生物学、预防和治疗及药物反应和耐药性理解的意义。本书可作为对妇科恶性肿瘤新研究感兴趣的研究人员、临床医师、住院医师的参考指南。

# 主译简介

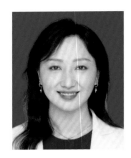

夏百荣

医学博士（博士后），主任医师，教授，博士研究生导师。中国科学技术大学附属第一医院妇产科行政副主任、西区妇科肿瘤科主任，安徽省临床重点专科负责人，第十三批安徽省学术技术带头人后备人选。中华医学会妇科肿瘤学专业委员会委员，中国医师协会妇产科分会委员会委员，中国优生优育协会妇产专业委员会秘书长，中国抗癌协会肿瘤内分泌专业委员会常务委员，中国抗癌协会中西整合卵巢癌专业委员会常务委员，肿瘤多学科诊疗专业委员会委员、妇科肿瘤专业委员会委员、肿瘤标志物专业委员会委员，安徽省抗癌协会肿瘤内分泌专业委员会主任委员、常务理事，安徽省全科医学会妇科肿瘤学分会副主任委员，安徽省医学会妇产科学分会第十一届委员会委员、妇科肿瘤学分会第四届委员会委员，《现代妇产科进展》期刊编委，*Journal of Clinical Oncology*（中文版）妇科肿瘤专刊青年编委，*Frontiers in oncology* 期刊专刊主编，《中国妇产科临床杂志》《安徽医学》审稿专家。荣获国家级和省部级科技进步一等奖、二等奖等多项奖励，多次获得全国妇科腹腔镜手术妇瘤组一等奖、二等奖，荣获安徽省第一届"青年江淮名医"、第二届安徽"好医生"、安徽省合肥市蜀山区"最美科技工作者"、中华医学会肿瘤学分会"中华肿瘤，明日名医"等称号。主持和参与国家及省级课题 10 余项，参与指南 / 共识撰写多项，以第一作者 / 通讯作者身份在 SCI 收录期刊及中文核心期刊发表论文多篇。

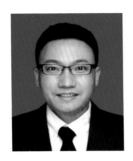

陈继明

医学博士（博士后），主任医师，教授，硕士研究生导师。南京医科大学常州临床医学院妇产科学教研室主任，南京医科大学附属常州第二人民医院妇科副主任兼病区主任，河南大学附属商丘市立医院妇产科特聘专家。世界内镜医师协会妇科内镜医师协会江苏省专家委员会副会长，中国老年学和老年医学学会妇科分会青年委员会副主任委员，中国老年保健协会更年期与妇科内分泌分会青年委员会副主任委员，中华预防医学会生育力保存分会生殖内分泌学组委员，中国成人教育协会继续医学教育委员会腔镜国际培训中心常务委员，中国医药教育协会生殖内分泌科普培训中心常务委员，江苏省医学会妇产科分会肿瘤学组副组长，江苏省医师协会妇产科分会妇科肿瘤学组副组长、委员，江苏省抗癌协会妇科肿瘤分会青年委员会副主任委员、妇科肿瘤分会委员，江苏省医学会妇科肿瘤分会委员，江苏省老年医学学会妇科分会常务委员，*European Journal of Gynecological Oncology* 期刊专刊主编，*Frontiers in Endocrinology* 期刊副编辑，《中国计划生育与妇产科》《手术电子杂志》《现代药物与临床》及 *Journal of Gynecology and Obstetrics* 期刊编委，《药物评价研究》《实用妇科内分泌》中青年编委，《中华肿瘤防治杂志》《中国肿瘤外科》《中国临床新医学》《重庆医学》《安徽医药》特邀审稿专家。荣获"江苏省临床重点专科学科带头人""江苏省妇幼健康重点人才""青海省千人计划昆仑英才""江苏省333工程高层次人才""江苏省卫生拔尖人才""常州市十四五卫生健康高层次人才""中国红十字基金会公益先锋人物""中国老年保健协会先进个人"《健康报》社首批青年医生全明星成长计划入选者"等称号。获省市等各级新技术奖一等/二等奖7项，获国家发明专利2项，实用新型专利2项。主持科研10余项，参与制订指南/共识7项，主编/参编专著10余部，以第一作者/通讯作者身份发表论文160余篇，其中SCI收载论文30余篇。

# 译者前言

"闲云潭影日悠悠，物换星移几度秋。"斗转星移，世事变迁。有关妇科恶性肿瘤诊断和治疗的变革与更新也是日新月异，突飞猛进。近年来，妇科恶性肿瘤的临床诊治发生了近乎翻天覆地的变化。宫颈癌手术方式的重新定位，FIGO 手术病理新分期的提出与争议，子宫内膜癌临床分型的更新与改进，卵巢癌治疗模式与理念的改变，这些无不体现了妇科肿瘤临床研究的巨大发展与进步。不止于此，有关癌症基础研究的最新进展也为妇科恶性肿瘤生物学的各个方面提供了重要的线索，这些基础研究的深入开展为妇科恶性肿瘤的发生、发展、转移等机制提供了新的认识和理解，为妇科恶性肿瘤的预防和治疗创造了新方法，为改善相关药物反应和减少药物耐药性提供了新思路，并最终优化了妇科恶性肿瘤的诊治策略，提高了临床治疗效果，改善了妇科肿瘤患者的生存长度与生活质量。

本书由 Seiji Isonishi 和 Yoshihiro Kikuchi 两位教授主编，主要聚焦于妇科肿瘤相关领域的最新进展，如基因工程、癌细胞系、信号转导及基因组分析等方面。"他山之石，可以攻玉。"通过本书的阅读与学习，我们可更好地理解妇科肿瘤的生物学特征、药物敏感性、遗传性，以及肿瘤的预防与治疗。本书提供了其他大多数教科书以外的更多信息，尤其适合对妇科恶性肿瘤研究感兴趣的研究人员、临床医生和医学生阅读参考。

参与本书翻译的团队人员均来自全国各大知名三级甲等教学医院，他们不仅有着丰富的妇科恶性肿瘤临床诊治经验和相关研究经历，更重要的是，他们始终保持着高度的工作热情和极其严谨的工作态度。在本书翻译之际，正值国内 COVID-19 感染处于高峰期，团队人员克服种种身体不适及诸多实际困难，确保了书稿的按时翻译校对与付梓出版。"千淘万漉虽辛苦，吹尽狂沙始到金。"在本书出版之际，我们要由衷感谢所有编译人员的不辞辛苦、不畏艰难与无私奉献！

由于该译著专业性极强，中文翻译虽尽可能忠于原文，用词斟酌，力求达意，但"雅"字难求。虽几经审阅，仍恐遗有疏漏之处，期待本书面世之时，广大妇产科同道及读者能就书中错误及不足之处慷慨指教，以便再版时修正完善。

夏百荣　陈继明

# 原书前言

　　本书提供了妇科肿瘤相关领域的最新进展，如基因工程、癌细胞系、信号转导及基因组分析等，希望能帮助读者更好地理解妇科肿瘤的生物学特征、药物敏感性、遗传性，以及肿瘤的治疗与预防。本书提供了比大多数教科书更丰富的知识和信息，适用于对妇科恶性肿瘤研究感兴趣的研究人员、临床医生和医学生。书中不仅介绍了基础研究和转化研究，而且为它们的衔接提供了证据支持，其中许多主题有可能为妇科肿瘤的深入研究夯实基础、启迪思想。本书提供的前沿信息也有助于改善妇科肿瘤患者的生活质量。我们希望本书能够服务于越来越多的年轻研究者。

　　本书中多个专题和章节的编撰是由特定专家针对不同部位的妇科肿瘤进行专项论述的，而方法学和生物学部分则是由该领域的专家结合妇科临床或基础研究进行综述的。其中特定器官部分由 6 位主要专家撰写，卵巢癌部分由 Storu Kyo、Masashi Takano 和 Nozomu Yanaihara 等执笔，子宫内膜癌部分由 Yoichi Kobayashi 和 Munekage Yamaguchi 等执笔，宫颈癌部分由 Kei Kawana 等执笔。对于非特定器官部分，肿瘤干细胞由 Tatsuya Ishiguro 等执笔；异种移植模型由 Tomohito Tanaka 等执笔，基因组分析由 Michihiro Tanikawa 等执笔，G 蛋白偶联受体的信号转导由 Hiroshi Yagi 等执笔，信号转导和耐药性部分由 Koji Yamanoi 等执笔，遗传性妇科恶性肿瘤由 Hideki Yamamoto 等执笔。这些内容涵盖了当前妇科恶性肿瘤的主要科学问题。

　　对妇科学的任何深刻认识都离不开临床与实验室之间的密切沟通和交流。本书的编者不仅是一群不断追求真理的科学家骨干，也是效力于各医疗机构的临床医生。他们对自己临床病例中的科学发现特别感兴趣，也愿意分享他们的临床和科研经验。然而，意想不到的是在 2020 年新年伊始，COVID-19 在世界范围内大暴发，许多编者作为临床负责人都在与之进行斗争，致使本书的出版不可避免地推迟了。

　　在此我们感谢所有才华横溢的编者，感谢他们共克时艰，无私奉献，撰写出杰出的手稿；感谢日本人体细胞协会策划了这个精彩的项目，否则本书无法出版；感谢 Springer 出版社的工作人员在编辑过程中的辛勤付出。最后，我们希望本书能作为一部参考书，为那些致力于妇科肿瘤学研究的人们提供启迪和帮助。

Seiji Isonishi（日本东京港区）
Yoshihiro Kikuchi（日本所沢市）

# 目　录

# 第1章 肿瘤干细胞在妇科恶性肿瘤中的应用
## Cancer Stem Cells in Gynecologic Cancer

Tatsuya Ishiguro　Takayuki Enomoto　著

## 摘 要

卵巢癌、子宫内膜癌和宫颈癌等晚期妇科恶性肿瘤患者的生存率很低。肿瘤干细胞是癌症进展、转移和耐药的重要原因。继白血病干细胞的相关报道之后，最近在实体瘤的研究中进一步揭示了肿瘤干细胞的生物学特性、分子标志和维持机制。本章我们将概述不同类型妇科恶性肿瘤中的肿瘤干细胞，包括我们最近对卵巢癌和子宫内膜癌干细胞进行体外稳定 3D 培养的研究结果。此外，我们还聚焦妇科肿瘤干细胞的分子机制，讨论靶向肿瘤干细胞这种新治疗策略的应用前景。

## 关键词

肿瘤干细胞；宫颈癌；子宫内膜癌；卵巢癌；靶向治疗

肿瘤组织包含多种细胞类型，如肿瘤细胞、肿瘤相关成纤维细胞、内皮细胞、外膜细胞和免疫 – 炎症细胞，以及功能异质细胞等 [1]。肿瘤细胞的增殖和转移受到肿瘤微环境和其他因素的影响 [2]。以前肿瘤细胞的异质性被认为是癌变过程中遗传不稳定性积累的结果，被称为克隆进化模型 [3]。然而，不同的肿瘤细胞有不同的致瘤能力，其中一些细胞也可促进肿瘤的进展和转移。

在正常组织中有一个层次结构，顶部是组织特异性干细胞，它们具有自我更新和多潜能分化能力；这些干细胞可以产生不同谱系的祖细胞，并进一步分化为成熟细胞 [4]。与这些正常干细胞一样，肿瘤细胞异质性也可通过类似的层次结构模型（hierarchy-based model）得到进化。该模型表明肿瘤干细胞可自我更新并分化为非肿瘤干细胞；然而，只有肿瘤干细胞具有致瘤性 [5, 6]（图 1-1）。肿瘤干细胞是 Dick 等在研究人类急性髓系白血病中发现的 [7, 8]。随后的研究证实肿瘤干细胞也存在于实体肿瘤中，包括乳腺癌、胶质瘤和结直肠癌 [9-11]。

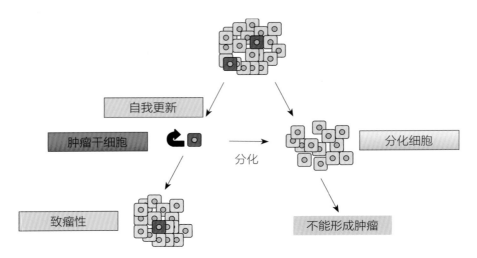

▲ 图 1-1　经典肿瘤干细胞模型

在经典的肿瘤干细胞模型中，肿瘤细胞是分层组织的，具有致瘤性的肿瘤干细胞位于分层结构的顶端

## 一、肿瘤干细胞研究模型

肿瘤干细胞是功能上具有自我更新和多向分化潜能的肿瘤细胞亚群[12]。首先，肿瘤干细胞最重要的功能是产生具有自我更新和分化能力的肿瘤。为了证实这种能力，将肿瘤干细胞移植到免疫缺陷的小鼠体内后进行了体内肿瘤增殖试验，肿瘤干细胞可以连续形成具有相同组织结构的异种移植瘤[4]。其次，体外三维（three-dimensional，3D）球形细胞培养通常用于评估肿瘤干细胞的能力。正常的神经和乳腺干细胞可以在体外以 3D 球形细胞形式培养，形成神经球和乳腺球[13]，肿瘤干细胞通常以球体的形式生长繁殖[14]，胶质瘤和乳腺癌干细胞即可通过这种 3D 球形细胞培养的方法获得[15]。这种肿瘤来源的球形细胞培养方法已被用于多种癌症的肿瘤干细胞研究中[16]。最后，遗传谱系追踪是一种识别肿瘤干细胞标记基因的新技术。虽然该方法仅限用于遗传小鼠模型，但 CRISPR-Cas9 基因编辑技术已经使该方法能够应用于人类结直肠癌类器官细胞[17]。在本章我们特别关注通过 3D 球形细胞培养的妇科肿瘤干细胞的研究。确切地说，我们希望能通过从人

类癌症标本中获得的 3D 卵巢和子宫内膜癌干细胞，发现肿瘤干细胞的新机制及癌症治疗的新靶点（图 1-2）[18, 19]。

## 二、妇科肿瘤干细胞

虽然针对妇科肿瘤干细胞的研究日益增多，但是大多数研究的实验数据是基于传统 2D 癌细胞系，对于妇科原发癌的体细胞进行体外 3D 球形细胞培养的报道非常有限。目前认为妇科肿瘤球形细胞比肿瘤干细胞更具有转移和耐药潜力[20, 21]。体外球形细胞形态与腹水中漂浮的聚集癌细胞相似。这些聚集的细胞中含有肿瘤干细胞[22]，并在特定的转移过程中发挥重要作用。癌细胞向腹膜表面和腹膜腔内其他器官的播散是妇科肿瘤常见的转移方式，尤其卵巢癌。从原发肿瘤脱离的细胞可随腹水附着到其他器官表面并形成多个播散肿瘤[23, 24]，并且恶性腹水的特定环境可促进球形细胞的形成[25]。

### （一）卵巢癌干细胞

针对卵巢癌的研究在妇科肿瘤干细胞研究领域取得了较大进展。Bapat 等首次报道了利用卵巢

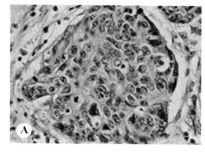 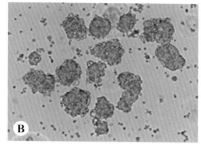 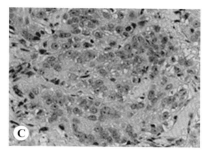

原发性卵巢肿瘤　　　　　　　　肿瘤衍生的球形细胞　　　　　　　　异种移植瘤

▲ 图 1-2　来源于人卵巢癌的 3D 球形细胞（见参考文献 [18]）
球细胞（B）在体外漂浮培养条件下增殖并产生异种移植瘤（C），在组织学上与原发的人类肿瘤相似（A）

癌患者腹水中的混合细胞群分离并培育出具有肿瘤干细胞潜能的球形细胞[26]。他们用 5% 的胎牛血清在体外培养和增殖卵巢癌球形细胞。随后，Zhang 等使用无血清培养基成功从卵巢癌组织原发分离出球形细胞[27]。尽管改良的培养方法已经有报道，但除此之外，在笔者的报道之前，没有其他研究分析过卵巢癌来源的球形细胞的体外增殖方法[18]。既往的研究已经证明所构建的球形细胞具有致瘤性。虽然我们可以使用 rho 相关蛋白激酶抑制物来对卵巢癌球形细胞进行长期培养，但大多数癌细胞在培养初始阶段就已死亡，而且增殖后的细胞只有几个月后才能获得，这与其他研究人员在不同培养方法下获得的结果一致。任何未知的技术困难或卵巢癌生理特性都可能阻碍卵巢癌球形细胞的建立和增殖。

正如之前卵巢癌干细胞的报道，这些干细胞培养需要稳定的细胞系或临床样本中短期球形细胞[28, 29]，我们研究发现，乙醛脱氢酶（aldehyde dehydrogenase，ALDH）是卵巢癌干细胞的一个特异性标志物[18]，并且 ALDH 活化是球形细胞增殖所必需的。与之不同的是 CD44、CD133、CD117（简称 c-kit）、CD24 和上皮细胞黏附分子（EpCAM）仅仅只是卵巢癌干细胞的标志物[27, 30]。这些分子标志物之间的差异可能是由于卵巢肿瘤细胞的异质性所造成的。具有这些特异性标志物

的细胞还表达高水平的多能干细胞标志物，例如 Nanog、Oct3/4、SOX2、Nestin 和 Bmi-1 等[18, 27, 30]。

最近，研究人员已揭示了卵巢癌干性（stemness）的维持机制。我们在既往研究中也发现了卵巢癌干细胞中 ALDH1A1 和 SRY 盒转录因子 2（SOX2）之间的有相互调节关系的独特机制[18]。SEO 等揭示缺氧和 Notch 信号转导增加了 SOX2 和 ALDH 的表达[31]。Condello 等研究表明，组织转谷氨酰胺酶 / 纤维蛋白凝集素 / 整合素 β₁ 复合物导致 Wnt 通路激活，β-catenin 直接调节 ALDH[32, 33]。Wheeler 等发现，上调多梳家族复合物活性中起关键作用的 chromobox2，可通过诱导干细胞转录谱，特别是 ALDH3A1 和失巢凋亡逃逸[34]，来促进卵巢癌。此外，白细胞介素 6（IL-6）/ 信号转导和转录激活因子 3（STAT3）信号调节卵巢癌干细胞 ALDH 的表达和富集[35]。综上所述，ALDH 不仅是一种特异性的卵巢癌干细胞标志物，而且是维持肿瘤干细胞的一个重要调节因子，可以通过抑制 ALDH 来抑制卵巢癌干细胞。双硫仑和 N，N- 二乙氨基苯甲醛（DEAB）是抑制肿瘤发生的主要的泛 ALDH 抑制剂[18]。另一种特异性抑制 ALDH1A1、ALDH1A2 和 ALDH1A3 的 ALDH 抑制剂（673A）可诱导卵巢癌干细胞坏死[36]，并与顺铂协同抑制卵巢肿瘤的发生[37]。

## （二）子宫内膜癌干细胞

2009 年，研究人员首次从临床标本中发现并报道子宫内膜癌干细胞[38, 39]。Rutella 等发现，表达 CD133 的细胞具有肿瘤干细胞潜能。尽管一些研究表明 CD133 是子宫内膜癌干细胞的潜在标志物[39]，但另外的细胞表面标志物（CD44、CD117 和 CD126）及亚群也被推测是子宫内膜癌干细胞标志物[40-42]。我们最近首次报道了从临床癌组织中建立稳定的 3D 子宫内膜癌干细胞体外培养体系，并确定激活态的 ALDH 为其标志物[19]，这与之前使用单层 2D 细胞系的报道一致[42, 43]。我们还发现 ALDH 通过糖酵解激活介导癌症干性和紫杉醇耐药，ALDH 抑制剂是一种潜在的新型治疗药物[19]。其他研究表明 IL-6/JAK/STAT3 信号转导[42]和上皮膜蛋白 2[43]在功能上影响子宫内膜癌中的 ALDH 活性。因此，与卵巢癌类似，ALDH 可认为是子宫内膜癌干细胞的一个关键调控因子。另外，一些调节信号通路在子宫内膜癌干性的维持中起着重要的作用。Lu 等发现，分泌蛋白酸性且富含半胱氨酸相关的模块化钙结合 2 激活了 Wnt/β-catenin 信号转导，特异性地导致了化学耐药[44]。此外，Kato 等发现，双特异性磷酸酶 6 介导的细胞外信号转导激酶和蛋白激酶 B 信号转导有助于维持肿瘤的干性[40]。

## （三）宫颈癌干细胞

2009 年，Feng 等首次从原代宫颈癌组织中分离出具有致瘤性的球形细胞[45]。此后，一些有助于维持宫颈癌干性的关键因素也陆续被报道，特别是已经明确人乳头瘤病毒（human papillomaviruses，HPV）的参与。HPV 是宫颈癌发生的主要原因，具有两种著名的病毒癌蛋白 E6 和 E7，分别通过与 p53 和 pRb 相互作用来影响细胞周期。HPV E6 诱导 CD71 阳性或 CD55

阳性的宫颈癌干细胞群体富集[46, 47]，该癌蛋白也通过上调发状分裂相关增强子 1（HES1）影响宫颈癌的干性[48]，而另一个癌蛋白 E7 则直接调节 Oct-3/4[49]。

表皮生长因子（epidermal growth factor，EGF）通路是宫颈癌干细胞的重要调控信号通路之一。黏蛋白 1-EGF 受体（EGFR）-IL-6 信号和 EGF-磷脂酰肌醇 3 激酶 -SOX2 轴可以诱导宫颈癌干细胞富集。选择性 EGFR 酪氨酸激酶抑制剂厄洛替尼可抑制肿瘤干细胞富集[50, 51]。Wnt/β-catenin 信号转导通路可能是宫颈癌干细胞的另一重要通路。microRNA-135a 诱导 CD133 阳性的肿瘤干细胞亚群，Wnt/β-catenin 信号通路增强 CD133 阳性细胞的诱导[52]。此外，富含亮氨酸重复序列的 G 蛋白偶联受体 5(LGR5)-Wnt/β-catenin 信号通路也参与宫颈癌的干性发生[53]。α- 肌动蛋白 -4 已被证明可调节癌症干性，并介导 ATP 结合盒家族 G2 导致肿瘤的耐药[54]。

# 三、肿瘤干细胞的新靶向治疗

有观点认为对肿瘤干细胞的靶向治疗可以根治肿瘤，因此治疗策略就是设计出针对肿瘤干细胞的靶向药物。第一种策略是肿瘤干细胞消融术，即使用针对功能性肿瘤干细胞标志物（如 ALDH）的特异性抑制剂[18, 19]，以及针对肿瘤干细胞标志物（如 CD133 和 CD44）的抗体 - 药物耦合制剂[55]。

另一种策略是抑制关键的肿瘤干细胞信号通路。肿瘤干细胞表现出多种信号通路，包括 Notch、Wnt、mTORC1 和 Hedgehog 等信号通路[31-33, 44, 56]。抑制这些信号通路可以降低临床前模型中的癌细胞活力。尽管关于肿瘤干细胞靶向治疗的临床数据有限，但针对这些信号通路治疗的早期试验在包括妇科恶性肿瘤在内的实体肿瘤中已经开展[57]。

肿瘤干细胞代谢也是一个靶点。干细胞的糖酵解、氧化磷酸化和代谢可塑性之间存在特异相关性。我们最新研究发现，子宫内膜癌干细胞的增殖在一定程度上依赖于糖酵解的增强，葡萄糖转运蛋白 1 抑制剂是治疗子宫内膜癌的潜在新治疗试剂[19]。

## 四、未来展望

越来越多的证据支持存在妇科肿瘤干细胞，关注肿瘤干细胞治疗是很有意义的，因为它们在疾病进展过程中会急骤增殖，导致临床肿瘤未分化细胞的大量出现[58]。

然而，肿瘤干细胞特异性治疗也存在一些限制。首先，上述治疗策略也可能对正常细胞造成影响。干细胞信号通路在肿瘤干细胞中并不是特异性的，它们在正常干细胞中也发挥着重要作用[59]。肿瘤干细胞标志物 CD44、CD133、Lgr5、ALDH 也可作为正常干细胞标志物。由于癌变和非癌变干细胞都是优先使用糖酵解和氧化磷酸化，因此，没有针对肿瘤干细胞的通用代谢模型[60]。其次，肿瘤干细胞在肿瘤增殖过程中是动态变化的。近年来，人们认为克隆进化和肿瘤干细胞机制可能协同作用于肿瘤的增殖和异质性[61]，这种相关联的增殖机制也逐渐得以阐明。瘤内异质性也受到肿瘤周围微环境的影响。此外，从非肿瘤干细胞中再生肿瘤干细胞（肿瘤细胞可塑性）可能会对治疗产生不良影响（图 1-3）。肿瘤微环境、炎症和缺氧等因素的变化可协同促进肿瘤细胞可塑性，即肿瘤干细胞与非肿瘤干细胞之间存在着相互调节和转换，抗肿瘤治疗也会诱导去分化。肿瘤干细胞靶向给药（如使用纳米颗粒和溶瘤病毒）有可能解决这些问题[56]。要想成功消灭肿瘤干细胞，必须从多个角度考虑创新的治疗策略。

利益冲突声明：无利益冲突需要声明。

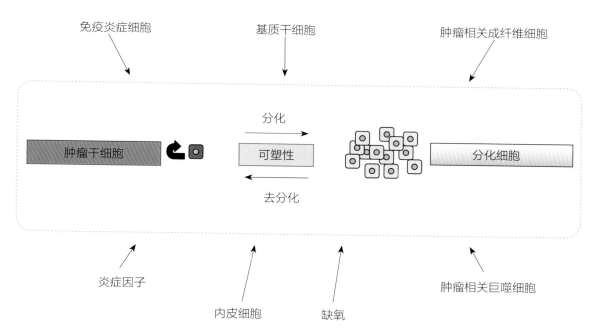

▲ 图 1-3　肿瘤干细胞可塑性与周围微环境
肿瘤干细胞与非肿瘤干细胞相互转化是动态的，这一过程受多种因素的驱动

# 参考文献

[1] Hanahan D, Weinberg RA. Hallmarks of cancer: the next generation. Cell. 2011;144:646-74.

[2] Oskarsson T, Batlle E, Massagu J. Metastatic stem cells: sources, niches, and vital pathways. Cell Stem Cell. 2014;14:306-21.

[3] Hanahan D, Weinberg RA. The hallmarks of cancer. Cell. 2000;100:57-70.

[4] Tang DG. Understanding cancer stem cell heterogeneity and plasticity. Cell Res. 2012;22:457-72.

[5] Meacham CE, Morrison SJ. Tumour heterogeneity and cancer cell plasticity. Nature. 2013;501:328-37.

[6] Visvader JE, Lindeman GJ. Cancer stem cells: current status and evolving complexities. Cell Stem Cell. 2012;10:717-28.

[7] Bonnet D, Dick JE. Human acute myeloid leukemia is organized as a hierarchy that originates from a primitive hematopoietic cell. Nat Med. 1997;3:730-7.

[8] Lapidot T, Sirard C, Vormoor J, Murdoch B, Hoang T, Caceres-Cortes J, Minden M, Paterson B, Caligiuri MA, Dick JE. A cell initiating human acute myeloid leukaemia after transplantation into SCID mice. Nature. 1994;367:645-8.

[9] Al-Hajj M, Wicha MS, Benito-Hernandez A, Morrison SJ, Clarke MF. Prospective identification of tumorigenic breast cancer cells. Proc Natl Acad Sci U S A. 2003;100:3983-8.

[10] Ricci-Vitiani L, Lombardi DG, Pilozzi E, Biffoni M, Todaro M, Peschle C, DE Maria R. Identification and expansion of human colon-cancer-initiating cells. Nature. 2007;445:111-5.

[11] Singh SK, Hawkins C, Clarke ID, Squire JA, Bayani J, Hide T, Henkelman RM, Cusimano MD, Dirks PB. Identification of human brain tumour initiating cells. Nature. 2004;432:396-401.

[12] Clarke MF, Dick JE, Dirks PB, Eaves CJ, Jamieson CH, Jones DL, Visvader J, Weissman IL, Wahl GM. Cancer stem cells--perspectives on current status and future directions: AACR Workshop on cancer stem cells. Cancer Res. 2006;66:9339-44.

[13] Reynolds BA, Weiss S. Generation of neurons and astrocytes from isolated cells of the adult mammalian central nervous system. Science. 1992;255:1707-10.

[14] Pastrana E, Silva-Vargas V, Doetsch F. Eyes wide open: a critical review of sphere-formation as an assay for stem cells. Cell Stem Cell. 2011;8:486-98.

[15] Singh SK, Clarke ID, Terasaki M, Bonn VE, Hawkins C, Squire J, Dirks PB. Identification of a cancer stem cell in human brain tumors. Cancer Res. 2003;63:5821-8.

[16] Ishiguro T, Ohata H, Sato A, Yamawaki K, Enomoto T, Okamoto K. Tumor-derived spheroids: relevance to cancer stem cells and clinical applications. Cancer Sci. 2017;108:283-9.

[17] Shimokawa M, Ohta Y, Nishikori S, Matano M, Takano A, Fujii M, Date S, Sugimoto S, Kanai T, Sato T. Visualization and targeting of LGR5(+) human colon cancer stem cells. Nature. 2017;545:187-92.

[18] Ishiguro T, Sato A, Ohata H, Ikarashi Y, Takahashi RU, Ochiya T, Yoshida M, Tsuda H, Onda T, Kato T, Kasamatsu T, Enomoto T, Tanaka K, Nakagama H, Okamoto K. Establishment and characterization of an in vitro model of ovarian cancer stem-like cells with an enhanced proliferative capacity. Cancer Res. 2016;76:150-60.

[19] Mori Y, Yamawaki K, Ishiguro T, Yoshihara K, Ueda H, Sato A, Ohata H, Yoshida Y, Minamino T, Okamoto K, Enomoto T. ALDH-dependent glycolytic activation mediates stemness and paclitaxel resistance in patient-derived spheroid models of uterine endometrial cancer. Stem Cell Reports. 2019;13:730-46.

[20] Burleson KM, Casey RC, Skubitz KM, Pambuccian SE, Oegema TR, Skubitz APN. Ovarian carcinoma ascites spheroids adhere to extracellular matrix components and mesothelial cell monolayers. Gynecol Oncol. 2004;93:170-81.

[21] Makhija S, Taylor DD, Gibb RK, Gercel-Taylor C. Taxol-induced bcl-2 phosphorylation in ovarian cancer cell monolayer and spheroids. Int J Oncol. 1999;14:515-21.

[22] Stewart JM, Shaw PA, Gedye C, Bernardini MQ, Neel BG, Ailles LE. Phenotypic heterogeneity and instability of human ovarian tumor-initiating cells. Proc Natl Acad Sci U S A. 2011;108:6468-73.

[23] Ahmed N, Thompson EW, Quinn MA. Epithelial-mesenchymal interconversions in normal ovarian surface epithelium and ovarian carcinomas: an exception to the norm. J Cell Physiol. 2007;213:581-8.

[24] Kurman RJ, Shih IE, M. The origin and pathogenesis of epithelial ovarian cancer: a proposed unifying theory. Am J Surg Pathol. 2010;34:433-43.

[25] Puiffe M-L, Le Page C, Filali-Mouhim A, Zietarska M, Ouellet V, Tonin PN, Chevrette M, Provencher DM, Mes-Masson A-M. Characterization of ovarian cancer ascites on cell invasion, proliferation, spheroid formation, gene expression in an in vitro model of epithelial ovarian cancer. Neoplasia. 2007;9:820-IN8.

[26] Bapat SA, Mali AM, Koppikar CB, Kurrey NK. Stem and progenitor-like cells contribute to the aggressive behavior of human epithelial ovarian cancer. Cancer Res. 2005;65:3025-9.

[27] Zhang S, Balch C, Chan MW, Lai HC, Matei D, Schilder JM, Yan PS, Huang TH, Nephew KP. Identification and characterization of ovarian cancer-initiating cells from primary human tumors. Cancer Res. 2008;68:4311-20.

[28] Kryczek I, Liu S, Roh M, Vatan L, Szeliga W, Wei S, Banerjee M, Mao Y, Kotarski J, Wicha MS, Liu R, Zou W. Expression of aldehyde dehydrogenase and CD133 defines ovarian cancer stem cells. Int J Cancer. 2012;130:29-39.

[29] Silva IA, Bai S, Mclean K, Yang K, Griffith K, Thomas D, Ginestier C, Johnston C, Kueck A, Reynolds RK, Wicha MS, Buckanovich RJ. Aldehyde dehydrogenase in combination with CD133 defines angiogenic ovarian cancer stem cells that portend poor patient survival. Cancer Res. 2011;71:3991-4001.

[30] Pan Z, Hooley J, Smith DH, Young P, Roberts PE, Mather JP. Establishment of human ovarian serous carcinomas cell lines in serum free media. Methods. 2012;56:432-9.

[31] Seo EJ, Kim DK, Jang IH, Choi EJ, Shin SH, Lee SI, Kwon SM, Kim KH, Suh DS, Kim JH. Hypoxia-NOTCH1-SOX2 signaling is important for maintaining cancer stem cells in ovarian cancer. Oncotarget. 2016;7:55624-38.

[32] Condello S, Morgan CA, Nagdas S, Cao L, Turek J, Hurley TD, Matei D. beta-Catenin-regulated ALDH1A1 is a target in ovarian cancer spheroids. Oncogene. 2015;34:2297-308.

[33] Condello S, Sima L, Ivan C, Cardenas H, Schiltz G, Mishra RK, Matei D. Tissue tranglutaminase regulates interactions between ovarian cancer stem cells and the tumor niche. Cancer Res. 2018;78:2990-3001.

[34] Wheeler LJ, Watson ZL, Qamar L, Yamamoto TM, Post MD, Berning AA, Spillman MA, Behbakht K, Bitler BG. CBX2 identified as driver of anoikis escape and dissemination in high grade serous ovarian cancer. Oncogenesis. 2018;7:92.

[35] Wang Y, Zong X, Mitra S, Mitra AK, Matei D, Nephew KP. IL-6 mediates platinum-induced enrichment of ovarian cancer stem cells. JCI Insight. 2018;3:e122360.

[36] Chefetz I, Grimley E, Yang K, Hong L, Vinogradova EV, Suciu R, Kovalenko I, Karnak D, Morgan CA, Chtcherbinine M, Buchman C, Huddle B, Barraza S, Morgan M, Bernstein KA, Yoon E, Lombard DB, Bild A, Mehta G, Romero I, Chiang CY, Landen C, Cravatt B, Hurley TD, Larsen SD, Buckanovich RJ. A pan-ALDH1A inhibitor induces necroptosis in ovarian cancer stem-like cells. Cell Rep. 2019;26:3061-3075 e6.

[37] Raghavan S, Mehta P, Ward MR, Bregenzer ME, Fleck EMA, Tan L, Mclean K, Buckanovich RJ, Mehta G. Personalized medicine-based approach to model patterns of chemoresistance and tumor recurrence using ovarian cancer stem cell spheroids. Clin Cancer Res. 2017;23:6934-45.

[38] Hubbard SA, Friel AM, Kumar B, Zhang L, Rueda BR, Gargett CE. Evidence for cancer stem cells in human endometrial carcinoma. Cancer Res. 2009;69:8241-8.

[39] Rutella S, Bonanno G, Procoli A, Mariotti A, Corallo M, Prisco MG, Eramo A, Napoletano C, Gallo D, Perillo A, Nuti M, Pierelli L, Testa U, Scambia G, Ferrandina G. Cells with characteristics of cancer stem/progenitor cells express the CD133 antigen in human endometrial tumors. Clin Cancer Res. 2009;15:4299-311.

[40] Kato M, Onoyama I, Yoshida S, Cui L, Kawamura K, Kodama K, Hori E, Matsumura Y, Yagi H, Asanoma K, Yahata H, Itakura A, Takeda S, Kato K. Dual-specificity phosphatase 6 plays a critical role in the maintenance of a cancer stem-like cell phenotype in human endometrial

cancer. Int J Cancer. 2020;147:1987-99.

[41] Kong FF, Li D, Yang H, Ma J, Pan X, Liu HX, Huo JN, Ma XX. Preliminary identification of endometrial cancer stem cells in vitro and in vivo. Biochem Biophys Res Commun. 2017;490:506-13.

[42] Van Der Zee M, Sacchetti A, Cansoy M, Joosten R, Teeuwssen M, Heijmans-Antonissen C, Ewing-Graham PC, Burger CW, Blok LJ, Fodde R. IL6/JAK1/STAT3 signaling blockade in endometrial cancer affects the ALDHhi/CD126+ stem-like component and reduces tumor burden. Cancer Res. 2015;75:3608-22.

[43] Kiyohara MH, Dillard C, Tsui J, Kim SR, Lu J, Sachdev D, Goodglick L, Tong M, Torous VF, Aryasomayajula C, Wang W, Najafzadeh P, Gordon LK, Braun J, McDermott S, Wicha MS, Wadehra M. EMP2 is a novel therapeutic target for endometrial cancer stem cells. Oncogene. 2017;36:5793-807.

[44] Lu H, Ju DD, Yang GD, Zhu LY, Yang XM, Li J, Song WW, Wang JH, Zhang CC, Zhang ZG, Zhang R. Targeting cancer stem cell signature gene SMOC-2 Overcomes chemoresistance and inhibits cell proliferation of endometrial carcinoma. EBioMedicine. 2019;40:276-89.

[45] Feng D, Peng C, Li C, Zhou Y, Li M, Ling B, Wei H, Tian Z. Identification and characterization of cancer stem-like cells from primary carcinoma of the cervix uteri. Oncol Rep. 2009;22:1129-34.

[46] Leung TH, Tang HW, Siu MK, Chan DW, Chan KK, Cheung AN, Ngan HY. Human papillomavirus E6 protein enriches the CD55(+) population in cervical cancer cells, promoting radioresistance and cancer aggressiveness. J Pathol. 2018;244:151-63.

[47] Leung TH, Tang HW, Siu MK, Chan DW, Chan KK, Cheung AN, Ngan HY. CD71(+) population enriched by HPV-E6 protein promotes cancer aggressiveness and radioresistance in cervical cancer cells. Mol Cancer Res. 2019;17:1867-80.

[48] Tyagi A, Vishnoi K, Mahata S, Verma G, Srivastava Y, Masaldan S, Roy BG, Bharti AC, Das BC. Cervical cancer stem cells selectively overexpress HPV oncoprotein E6 that controls stemness and self-renewal through upregulation of HES1. Clin Cancer Res. 2016;22:4170-84.

[49] Panayiotou T, Michael S, Zaravinos A, Demirag E, Achilleos C, Strati K. Human papillomavirus E7 binds Oct4 and regulates its activity in HPV-associated cervical cancers. PLoS Pathog. 2020;16:e1008468.

[50] Chhabra R. let-7i-5p, miR-181a-2-3p and EGF/PI3K/SOX2 axis coordinate to maintain cancer stem cell population in cervical cancer. Sci Rep. 2018;8:7840.

[51] Lv Y, Cang W, Li Q, Liao X, Zhan M, Deng H, Li S, Jin W, Pang Z, Qiu X, Zhao K, Chen G, Qiu L, Huang L. Erlotinib overcomes paclitaxel-resistant cancer stem cells by blocking the EGFR-CREB/GRβ-IL-6 axis in MUC1-positive cervical cancer. Oncogenesis. 2019;8:70.

[52] Leung CON, Deng W, Ye TM, Ngan HYS, Tsao SW,

Cheung ANY, Ziru N, Yuen DCK, Pang RTK, Yeung WSB. MicroRNA-135a-induced formation of CD133+ subpopulation with cancer stem cell properties in cervical cancer. Carcinogenesis. 2020;41(11):1592-604.

[53] Cao HZ, Liu XF, Yang WT, Chen Q, Zheng PS. LGR5 promotes cancer stem cell traits and chemoresistance in cervical cancer. Cell Death Dis. 2017;8:e3039.

[54] Jung J, Kim S, An HT, Ko J. α-Actinin-4 regulates cancer stem cell properties and chemoresistance in cervical cancer. Carcinogenesis. 2020;41:940-9.

[55] De Goeij BE, Lambert JM. New developments for antibody-drug conjugate-based therapeutic approaches. Curr Opin Immunol. 2016;40:14-23.

[56] Marquardt S, Solanki M, Spitschak A, Vera J, P Tzer BM. Emerging functional markers for cancer stem cell-based therapies: understanding signaling networks for targeting metastasis. Semin Cancer Biol. 2018;53:90-109.

[57] Chiorean EG, Lorusso P, Strother RM, Diamond JR, Younger A, Messersmith WA, Adriaens L, Liu L, Kao RJ, Diociccio AT, Kostic A, Leek R, Harris A, Jimeno A. A phase I first-in-human study of enoticumab (REGN421), a fully human delta-like ligand 4 (Dll4) monoclonal antibody in patients with advanced solid tumors. Clin Cancer Res. 2015;21:2695-703.

[58] Lytle NK, Barber AG, Reya T. Stem cell fate in cancer growth, progression and therapy resistance. Nat Rev Cancer. 2018;18:669-80.

[59] Zong X, Nephew KP. Ovarian cancer stem cells: role in metastasis and opportunity for therapeutic targeting. Cancers (Basel). 2019;11:934.

[60] Batlle E, Clevers H. Cancer stem cells revisited. Nat Med. 2017;23:1124-34.

[61] Kreso A, Dick JE. Evolution of the cancer stem cell model. Cell Stem Cell. 2014;14:275-91.

# 第 2 章　妇科恶性肿瘤的 PDX 模型

## Patient-Derived Xenograft Models in Gynaecological Malignancies

Tomohito Tanaka　Masahide Ohmichi　著

摘　要

建立合适的模型对肿瘤研究至关重要。进行基因组、分子和精确医学的科学研究，要求肿瘤模型能够最大限度地反映原发性肿瘤的特征。人源性肿瘤异种移植（PDX）模型因其与原发性肿瘤有较高的相似性而备受关注。PDX 模型不仅与患者肿瘤特征相似，还保留了原发肿瘤的分子和组织学特征，是一种具有广泛应用前景的转化研究工具。目前，PDX 模型已用于多种肿瘤，包括结肠癌、胃癌、乳腺癌、子宫癌和卵巢癌等，同时也存在一些问题。本章综述了妇科恶性肿瘤 PDX 模型及其特征的最新研究结果。

关键词

妇科恶性肿瘤；宫颈癌；子宫内膜癌；卵巢癌；人源性肿瘤异种移植

在过去 10 年，分子和基因组学飞速发展。科研人员建立了一系列用于肿瘤研究的细胞系，这些细胞系有表达相对固定的基因序列，能在特定情况下复现相似的分子通路，这些对肿瘤的研究至关重要。然而，若要深入研究，科研人员还需要掌握每个肿瘤细胞更详细的基因信息，并且能重现它们的肿瘤微环境。

人源性肿瘤异种移植（patient-derived xenograft, PDX）模型是一种将外科切除的新鲜肿瘤组织进行异位或原位移植到免疫缺陷小鼠体内的新型动物模型。首先，将取得的肿瘤组织用生理盐水清洗并保存在低温细胞培养基中，以减少组织代谢；其次，肿瘤组织应尽快植入动物体内，因为植入时间延长会导致植入成功率降低[1]。在建模时，我们通常将肿瘤切成 $2\sim3mm^3$ 的大小碎片植入小鼠体内，并定期评估肿瘤生长情况，直到肿瘤大小达到约 $1000mm^3$ 时，将肿瘤收集并储存起来用于下一阶段的研究，整个实验周期需要 $3\sim6$ 个月[2]。

PDX 模型再现了原始肿瘤的临床病理特征，被用作药物评价、生物标志物鉴定和精准医疗的实验模型。目前，药物的研发主要采用细胞系的方法进行。然而，多项研究表明细胞系中的药物反应性在人类患者中无法充分反映[3]。由于 PDX

模型与患者肿瘤在基因组特征和微环境方面有密切的相似性，因此 PDX 模型中的药物反应性更接近于临床 [2, 4, 5]。先通过 PDX 模型对多种抗癌药物进行筛选，然后在患者治疗时推荐最有效药物。然而，该方法存在一定的局限性，一方面 PDX 模型的建立并非在所有情况下都能够成功；另一方面从 PDX 模型 [2] 中获得药物反应性数据耗时较长，通常需要数月。因此，有人提出了构建具有基因组和药物反应性数据的 PDX 队列。PDX 队列是肿瘤患者药物开发和治疗的有力工具 [6-8]。图 2-1 显示了 PDX 模型使用的简要图表。通过将各种类型的肿瘤组织移植到小鼠体内，可以获得对应肿瘤的 PDX 模型。患者原发肿瘤组织和已建立的 PDX 模型均保存于生物样本库。我们可利用该类样本资源进行多项分析，包括病理学、分子和基因组学分析。目前，通过利用原发肿瘤或生物样本库中的 PDX 模型，对多种抗癌药物进行评估，然后将研究数据保存于数据库中，未来可用于肿瘤患者的精准治疗或新药研发。

现在科研人员已建立了多种肿瘤的 PDX 模型，包括结肠 [9]、胃 [10]、乳腺 [11]、胰腺 [12, 13]、肺 [14, 15]、肝 [16]、肾 [17]、膀胱 [18]、子宫 [8, 19-27] 和卵巢 [28-32] 等，但仍有一些问题未能解决，例如：用什么材料进行建模，组织碎片还是肿瘤细胞？组织细胞植入何处？每种方法的成功率是多少？每种方法的优缺点是什么？再次移植有什么变化？本章就目前 PDX 模型在妇科肿瘤中的应用进展进行综述。

# 一、小鼠品系

在资金和样本有限的情况下，移植成功率至关重要。移植成功率取决于多种因素，包括小鼠的种类、植入的部位、移植的方法和碎片的大小。1962 年，人们在研究裸鼠脱毛原因时发现它们因为基因突变造成胸腺缺失且体内没有 T 细胞 [33]。由于它们是无毛的，所以很容易进行肿瘤

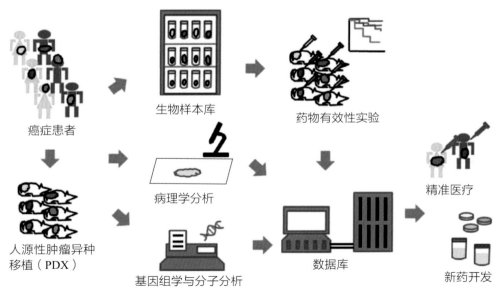

▲ 图 2-1　PDX 模型的简要图表

通过将患者来源的原始肿瘤组织移植到小鼠获得异种移植模型。此类模型保存于生物样本库中，并可应用此类模型进行病理学、基因组学和分子等多项分析。使用该类 PDX 模型对抗癌药物进行评估，获得的分析数据保存于数据库，用于未来对肿瘤患者进行精准医疗或新药研发

皮下植入。1983 年，严重联合免疫缺陷（severe combined immunodeficient，SCID）小鼠被发现，该种小鼠由于蛋白激酶、DNA 活化和催化多肽（Prkdc）的缺失而没有成熟的 T 细胞和 B 细胞[34]。SCID-hu 小鼠含有人 T 细胞，可以用于胎儿肝脏、胸腺和肾包膜的植入[35]。在 Hu-PBL-SCID 小鼠腹膜内植入人单核细胞后，小鼠血液中人 T 细胞明显增加，这些含有人 T 细胞的小鼠为 HIV 的研究做出了重要贡献。由于 SCID 小鼠具有 NK 细胞活性[36]，人造血干细胞植入率和持续时间均不理想。SCID-Beige 小鼠是 SCID 与 Beige 的杂交小鼠，虽然 NK 细胞活性低，但人造血干细胞的植入率和持续时间仍然不令人满意[37, 38]。NOD 小鼠患有胰岛素依赖型糖尿病（diabetes mellitus，DM），胰腺中的 B 细胞被 T 细胞破坏，它们具有较低巨噬细胞和树突细胞活性[39]。NOD/SCID 小鼠是一种由 NOD 和 SCID 小鼠杂交而来的重度免疫缺陷小鼠，由于 T 细胞的缺乏而不表现出糖尿病的症状[40]。NOG[41] 和 NSG[42] 小鼠是 NOD/SCID 小鼠与普通 γ 缺陷小鼠的杂交后代，不表现出 NK 细胞活性。NOG 和 NSG 在人造血干细胞、单核细胞和恶性肿瘤的移植中取得了理想的植入成功率。最近，人源化小鼠已被用于数种免疫检查点抑制剂的开发。将 CD34 阳性的人造血干细胞和前体细胞注射到接受全身照射的 NSG 小鼠体内，可以使免疫细胞重建。人源化 PDX 模型可以在部分人类白细胞抗原相匹配的同种异体免疫系统中构建[43-46]。

## 二、移植部位

目前已知的移植部位有很多，例如皮下、肾包膜、腹膜和原位等。皮下移植因操作简单，并且易于确认肿瘤的植入情况而最常用。然而，该类移植方式很少出现其他器官的转移（图 2-2A）。操作方法为，将切碎的肿瘤注射到皮下，或者在

切开皮肤后，将肿瘤碎片直接放在皮下。肾包膜移植可用于低度恶性肿瘤或正常组织的移植。虽然操作过程较为复杂，但是肿瘤在肾包膜内生长时血供丰富，植入成功率较高。

操作方法：将小鼠置于侧卧位，先在腰部对面皮肤做一个 2cm 的切口，再打开肾脏部位腹膜进入腹腔并显露肾脏，接着打开肾包膜和肾包膜下的间隙，然后植入肿瘤碎片。腹膜移植可用于检查腹水或其他器官的肿瘤转移。操作方法为：将切碎的肿瘤组织注射到腹膜中，或者将肿瘤碎片直接放置在皮肤切口下方的腹腔中。原位异种移植也很常见，其优点是可以准确地再现肿瘤环境。操作方法为：宫颈癌可将切碎的肿瘤经阴道注入子宫，其他肿瘤在皮肤切开后将肿瘤碎片放置在原发部位（图 2-2B）。

## 三、宫颈癌

### （一）PDX 移植步骤和成功率

目前关于 PDX 模型在宫颈癌中的研究报道较少。大多数晚期肿瘤患者在活检后进行放疗或化疗，早期患者由于病变较小直接进行手术治疗。因此，难以获得足够的临床标本进行移植建模。但是，PDX 模型对于该类患者是有利的，因为肿瘤组织可以在小鼠体内扩增，便于对肿瘤组织学特征进行分析。表 2-1 总结了已报道的关于宫颈癌 PDX 模型的文献。宫颈癌 PDX 模型植入成功率为 0%～75%[19-22]，差异较大的原因可能是肿瘤的特征存在差异性，例如肿瘤的浸润和增殖能力。Hiroshima 等将从 1 例 HER-2 阳性的宫颈癌患者切除的肿瘤植入数只裸鼠的皮下和宫颈内，植入成功率为 70%～75%[20]。Chaudary 等将从 33 例宫颈癌患者切除的标本分别取 1～2mm 肿瘤片段植入 SCID 小鼠的宫颈。移植后在 3～4 个月出现第一个可触及的异种移植瘤，植入成功率为 48%。Hoffmann 等将 6 例宫颈癌患者切

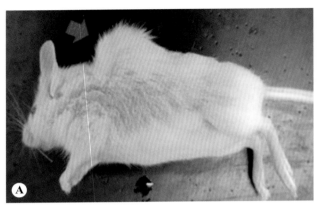
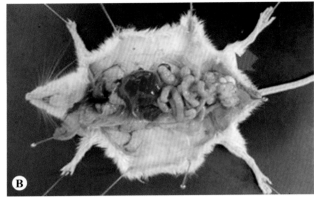

▲ 图 2-2　**A.** 人源性肿瘤的皮下异种移植模型。将宫颈癌患者肿瘤组织切碎后注射到 SCID 小鼠皮下。**4** 个月后，在小鼠皮下观察移植瘤（红箭）。**B.** 人源性肿瘤的原位异种移植模型。将宫颈癌患者的肿瘤组织切碎后，经阴道注射到 SCID 小鼠的子宫颈内。**4** 个月后，在小鼠的子宫颈上观察到移植的肿瘤（红箭）

| 表 2-1　宫颈癌人源性异种移植模型文献总结 | | | | | |
|---|---|---|---|---|---|
| | 小鼠品系 | 移植部位 | 移植方法 | 组织大小 | 移植成功率 |
| Hiroshima 等 | Nude | 皮下 | 直接移植 | 3mm³ | 70%（7/10） |
| | | 子宫颈 | 直接移植 | 3mm³ | 75%（6/8） |
| Chaudary 等 | SCID、NOD/SCID | 子宫颈 | 直接移植 | 1～2mm | 48%（16/33） |
| Hoffmann 等 | SCID | 皮下 | 直接移植 | 3～5mm | 0%（0/6） |
| | | | 注射 | 碎末状 | 70%（7/10） |
| Larmour 等 | NSG | 肾包膜 | 直接移植 | 1mm³ | 71%（10/14） |

除的 3～5mm 肿瘤片段植入 SCID 小鼠皮下，但未能植入成功，随后，他们将从 7 名宫颈癌患者获得的肿瘤组织切碎，注射至 SCID 小鼠的皮下，在移植后 6～8 周，出现可触及或肉眼可见的肿瘤，植入成功率约为 70%。鳞状细胞癌和腺癌植入成功率无明显差异[22]。Larmour 等将从 14 例宫颈癌患者切除的 1mm³ 肿瘤片段植入 NSG 小鼠的肾包膜，植入成功率为 71.4%。他们的研究显示小鼠基质于再次移植无益，无论小鼠基质细胞存在与否，少于 10⁶ 个细胞 / 肾的异种移植剂量均不能产生肿瘤。另外，移植至肾包膜下的子宫颈癌前病变和正常组织均可以存活并生长[19]。

## （二）原发肿瘤及 PDX 分析

多项研究表明，宫颈癌原发肿瘤和 PDX 模型之间的病理学有较强的相似性。宫颈癌特征之一是由人乳头瘤病毒 E7 蛋白引起 Rb 功能性失活，进而导致 p16 的过表达。免疫组化发现此类蛋白可从原发肿瘤遗传到 PDX 模型。Hiroshima 等建立了 HER-2 阳性的宫颈癌 PDX 模型。他们将肿瘤片段植入裸鼠的皮下和子宫颈。结果显示，在皮下 PDX 小鼠中未见肿瘤转移，子宫颈部原位 PDX 模型发生转移，包括腹膜播散、肝、肺和淋巴结转移。另外，研究证明皮下和子宫颈原位异种移植瘤及转移瘤均可被抗 HER-2 抗体染色，并重现了原始肿瘤的组织学结构特征[20]。Chaudary 等使用两种独立的方法评估了原代活检组织和异种移植模型肿瘤的上皮和基质成分，基质含量在传代早期呈上升趋势，传代后期呈下降趋势，传至 5 代后最低（<10%）。根据传代的时间评估，基质含量的减少与肿瘤生长速度的增加呈现同步变化。研究进一步通过平滑肌肌动蛋白、Ⅳ 型胶原、细胞角蛋白、CD31、LYVE1、IFP、EF5、CA-9 和 Ki-67 的免疫染色来评估上皮和基质成分，缺氧标志物（CA-9 和 EF5）在肿瘤上皮成分中的表达随着传代次数的增加而显著增加。同时，基质成分中的血管染色（CD31）显著增加。平均而言，肿瘤上皮成分中的 Ki-67 染色，上皮和基质中的 LYVE1 染色也显著增加。CD31 和 LYVE1 在上皮中的表达明显低于基质，而 CA-9 和 EF5 在上皮中的表达明显高于基质。与上皮相比，基质中的 Ki-67 水平显著降低。第 3 代异种移植物和原代活检组织表达特征密切相关，除Ⅳ 型胶原蛋白外，所有标志物均表达于此两种组织。Larmour 等研究表明，原发肿瘤和传代后的异种移植瘤组织具有相似的形态学特征，具体

体现在 HE 染色和针对 p16 及 HPV 的免疫染色结果。Hoffmann 等报道肿瘤标志物，如 EGF 受体和 p16 表达在早期和晚期肿瘤传代后均得以保留[19]。

## 四、子宫内膜癌

### （一）PDX 移植步骤和成功率

子宫切除术是子宫内膜癌患者的主要治疗方法。因此，科研人员容易获得足够的标本。但是由于子宫内膜癌患者大多数病情变化都局限在子宫内，并且预后无明显差异，所以关于子宫内膜癌 PDX 模型的研究很少。表 2–2 对子宫内膜癌 PDX 模型文献进行了总结。在子宫内膜癌中，植入成功率为 25%～100%[8, 23-27]。Zhu 等采用 NOD/SCID 小鼠建立了高风险子宫内膜癌（包括高级别子宫内膜样癌、浆液性癌、透明细胞癌和癌肉瘤）的 PDX 模型。他们采用了多种方法，移植成功率为 77.8%（14/18），并且肾包膜下模型植入成功率高于皮下植入模型，肿瘤形成的时间在 2～11 周。Unno 等将子宫内膜肿瘤组织

| | 小鼠品系 | 移植部位 | 移植方法 | 组织大小 | 移植成功率 |
|---|---|---|---|---|---|
| 表 2–2　子宫内膜癌人源性异种移植模型文献总结 | | | | | |
| Zhu 等 | NOD/SCID | 肾包膜 | 直接移植 | 1mm × 1.5mm × 1.5mm | 63%（16/19） |
| | | 皮下 | 直接移植 | 1mm × 1.5mm × 1.5mm | 50%（9/18） |
| Unno 等 | NSG | 肾包膜 | 直接移植 | 1.5mm × 1.5mm | 36.4%（4/11） |
| Depreeuw 等 | Nude | 皮下 | 直接移植 | 8～10mm³ | 60%（24/40） |
| Cabrera 等 | Nude | 子宫 | 注射 | 碎末状 | 90%（9/10） |
| Haldorsen 等 | NSG | 子宫 | 注射 | 细胞悬液 | 100%（1/1） |
| Moiola 等 | Nude | 子宫 | 直接移植 | 小片段 | 75%～90% |
| | Nude | 皮下 | 直接移植 | 5～10mm³ | 60%～80% |
| | Nude | 皮下 | 直接移植 | 8～10mm³ | 100% |
| | NSG | 子宫 | 注射 | 细胞悬液 | 25%～100% |

碎片移植入 NSG 小鼠的肾包膜下，移植成功率为 36.4%[24]。Depreeuw 等报道了原发性、转移性及复发性 1 型和 2 型子宫内膜癌患者的 PDX 模型，显示裸鼠皮下植入的移植成功率为 60%[25]。Cabrera 等报道了 2 例子宫内膜癌的 PDX 模型。首先，他们将组织碎片植入裸鼠皮下，待肿瘤生长充分后，将肿瘤取下并注射到子宫内，植入成功率为 90%[26]。Haldson 等从子宫内膜样癌（3 级）患者的组织取样建立了患者来源的细胞（PDC）模型，从原代肿瘤组织中获得细胞悬液，并将其与基质胶一起注射到 NSG 小鼠子宫中[27]。Miola 等建立了从原发肿瘤和转移瘤的涵盖所有亚型的子宫内膜癌 PDX 队列。在这项队列研究中，从欧洲不同中心招募了 124 例子宫内膜癌患者，把肿瘤组织碎片通过腹部切口植入裸鼠皮下或原位，PDX 皮下植入成功率为 60%～80%；并且一旦肿瘤移植成功，在随后的传代中，植入率增加到近 100%。第一代植入需要 3～5 个月。然而，原位 PDX 模型的植入率为 75%～90%，并且需要 2～5 个月才能形成可触及的肿瘤。在一项小型研究中，原发肿瘤的细胞悬液经基质胶原位注射到 NSG 小鼠子宫内，此模型的植入成功率较低，第一代植入成功率为 25%～100%，并且植入时间较长，平均需要 10 个月左右[8]。

## （二）原发肿瘤及 PDX 分析

Zhu 等建立了子宫内膜癌 PDX 模型，并评估了原发肿瘤和 PDX 之间的病理和免疫组化特征。HE 染色结果显示，$F_1$ 和 $F_3$ PDX 在结构和细胞学特征方面无显著差异。在原发肿瘤和异种移植瘤中，包括激素受体 [ 雌激素受体（estrogen receptor，ER）和孕激素受体（estrogen receptor，PgR）]、细胞角蛋白的状态和 P53 表达的免疫组化特征无明显差异。研究者进一步通过基因组分析（包括 DNA 和 RNA 测序）验证了两种高危子宫内膜癌 PDX 模型。$F_0$（原发肿瘤）和 $F_4$ 肿瘤 DNA 突变频率呈现显著的线性相关。在 RNA 测序中，$F_0$ 和 $F_4$ 肿瘤基因的表达呈显著的线性相关；PDX 与患者肿瘤组织具有高度相似性[23]。Unno 等评估了 PDX 模型的组织学和免疫组织化学特征。研究者对浆液性癌、癌肉瘤和子宫内膜样癌异种移植组织进行激素受体、ER 和 PR、增殖标志物 Ki-67、内皮细胞标志物 CD31 和上皮 – 间充质转化（epithelial–mesenchymal transition，EMT）标志物细胞角蛋白、波形蛋白、E-cadherin、P53、PTEN、uPA 和 uPAR 进行染色。结果显示，异种移植瘤保留了原发肿瘤的特征，并显示 I 型和 II 型子宫内膜癌特征[24]。Depreeuw 等对建立的 PDX 模型进行组织学验证。HE 染色结果显示，$F_1$ 和 $F_3$ PDX 中保留了原发肿瘤的组织结构和上皮成分，原发肿瘤和异种移植瘤 ER 和 PR 染色具有相似性。研究者使用两种不同的抗体对肿瘤切片进行波形蛋白染色：一种是针对人波形蛋白的特异性抗体（hu-vim），另一种是同时结合人和小鼠波形蛋白的抗体（hu+mo-VIM）。结果显示，所有患者肿瘤间质 hu-vim 染色阳性，而 PDX 染色阴性。hu+mo-VIM 在异种移植瘤间质中呈强阳性表达，表明在小鼠体内移植后，人源性间质缺失，并被少量鼠源性间质替代。研究者进一步对 4 种模型进行了全外显子组测序，发现了不同的、更常见和相关的子宫内膜癌亚型，如 2 种子宫内膜样癌、1 种中肾癌和 1 种无 *MSI* 或 *POLE* 突变的浆液性癌。在原发肿瘤中平均有 57 个非沉默突变，而在异种移植中发现 77 个；其中，大多数突变在原发肿瘤和异种移植中均常见（55%），少部分突变是原发肿瘤（11%）或异种移植（34%）所特有的。通过研究肿瘤共表达基因，他们发现原发肿瘤和异种移植瘤间存在多数共同的突变。在子宫内膜样癌模型中，他们再对原发肿瘤和异种移植瘤进行低覆盖度全基因组测序检测其拷贝数差异，结果显示，原发肿瘤和异种移植瘤中大体上 90% 的基因组具有相同的拷贝数[25]。

## 五、卵巢癌

### （一）PDX 移植步骤和成功率

与其他妇科恶性肿瘤相比，PDX 模型在卵巢癌中的应用最为广泛。表 2-3 总结了最近发表的关于卵巢癌 PDX 模型的应用报道。卵巢癌 PDX 模型植入成功率为 8.3%～100%[28-32]。Wu 等将从卵巢癌患者收集的肿瘤切碎，并注射至 SCID 小鼠的皮下，植入成功率为 15.4%[28]。Dobbin 等利用 SCID 小鼠评估卵巢癌碎片在不同植入部位的植入成功率，结果显示，皮下植入成功率为 85.3%，MFP 植入为 63.6%，IP 植入为 22.2%，肾包膜植入为 8.3%。Weroha 等将切碎的卵巢癌组织注射至 SCID 小鼠腹腔，植入成功率为 74%[32]。Eoh 等将切碎的肿瘤组织注射至 NOG 小鼠皮下，植入成功率为 53.4%[30]。Heo 等在裸鼠的肾包膜内接种卵巢癌碎片，植入成功率为 48.8%[31]。

### （二）原发肿瘤及 PDX 分析

Wu 等对原发肿瘤和PDX进行免疫组化分析。卵巢癌 PDX 模型标志物与原发肿瘤一致，包括

上皮组织标志物（CK7）、肠组织标志物（波形蛋白）、神经组织标志物（Syn）、肿瘤蛋白 p53（P53）、增殖细胞核抗原（PCNA）、抗原 KI-67（Ki-67）和核因子 e2 样蛋白 2（NrF2）；然而，免疫组化结果显示 PDX 模型评分高于原发肿瘤。第二代 PDX 模型的肿瘤相关基因表达亦与原发肿瘤一致。研究者进一步比较 PDX 模型肿瘤和原发肿瘤之间的基因突变和表达。与原发肿瘤相比，PDX 模型肿瘤的单核苷酸多态性（single nucleotide polymorphisms，SNP）、转化和异位发生率较低；然而，SNP 的位置在两组之间无显著差异。融合基因分析结果表明，原发肿瘤包含 3 个融合基因，PDX 模型肿瘤仅有 1 个与原发肿瘤一致，但在 PDX 中发现 6 个新的融合基因。PDX 肿瘤模型的选择性剪接低于原发肿瘤；表达基因的一致性达 87.2%。结果表明，PDX 模型组织在基因表达方面与原发肿瘤一致[28]。Dobbin 等对原发肿瘤细胞标志物（包括 ALDH1A1、CD44 和 CD133）进行免疫组化检测。结果显示，PDX 模型中 ALDH1A1 和 CD133 与原发肿瘤表达相似，但 CD44 表达发生明显变化，表达率从 5.5% 下降至 2.4%。此外，人 HLA 免疫组化结

| 表 2-3　卵巢癌人源性异种移植模型文献总结 | | | | | |
|---|---|---|---|---|---|
| | 小鼠品系 | 移植部位 | 移植方法 | 组织大小 | 移植成功率 |
| Wu 等 | SCID | 皮下 | 注射 | 碎末状 | 15%（4/26） |
| | | 卵巢 | 直接移植 | 3mm³ | 100%（1/1） |
| Dobbin 等 | SCID | 皮下 | 直接移植 | 5mm² | 85% |
| | | 乳腺脂肪 | 直接移植 | 碎末状 | 64% |
| | | 腹腔 | 注射 | 碎末状 | 22% |
| | | 肾包膜 | 注射 | 3mm² | 8% |
| Weroha 等 | SCID | 腹腔 | 注射 | 碎末状 | 74% |
| Eoh 等 | NOG | 皮下 | 注射 | 碎末状 | 53%（47/88） |
| Heo 等 | Nude | 肾包膜 | 直接移植 | 2～3mm | 49%（22/45） |

果显示，人基质被鼠细胞所取代。研究者接着通过 RT$^2$-PCR 对 84 个作为靶点癌基因的 mRNA 水平进行定量阵列分析，发现此 84 个基因在 PDX 模型和原发肿瘤中表达相似[29]。Weroha 等报道，腺癌特性在肿瘤移植物和原发肿瘤之间相对保守。PDX 和原发肿瘤的非上皮组织百分比（Pan-CK 表达为阴性）相似。接下来采用对小鼠蛋白无反应性的抗体评估患者肿瘤组织的波形蛋白表达。结果显示，患者间质染色较强，而肿瘤移植瘤间质无表达。微阵列比较基因组杂交分析结果显示，患者肿瘤和相应的肿瘤移植物的基因组增益和丢失有明显重叠。研究者接着对铂类药物的疗效进行评估，发现在从对铂敏感的肿瘤患者移植的 PDX 模型中，紫杉醇 – 卡铂化疗能显著降低肿瘤重量；然而，在铂耐药肿瘤患者移植的模型中没有变化。铂敏感和铂耐药的肿瘤移植模型呈现不同的基因表达模式[32]。Heo 等对原发肿瘤组织和 PDX 进行 HE 染色。结果发现，PDX

具有相似的巢状结构模式和细胞学异型性。有趣的是，他们发现 PDX 与细胞系异种移植的组织学特征不同。短串联重复序列（short tandem repeats，STR）分析结果显示，PDX 和原发肿瘤的染色体分带模式几乎完全一致。研究者进一步评估化疗和分子靶向治疗的疗效。结果表明，紫杉醇 – 卡铂化疗显著降低对紫杉醇 – 卡铂化疗敏感的高级别浆液性癌 PDX 移植瘤的重量。此外，EGFR 抑制剂厄洛替尼显著降低来自高表达 EGFR 透明细胞癌 PDX 模型的肿瘤重量[31]。

## 结论

PDX 模型保留了患者肿瘤组织的一些特征，如基因组学、组织学及对抗肿瘤药物的敏感性等特征，这些特征为精准医学的药物研发和合理治疗带来了希望。因此，PDX 模型是当今精准肿瘤学研究不可或缺的工具。

## 参考文献

[1] Guerrera F, Tabbò F, Bessone L, Maletta F, Gaudiano M, Ercole E, et al. The influence of tissue ischemia time on RNA integrity and patient-derived xenografts (PDX) engraftment rate in a non-small cell lung cancer (NSCLC) biobank. PLoS One. 2016;11(1):e0145100. https://doi. org/10.1371/journal. pone.0145100.

[2] Cho SY, Kang W, Han JY, Min S, Kang J, Lee A, et al. An integrative approach to precision cancer medicine using patient-derived xenografts. Mol Cells. 2016;39(2):77-86. https://doi. org/10.14348/molcells.2016.2350.

[3] Wilding JL, Bodmer WF. Cancer cell lines for drug discovery and development. Cancer Res. 2014;74(9):2377-84. https://doi.org/10.1158/0008-5472.can-13-2971.

[4] Rosfjord E, Lucas J, Li G, Gerber HP. Advances in patient-derived tumor xenografts: from target identification to predicting clinical response rates in oncology. Biochem Pharmacol. 2014;91(2):135-43. https://doi.org/10.1016/j.bcp.2014.06.008.

[5] Hidalgo M, Bruckheimer E, Rajeshkumar NV, Garrido-Laguna I, De Oliveira E, Rubio-Viqueira B, et al. A pilot clinical study of treatment guided by personalized tumorgrafts in patients with advanced cancer. Mol Cancer Ther. 2011;10(8):1311-6. https://doi.org/10.1158/1535-7163. mct-11-0233.

[6] Gao H, Korn JM, Ferretti S, Monahan JE, Wang Y, Singh M, et al. High-throughput screening using patient-derived tumor xenografts to predict clinical trial drug response. Nat Med. 2015;21(11):1318-25. https://doi.org/10.1038/nm.3954.

[7] Byrne AT, Alférez DG, Amant F, Annibali D, Arribas J, Biankin AV, et al. Interrogating open issues in cancer precision medicine with patient-derived xenografts. Nat Rev Cancer. 2017;17(4):254-68. https://doi.org/10.1038/nrc.2016.140.

[8] Moiola CP, Lopez-Gil C, Cabrera S, Garcia A, Van Nyen T, Annibali D, et al. Patient-derived xenograft models for endometrial cancer research. Int J Mol Sci. 2018;19(8):2431. https://doi. org/10.3390/ijms19082431.

[9] Aytes A, Molleví DG, Martinez-Iniesta M, Nadal M, Vidal A, Morales A, et al. Stromal interaction molecule 2 (STIM2) is frequently overexpressed in colorectal tumors and confers a tumor cell growth suppressor phenotype. Mol Carcinog. 2012;51(9):746-53. https://doi.org/10.1002/mc.20843.

[10] Choi YY, Lee JE, Kim H, Sim MH, Kim KK, Lee G, et al. Establishment and characterisation of patient-derived

xenografts as paraclinical models for gastric cancer. Sci Rep. 2016;6:22172. https://doi.org/10.1038/srep22172.

[11] Zhang X, Claerhout S, Prat A, Dobrolecki LE, Petrovic I, Lai Q, et al. A renewable tissue resource of phenotypically stable, biologically and ethnically diverse, patient-derived human breast cancer xenograft models. Cancer Res. 2013;73(15):4885-97. https://doi. org/10.1158/0008-5472. can-12-4081.

[12] Chen Q, Wei T, Wang J, Zhang Q, Li J, Zhang J, et al. Patient-derived xenograft model engraftment predicts poor prognosis after surgery in patients with pancreatic cancer. Pancreatology. 2020;20(3):485-92. https://doi.org/10.1016/j.pan.2020.02.008.

[13] Mattie M, Christensen A, Chang MS, Yeh W, Said S, Shostak Y, et al. Molecular characterization of patient-derived human pancreatic tumor xenograft models for preclinical and translational development of cancer therapeutics. Neoplasia (New York, NY). 2013;15(10):1138-50. https://doi.org/10.1593/neo.13922.

[14] Lee HW, Lee JI, Lee SJ, Cho HJ, Song HJ, Jeong DE, et al. Patient-derived xenografts from non-small cell lung cancer brain metastases are valuable translational platforms for the development of personalized targeted therapy. Clin Cancer Res. 2015;21(5):1172-82. https://doi. org/10.1158/1078-0432.ccr-14-1589.

[15] Dong X, Guan J, English JC, Flint J, Yee J, Evans K, et al. Patient-derived first generation xenografts of non-small cell lung cancers: promising tools for predicting drug responses for personalized chemotherapy. Clin Cancer Res. 2010;16(5):1442-51. https://doi. org/10.1158/1078-0432. ccr-09-2878.

[16] Zhu M, Li L, Lu T, Yoo H, Zhu J, Gopal P, et al. Uncovering biological factors that regulate hepatocellular carcinoma growth using patient derived xenograft assays. Hepatology (Baltimore, MD). 2020; https://doi.org/10.1002/hep.31096.

[17] Sivanand S, Peña-Llopis S, Zhao H, Kucejova B, Spence P, Pavia-Jimenez A, et al. A validated tumorgraft model reveals activity of dovitinib against renal cell carcinoma. Sci Transl Med. 2012;4(137):137ra75. https://doi.org/10.1126/scitranslmed.3003643.

[18] Park B, Jeong BC, Choi YL, Kwon GY, Lim JE, Seo SI, et al. Development and characterization of a bladder cancer xenograft model using patient-derived tumor tissue. Cancer Sci. 2013;104(5):631-8. https://doi.org/10.1111/cas.12123.

[19] Larmour LI, Cousins FL, Teague JA, Deane JA, Jobling TW, Gargett CE. A patient derived xenograft model of cervical cancer and cervical dysplasia. PLoS One. 2018;13(10):e0206539. https://doi.org/10.1371/journal.pone.0206539.

[20] Hiroshima Y, Zhang Y, Zhang N, Maawy A, Mii S, Yamamoto M, et al. Establishment of a patient-derived orthotopic Xenograft (PDOX) model of HER-2-positive cervical cancer expressing the clinical metastatic pattern. PLoS One. 2015;10(2):e0117417. https://doi. org/10.1371/journal.pone.0117417.

[21] Chaudary N, Pintilie M, Schwock J, Dhani N, Clarke B, Milosevic M, et al. Characterization of the tumor-microenvironment in patient-derived cervix xenografts (OCICx). Cancers. 2012;4(3):821-45. https://doi.org/10.3390/cancers4030821.

[22] Hoffmann C, Bachran C, Stanke J, Elezkurtaj S, Kaufmann AM, Fuchs H, et al. Creation and characterization of a xenograft model for human cervical cancer. Gynecol Oncol. 2010;118(1):76-80. https://doi.org/10.1016/j.ygyno.2010.03.019.

[23] Zhu M, Jia N, Nie Y, Chen J, Jiang Y, Lv T, et al. Establishment of patient-derived tumor xenograft models of high-risk endometrial cancer. Int J Gynecol Cancer. 2018;28(9):1812-20. https://doi.org/10.1097/igc.0000000000001365.

[24] Unno K, Ono M, Winder AD, Maniar KP, Paintal AS, Yu Y, et al. Establishment of human patient-derived endometrial cancer xenografts in NOD scid gamma mice for the study of invasion and metastasis. PLoS One. 2014;9(12):e116064. https://doi.org/10.1371/journal. pone.0116064.

[25] Depreeuw J, Hermans E, Schrauwen S, Annibali D, Coenegrachts L, Thomas D, et al. Characterization of patient-derived tumor xenograft models of endometrial cancer for preclinical evaluation of targeted therapies. Gynecol Oncol. 2015;139(1):118-26. https://doi. org/10.1016/j.ygyno.2015.07.104.

[26] Cabrera S, Llauradó M, Castellví J, Fernandez Y, Alameda F, Colás E, et al. Generation and characterization of orthotopic murine models for endometrial cancer. Clin Exp Metastasis. 2012;29(3):217-27. https://doi.org/10.1007/s10585-011-9444-2.

[27] Haldorsen IS, Popa M, Fonnes T, Brekke N, Kopperud R, Visser NC, et al. Multimodal imaging of orthotopic mouse model of endometrial carcinoma. PLoS One. 2015;10(8):e0135220. https://doi.org/10.1371/journal.pone.0135220.

[28] Wu J, Zheng Y, Tian Q, Yao M, Yi X. Establishment of patient-derived xenograft model in ovarian cancer and its influence factors analysis. J Obstet Gynaecol Res. 2019;45(10):2062-73. https://doi.org/10.1111/jog.14054.

[29] Dobbin ZC, Katre AA, Steg AD, Erickson BK, Shah MM, Alvarez RD, et al. Using heterogeneity of the patient-derived xenograft model to identify the chemoresistant population in ovarian cancer. Oncotarget. 2014;5(18):8750-64. https://doi.org/10.18632/oncotarget.2373.

[30] Eoh KJ, Chung YS, Lee SH, Park SA, Kim HJ, Yang W, et al. Comparison of clinical features and outcomes in epithelial ovarian cancer according to tumorigenicity in patient-derived xenograft models. Cancer Res Treat. 2018;50(3):956-63. https://doi.org/10.4143/crt.2017.181.

[31] Heo EJ, Cho YJ, Cho WC, Hong JE, Jeon HK, Oh DY, et al. Patient-derived xenograft models of epithelial ovarian cancer for preclinical studies. Cancer Res Treat. 2017;49(4):915-26. https://doi.org/10.4143/crt.2016.322.

[32] Weroha SJ, Becker MA, Enderica-Gonzalez S, Harrington SC, Oberg AL, Maurer MJ, et al. Tumorgrafts as in vivo surrogates for women with ovarian cancer. Clin Cancer Res. 2014;20(5):1288-97. https://doi.org/10.1158/1078-0432.ccr-13-2611.

[33] Flanagan SP. 'Nude', a new hairless gene with pleiotropic effects in the mouse. Genet Res. 1966;8(3):295-309. https://doi.org/10.1017/s0016672300010168.

[34] Bosma GC, Custer RP, Bosma MJ. A severe combined immunodeficiency mutation in the mouse. Nature. 1983;301(5900):527-30. https://doi.org/10.1038/301527a0.

[35] McCune JM, Namikawa R, Kaneshima H, Shultz LD, Lieberman M, Weissman IL. The SCID-hu mouse: murine model for the analysis of human hematolymphoid differentiation and function. Science (New York, NY). 1988;241(4873):1632-9. https://doi.org/10.1126/science.2971269.

[36] Mosier DE, Gulizia RJ, Baird SM, Wilson DB. Transfer of a functional human immune system to mice with severe combined immunodeficiency. Nature. 1988;335(6187):256-9. https://doi.org/10.1038/335256a0.

[37] Thomsen M, Galvani S, Canivet C, Kamar N, Böhler T. Reconstitution of immunodeficient SCID/beige mice with human cells: applications in preclinical studies. Toxicology. 2008;246(1):18-23. https://doi.org/10.1016/j.tox.2007.10.017.

[38] Mosier DE, Stell KL, Gulizia RJ, Torbett BE, Gilmore GL. Homozygous scid/scid;beige/beige mice have low levels of spontaneous or neonatal T cell-induced B cell generation. J Exp Med. 1993;177(1):191-4. https://doi.org/10.1084/jem.177.1.191.

[39] Kikutani H, Makino S. The murine autoimmune diabetes model: NOD and related strains. Adv Immunol. 1992;51:285-322. https://doi.org/10.1016/s0065-2776(08)60490-3.

[40] Gerling IC, Serreze DV, Christianson SW, Leiter EH. Intrathymic islet cell transplantation reduces beta-cell autoimmunity and prevents diabetes in NOD/Lt mice. Diabetes. 1992;41(12):1672-6. https://doi.org/10.2337/diab.41.12.1672.

[41] Ito M, Hiramatsu H, Kobayashi K, Suzue K, Kawahata M, Hioki K, et al. NOD/SCID/gamma(c)(null) mouse: an excellent recipient mouse model for engraftment of human cells. Blood. 2002;100(9):3175-82. https://doi.org/10.1182/blood-2001-12-0207.

[42] Shultz LD, Lyons BL, Burzenski LM, Gott B, Chen X, Chaleff S, et al. Human lymphoid and myeloid cell development in NOD/LtSz-scid IL2R gamma null mice engrafted with mobilized human hemopoietic stem cells. J Immunol (Baltimore, Md: 1950). 2005;174(10):6477-89. https://doi.org/10.4049/jimmunol.174.10.6477.

[43] Morton JJ, Bird G, Refaeli Y, Jimeno A. Humanized mouse xenograft models: narrowing the tumor-microenvironment gap. Cancer Res. 2016;76(21):6153-8. https://doi.org/10.1158/0008-5472.can-16-1260.

[44] Wang M, Yao LC, Cheng M, Cai D, Martinek J, Pan CX, et al. Humanized mice in studying efficacy and mechanisms of PD-1-targeted cancer immunotherapy. FASEB J. 2018;32(3):1537-49. https://doi.org/10.1096/fj.201700740R.

[45] Rongvaux A, Willinger T, Martinek J, Strowig T, Gearty SV, Teichmann LL, et al. Development and function of human innate immune cells in a humanized mouse model. Nat Biotechnol. 2014;32(4):364-72. https://doi.org/10.1038/nbt.2858.

[46] Wunderlich M, Chou FS, Link KA, Mizukawa B, Perry RL, Carroll M, et al. AML xenograft efficiency is significantly improved in NOD/SCID-IL2RG mice constitutively expressing human SCF, GM-CSF and IL-3. Leukemia. 2010;24(10):1785-8. https://doi.org/10.1038/leu.2010.158.

# 第3章 Todai OncoPanel 在妇科恶性肿瘤基因组分析中的应用

## Cancer Genomic Profiling of Gynecological Malignancies by Todai OncoPanel, a Twin DNA and RNA Panel

Michihiro Tanikawa   Hidenori Kage   Shinji Kohsaka   Kenji Tatsuno   Tetsuo Ushiku
Kiyoshi Miyagawa   Hiroyuki Aburatani   Hiroyuki Mano   Katsutoshi Oda   著

**摘 要**

Todai OncoPanel 是东京大学开发、由 DNA（版本 3，含 464 个基因）和 RNA（版本 4，含 463 个基因）组成的基因集。2017 年 2 月，东京大学医院开展一项研究，通过 TOP 基因集对约 250 名患者进行分析；然后，在获得厚生劳动省批准的 200 名晚期实体肿瘤患者中进行临床测序（患者招募于 2019 年 12 月完成）。在这项研究中，我们对 54 例妇科恶性肿瘤进行 TOP 基因集分析，发现各种类型的可操作性体细胞突变、基因融合、胚系突变（包括 *BRCA1*、*BRCA2* 和错配修复基因），以及较高的肿瘤突变负荷。我们通过对 54 例妇科恶性肿瘤病例的综合分析，阐述了 TOP 基因集在妇科恶性肿瘤基因组分析中的作用。这些发现突出了癌症基因组分析的实用性，指明了妇科恶性肿瘤精准医疗的发展前景。

**关键词**

癌症基因组分析；妇科恶性肿瘤；精准医疗；Todai OncoPanel；DNA 和 RNA 双基因集

基于新一代测序技术（next-generation sequencing，NGS）的肿瘤分子分析已经成为癌症患者精准医疗的一个重要组成部分，使我们能够识别基因的遗传学改变和分子靶向治疗途径[1-3]。癌症基因组分析（cancer genomic profiling，CGP）已经证明它们在癌症精准医疗中的有效性。其中两种

CGP 产品（OncoGuide™NCC Oncopanel System 和 FoundationOne CDx CGP）已在日本获得批准[4, 5]。然而，大多数 CGP 是基于靶基因的基因组 DNA 分析，通过聚合酶链式反应（polymerase chain reaction，PCR）或探针杂交分离技术，检测单核苷酸变异（single-nucleotide variant，

SNV）、小插入/缺失（Indel）和拷贝数变异（copy number variation，CNV）。

东京大学开发了一种名为 Todai OncoPanel（TOP）的原创性 CGP 检测方法，它是由一组 DNA 和一组 RNA 共同组成的基因集[6]。其检测时先从福尔马林固定的石蜡包埋（FFPE）组织中提取 DNA 和 RNA，再从同一患者的外周血中提取正常配对的 DNA 作为对照，以区分体细胞和胚系突变[6]。自 2017 年 2 月以来，在机构伦理委员会的批准下，我们分析了超过 600 份临床样本。这种临床测序分析包括基于 DNA 和 RNA 杂交捕获的下一代测序基因集，使癌症相关基因的全面特征分析成为可能。TOP 中 DNA 基因集版本 3 可检测 464 个基因（版本 4 达到 478 个）的 SNV、Indel 和 CNV，还可以评估肿瘤突变负荷（tumor mutational burden，TMB）和等位基因特异性拷贝数变异，另外超过 1000 个微卫星探针包含在该基因集中。TOP 中 RNA 基因集版本 4 覆盖 463 个基因（版本 5 中达到 678 个）。当前版本可以检测 504 个基因的融合以及外显子跳跃（如 MET 和 CTNNB1），并提供基因表达谱[6]。TOP RNA 基因集中的融合基因包括 BCRABL1、EML4-ALK、RET、ROS1、NTRK1/2/3、FGFR1/2/3 和 NRG1，这些基因能成为（或有望成为）特定分子靶向药物的候选基因[7, 8]。在这里，我们通过对 54 例妇科恶性肿瘤病例的综合分析，描述了 TOP 在妇科恶性肿瘤中的有效性。

## 一、患者特征

2017 年 2 月—2018 年 4 月，东京大学医院使用 TOP 基因集对来自 54 名妇科恶性肿瘤的 79 个 FFPE 肿瘤标本进行分析。肿瘤标本主要通过手术切除获得。在获得书面知情同意的情况下，我们将结果反馈给患者。肿瘤类型及患者数分别为宫颈癌 6 例，子宫内膜癌 15 例，卵巢癌 21 例，同时发生子宫内膜癌和卵巢癌 2 例，子宫肉瘤 9 例，绒毛膜癌 1 例（图 3-1A）。所有肿瘤类型的综合分析参见之前报道[6]。

## 二、临床注释和推荐的临床试验

我们使用不同类型的公共数据库注释体细胞变异[包括 OncoKB，这是一个关于基因改变的致癌效应和治疗意义的数据库（http://oncokb.org）；CIViC（癌症变异的临床解释），这是一个基于社区的管理数据库（http://civicdb.org）；以及 ClinVar（https://www.ncbi.nlm.nih.gov/clinvar/）和 COSMIC（癌症体细胞突变目录，http://cancer.sanger.ac.uk/cosmic）]来评估癌症变异的频率。我们还使用特定的数据库注释基因突变体[如对 BRCA1/2 的胚系变体使用 BRCA Exchange（http://brcaexchange.org），对 TP53 采用 IARC TP53（http://p53.iarc.fr），对错配修复基因采用 InSiGHT（https://www.Insight-database.org/genes）]进行注释。我们利用日本药品与医疗器械管理局（Pharmaceuticals and Medical Devices Agency，PMDA）、美国食品药品管理局（Food and Drug Administration，FDA）和美国国家癌症研究所（National Cancer Institute，NCI）的网站构建了知识数据库。我们也利用临床试验数据库，例如 ClinicalTrials.gov 和日本临床试验数据库 UMIN、JAPIC 和 JMACCT。

我们根据证据水平和药物可及性[6]对注释的变量进行了分级（图 3-1B）。1 级为（致病性/可疑致病性）变异，其生物标志物与匹配肿瘤类型中 PMDA 批准的药物相关；2 级为（致病性/可疑致病性）变异，其生物标志物适用于其他肿瘤类型中的临床试验/FDA 批准的药物/PMDA

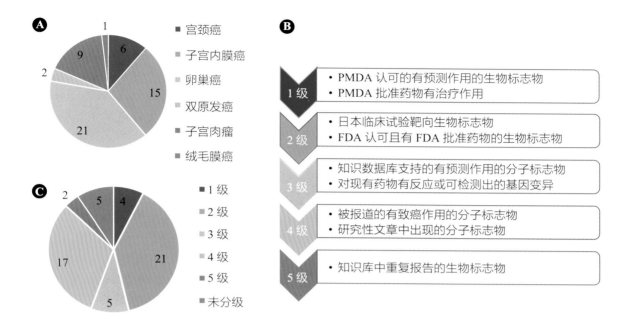

▲ 图 3-1　恶性肿瘤类型和证据级别分类

A. 54 例妇科恶性肿瘤患者的类型分布；B. TOP 证据级别分类，采用证据级分类对 2017—2018 年 TOP 的基因改变进行标注；
C. 通过 TOP 基因集在妇科队列中检测到临床可操作性基因改变情况。每一例都列出了最高证据级别

批准的药物；3 级是（致病性 / 可疑致病性）变异，知识库支持其对药物反应的预测或致癌改变；4 级对应于致癌的生物标志物；5 级对应于知识库中反复报道的生物标志物（图 3-1B）。

最近，日本的临床和（或）实验证据水平已经标准化，采用癌症基因组学和高级治疗中心（Cancer Genomics and Advanced Therapeutics，C-CAT）和其他指南中的等效证据水平进行定义[5]。

## 三、通过 TOP 基因集发现的妇科恶性肿瘤基因改变

我们评估了 TOP 基因集对妇科肿瘤基因改变的临床效用，所有肿瘤均进行了 DNA 和 RNA 检测。东京大学医院的分子肿瘤委员会讨论和注释了每个病例中的基因改变，因此注释适用于 PMDA 批准的各种类型的 CGP。据此，我们集齐了 2017—2018 年的全部临床试验信息。总体而言，91%（54 例中的 49 例）的妇科肿瘤中有一种或多种临床注释改变（1～5 级），46%（54 例中的 25 例）有一种或多种可操作突变（1 级或 2 级）（图 3-1C）。宫颈癌、子宫内膜癌和卵巢癌的可操作突变的比例分别为 50%、73% 和 57%。在这 54 例癌症患者中，临床注释突变最频繁的基因是 *TP53*，其次是 *PIK3CA*、*PTEN*、*PIK3R1*、*KRAS* 和 *ARID1A*。

## 四、宫颈癌

在 6 名宫颈癌患者中，3 例（50%）发现了可操作突变（2 级）（图 3-2A），其中 2 例是 *PIK3CA* 的体细胞致癌突变，此结果与日本的 AKT 抑制剂临床试验相匹配；另外 1 例存在 *GOPC-ROS1* 融合基因（表 3-1）。*ROS1* 是位于 6q 染色体上的原癌基因，编码一种受体酪氨酸激酶，参与调节癌细胞的生长和分化。ROS1 经

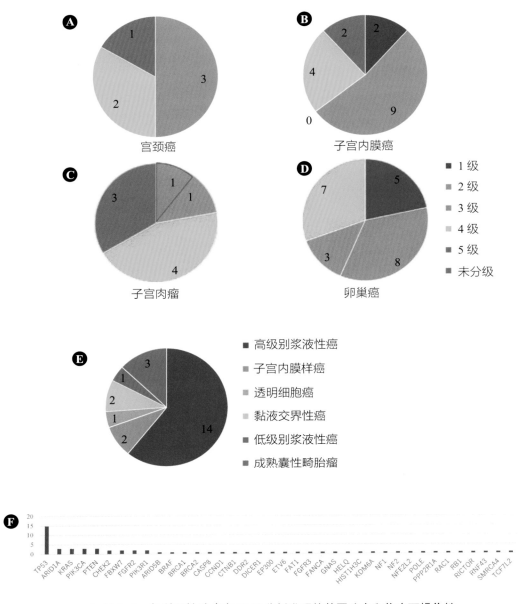

▲ 图 3-2　妇科恶性肿瘤中 TOP 分析发现的基因改变和临床可操作性

A 至 D. 使用 TOP 分类对检测到的基因改变进行注释，所有病例都按照最可操作的级别分类：A. 宫颈癌；B. 子宫内膜癌；C. 子宫肉瘤；D. 卵巢癌。E. 卵巢癌的组织学类型。F. 在 23 例卵巢癌中发现的基因改变统计图

常参与基因组重排，导致多种组成性活性激酶通路的活化，例如 JAK/STAT、PI3K/Akt/mTOR 和 RAS/RAF/MEKERK[9-11]。*ROS1* 的融合产物已在包括肺癌、胃肠道、肝胆道和中枢神经系统等多种类型癌症中发现[9]。现在，*ROS1* 融合体被认定为克唑替尼和恩克替尼的治疗性生物标志物[12, 13]。

# 五、子宫内膜癌

我们分析了 15 例子宫内膜癌病例，在 11 例（73%）患者中确定了 18 个可操作突变（图 3-2B）。PI3K/Akt 通路的体细胞变异最为常见，*PIK3CA* 有 6 个致病突变，*PTEN* 有 7 个致病突

变，*PIK3R1* 有 2 个致病突变，这些变异可以用作 AKT 抑制剂的临床试验。在 1 例患者中发现了 *BRCA1* 的致病性体细胞变异，这可能与同源重组缺陷（homologous recombination deficiency，HRD）有关。尽管 PARP 抑制剂尚未在子宫内膜癌中得到临床批准，但仍推荐该患者使用。在 2 名 患 者 [MSH6（p.F858Sfs*12） 和 MSH2（p.Q170*）] 中发现了 *MMR* 基因的致病性胚系突变（表 3–1）。除 *MMR* 外，该 2 例患者的原发肿瘤为高微卫星不稳定性（TMB-High），从而支持免疫检查点抑制剂治疗的推荐。Pembrolizumab 于 2017 年和 2018 年分别被 FDA 和 PMDA 批准用于 MSI-High 实体瘤[14, 15]。

## 六、子宫肉瘤

我们分析了 9 例子宫肉瘤，除 1 例患者外（图 3–2C），没有发现可操作突变。3 例（33%）患者未发现致病性改变；然而，在 TOP RNA 图谱中发现两个新的基因融合，它们可能与子宫肉瘤的发生有关。鉴于在子宫平滑肌肉瘤[16] 中发现 4% 的 NTRK 基因融合，TOP RNA 组将有助于识别可操作和（或）新的基因融合。

## 七、卵巢癌

我们共收集了 23 例卵巢癌病例。在 23 例患者中，总共检测到 15 个可操作突变（图 3–2D）。23 例卵巢癌组织学分布如下：14 例（61%）高级别浆液性癌，2 例子宫内膜样癌，1 例透明细胞癌，2 例黏液性交界性肿瘤，1 例低级别浆液性癌和 3 例成熟囊性畸胎瘤（mature cystic teratomas，MCTMT）恶性转化（图 3–2E）。卵巢癌的基因组分析高度依赖于组织学类型。例如，*TP53* 在 90% 的高级别浆液性癌中存在突变。致病性体细胞变异详见图 3–2F。*TP53* 是最频繁突变的基因，其次是 *PIK3CA*、*PTEN*、*KRAS* 和 *ARID1A*。14 例患者（包括 12 例高级别浆液性癌和 2 例 MCTMT）携带致病的 *TP53* 体细胞变异；在 4 例患者中发现致病性胚系突变（2 例为 *BRCA1*，2 例为 *BRCA2*）（表 3–1）；在 1 例患者中发现 *BRCA1* 的致病性体细胞突变，这些突变均可以作为 PARP 抑制剂靶点。在 5 例患者中发现 PI3K/Akt 通路的致病性体细胞变异，此为 AKT 抑制剂的候选靶点。在 4 例患者中发现 FGF 和 FGFR 可操作变异体，患者可入组 FGFR 抑制剂临床试验。在 1 例低级别浆液性癌中发现致病性 BRAF 体细胞变异（表 3–1）。

## 八、绒毛膜癌

我们分析了 1 例绒毛膜癌，检测到 3 个临床注释基因（5 级）。然而，没有发现可操作突变。

## 九、胚系突变的发现

在妇科恶性肿瘤中，由于遗传性乳腺癌和卵巢癌综合征（hereditary breast and ovarian cancer syndrome，HBOC）及 Lynch 综合征的普遍存在，胚系突变的比例较高[17, 18]。虽然 CGP 检测的主要目的是识别致病的体细胞变异，但胚系突变的发现也可能指导个性化治疗，特别是对妇科恶性肿瘤。事实上，我们分别在子宫内膜癌和卵巢癌中发现错配修复基因和 *BRCA1/2* 基因的致病性胚系突变（表 3–1）。致病胚系突变的患病率可以通过 TOP 分析进行评估，因为它同时分析来自外周血样本中配对的正常 DNA。TOP 基因集包含了 CGP 推荐的用于胚系检测的癌症相关基因[19, 20]，有助于发现胚系突变，这将对患者自身和其亲属有帮助。如前所述，本研究中 54 个患者的 TOP 分析发现了 6 个致病性胚系突变（2 个在 *BRCA1*，2 个在 *BRCA2*，1 个在 *MSH2*，1 个

| 原发肿瘤 | 药 物 | 变异注释 |
|---|---|---|
| 宫颈癌 | AKT 抑制剂（2 级） | *sPIK3CA*（p.E545K），*sPIK3CA*（p.G1049A） |
| | ROS1 抑制剂（2 级） | *GOPC-ROS1* |
| | 免疫检查点抑制剂（1 级） | *gMSH6*（p.F858Sfs*12），*gMSH2*（p.Q170*） |
| 子宫内膜癌 | AKT 抑制剂（2 级） | *sPIK3CA*（p.E545K），*sPIK3CA*（p.R88Q），*sPIK3CA*（p.E545K），*sPIK3CA*（p.E545K），*sPIK3CA*（p.H1047R），*sPIK3CA*（p.H1047R），*sPTEN*（p.Y180fs*3），*sPTEN*（p.R130Q），*sPTEN*（p.T319Nfs*6），*sPTEN*（p.R130Q），*sPTEN*（p.R130Q），*sPTEN*（p.H93Tfs*5），*sPTEN*（p.D92E），*sPIK3R1*（p.L581Vfs*19），*sPIK3R1*（p.N564D） |
| | PARP 抑制剂（2 级） | *sBRCA1*（p.R1699W） |
| 卵巢癌 | PARP 抑制剂（1 级） | *gBRCA2*（p.P3039=），*gBRCA2*（p.Q356*），*gBRCA1*（p.E1257Gf*9），*gBRCA1*（p.Q396*），*sBRCA1*（p.E554*） |
| | AKT 抑制剂（2 级） | *sPIK3CA*（p.E545K），*sPIK3CA*（p.G1049A），*sPTEN*（p.R130Q），*sPIK3R1*（p.V357Gf*7），*sPIK3R1*（p.Y580_M582del） |
| | FGFR 抑制剂（2 级） | *sFGFR2*（p.Y375C），*sFGFR2*（p.S252W），*sFGF3*（amplifcation），*sFGF19*（amplifcation） |
| | BRAF（2 级） | *sBRAF*（p.L597R） |

表 3–1 妇科恶性肿瘤可操作突变和潜在分子靶向药物

在 *MSH6*）（11%），结果由医生和认证的遗传顾问向每个患者披露。2 例患者进行了单基因的检测验证，确认为致病突变。

## 十、肿瘤突变负荷

肿瘤突变负荷（tumor mutational burden，TMB）表示每 Mb 体细胞变异的数量，是评估免疫检查点抑制剂有效性的生物标志物。2019年，Pembrolizumab 获批用于 TMB ≥ 10 的成人和儿童患者[21]。在本研究中，我们将 ≥ 10 个突变/Mb 的阈值定义为 TMB-High，发现 7 例患者（1 例宫颈癌，3 例子宫内膜癌，3 例卵巢癌）为 TMB-High（图 3–3）。1 例宫颈癌患者 TMB 为 14.3/Mb，该患者接受同步放化疗，样本来自心脏复发部位。治疗 TMB-High 患者时需要特别谨慎，因为化疗或放疗都可能增加突变的数量。在子宫内膜癌病例中，3 例患者表现出 TMB-High（206.2/Mb、21.4/Mb 和 20.2/Mb），其中 1 例携带致病性胚系突变 MSH2，1 例携带意义不明突变（variant of uncertain significance，VUS）MSH2，1 例携带 *POLE* 体细胞变异（206.2/Mb）。在卵巢癌中，有 3 例患者 TMB 偏高，其中 2 例含有 *POLE* 体细胞变异，可能诱导高突变基因型，但其中 1 例的致病性不确定；其余 1 例 TMB-High（20.4/Mb）患者最初被诊断为双原发癌（子宫内膜癌和卵巢癌），并伴有 MSH2 胚系 VUS。该患者子宫内膜癌样本也表现为 TMB-High，属于基因型重叠，最后我们将其诊断修正为子宫内膜癌转移至卵巢。

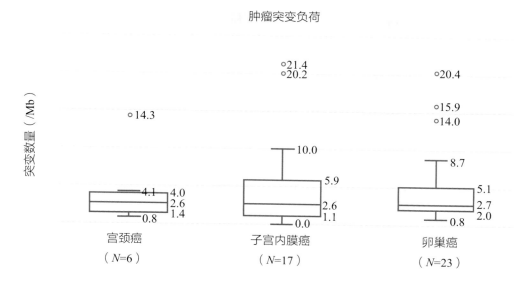

▲ 图 3-3　妇科恶性肿瘤的肿瘤突变负荷

体细胞肿瘤突变负荷的分布，TMB 定义为每百万碱基检测出的体细胞变异总数。高突变的阈值为每百万碱基 10 个突变。子宫内膜癌中 206.2/Mb 的患者是 *POLE* 超突变病例

*. 排除了 2 例肿瘤突变负荷高（＞200/Mb）的子宫内膜癌病例

# 十一、讨论

我们的研究证实在妇科恶性肿瘤基于 NGS 的癌症基因组分析中，使用 TOP 基因集分析识别"可操作"突变基因具有非常重要的意义。目前还不确定哪种类型的妇科恶性肿瘤适合 CGP，特别是 RNA 基因集。我们的队列研究揭示 TOP 基因集，一个 DNA 和 RNA 的双基因集系统，可以有效地检测妇科恶性肿瘤的分子谱，包括基因融合的识别。超过 90% 的患者至少有一个临床注释的基因改变，46% 的患者有可操作的突变（1 级或 2 级）。相对于泛癌分析，妇科肿瘤中可操作突变率更高（达到 32.2%）[6]。

CNV 的等位基因特异性分析有助于识别肿瘤抑制基因的纯合子（和单亲二聚体）缺失 [6, 22]。TOP 的另一个优点是 RNA 基因集，结合捕获技术使我们能够准确且经济有效地检测数百个融合基因，以及异常拼接的转录本 [6]。如果其中一个组成基因是捕获基因集的目标，RNA 基因集就可以检测到新的基因融合。尽管融合基因在妇科肿瘤中的临床应用有限 [23, 24]，但在 1 例宫颈癌中检测到 ROS1 基因融合，提示探索基因融合可能是最具个性化的治疗方法。此外，利用连接捕获技术 RNA 测序识别融合基因可能有助于肉瘤的分子诊断，而肉瘤的特征是多种融合基因 [16, 25, 26]。我们研究发现了子宫肉瘤中两种新的基因融合。虽然这两种改变在临床上缺乏可干预性，但基因融合的存在有助于区分高级别子宫内膜间质肉瘤和未分化子宫肉瘤。

为进行 TOP 分析，我们在东京大学医院建立了临床测序实验室（通过 ISO15189 认证），并成立专家注释团队，准确评估测序结果，并向每个患者提供最终报告。建立该临床测序系统，有利于借助前沿技术进一步推进个性化医疗。

CGP 后临床试验入组率低仍然是一个主要问题 [1, 4, 6, 27]。在本研究中，尽管我们将癌症患者纳入 AKT 抑制剂的临床研究中（非复发患者和接受标准化治疗的患者均可入选），最终只有 1

例 *PIK3CA* 致瘤变异的患者入选该项临床研究。大量开展临床试验将有望为个性化治疗提供更多的选择。我们从 2018 年 8 月开始对 200 名获得厚生劳动省批准的患者进行前瞻性 TOP 分析（Senshin-iryou B）（患者招募在 2019 年 12 月完成）（UMIN000033647）。200 名患者的数据将揭示（几乎）所有标准化治疗患者可操作突变的比例。我们相信，在不久的将来，TOP 分析将加速个性化医疗的进程，拓宽癌症患者的治疗选择。

声明：感谢田边正彦、安藤瑞雄、筱崎雅、大濑久美子和宫野浩平对本研究的支持，也感谢我们的合作公司 Xcoo（日本东京）为 TOP 知识库的构建和报告做出的贡献。

资金资助：本研究的资金部分来自日本医学研究与发展机构（AMED），批准号为 17kk0205003h0002 和 19kk0205016h0004（H.M.、H.A. 和 K.O.）和 AMED 癌症研究和治疗进化项目（P-CREATE），批准号为 19cm0106502h0004（H.A. 和 K.O.）。临床标本测序分析部分由 Sysmex 公司资助。

利益冲突声明：无利益冲突需要披露。

# 参考文献

[1] Zehir A, Benayed R, Shah RH, Syed A, Middha S, Kim HR, Srinivasan P, Gao J, Chakravarty D, Devlin SM, Hellmann MD, Barron DA, Schram AM, Hameed M, Dogan S, Ross DS, Hechtman JF, DeLair DF, Yao J, Mandelker DL, Cheng DT, Chandramohan R, Mohanty AS, Ptashkin RN, Jayakumaran G, Prasad M, Syed MH, Rema AB, Liu ZY, Nafa K, Borsu L, Sadowska J, Casanova J, Bacares R, Kiecka IJ, Razumova A, Son JB, Stewart L, Baldi T, Mullaney KA, Al-Ahmadie H, Vakiani E, Abeshouse AA, Penson AV, Jonsson P, Camacho N, Chang MT, Won HH, Gross BE, Kundra R, Heins ZJ, Chen HW, Phillips S, Zhang H, Wang J, Ochoa A, Wills J, Eubank M, Thomas SB, Gardos SM, Reales DN, Galle J, Durany R, Cambria R, Abida W, Cercek A, Feldman DR, Gounder MM, Hakimi AA, Harding JJ, Iyer G, Janjigian YY, Jordan EJ, Kelly CM, Lowery MA. Morris: mutational landscape of metastatic cancer revealed from prospective clinical sequencing of 10,000 patients. Nat Med. 2017;23:703-13.

[2] Allegretti M, Fabi A, Buglioni S, Martayan A, Conti L, Pescarmona E, Ciliberto G, Giacomini P. Tearing down the walls: FDA approves next generation sequencing (NGS) assays for actionable cancer genomic aberrations. J Exp Clin Cancer Res. 2018;37:47.

[3] Colomer R, Mondejar R, Romero-Laorden N, Alfranca A, Sanchez-Madrid F, Quintela-Fandino M. When should we order a next generation sequencing test in a patient with cancer? E Clin Med. 2020;25:100487.

[4] Sunami K, Ichikawa H, Kubo T, Kato M, Fujiwara Y, Shimomura A, Koyama T, Kakishima H, Kitami M, Matsushita H, Furukawa E, Narushima D, Nagai M, Taniguchi H, Motoi N, Sekine S, Maeshima A, Mori T, Watanabe R, Yoshida M, Yoshida A, Yoshida H, Satomi K, Sukeda A, Hashimoto T, Shimizu T, Iwasa S, Yonemori K, Kato K, Morizane C, Ogawa C, Tanabe N, Sugano K, Hiraoka N, Tamura K, Yoshida T, Fujiwara Y, Ochiai A, Yamamoto N, Kohno T. Feasibility and utility of a panel testing for 114 cancer-associated genes in a clinical setting: a hospital-based study. Cancer Sci. 2019;110:1480-90.

[5] Ebi H, Bando H. Precision oncology and the universal health coverage system in Japan. JCO Precis Oncol. 2019;3:1-10.

[6] Kohsaka S, Tatsuno K, Ueno T, Nagano M, Shinozaki-Ushiku A, Ushiku T, Takai D, Ikegami M, Kobayashi H, Kage H, Ando M, Hata K, Ueda H, Yamamoto S, Kojima S, Oseto K, Akaike K, Suehara Y, Hayashi T, Saito T, Takahashi F, Takahashi K, Takamochi K, Suzuki K, Nagayama S, Oda Y, Mimori K, Ishihara S, Yatomi Y, Nagase T, Nakajima J, Tanaka S, Fukayama M, Oda K, Nangaku M, Miyazono K, Miyagawa K, Aburatani H, Mano H. Comprehensive assay for the molecular profiling of cancer by target enrichment from formalin-fixed paraffin-embedded specimens. Cancer Sci. 2019;110:1464-79.

[7] Kohno T, Nakaoku T, Tsuta K, Tsuchihara K, Matsumoto S, Yoh K, Goto K. Beyond ALK-RET, ROS1 and other oncogene fusions in lung cancer. Transl Lung Cancer Res. 2015;4:156-64.

[8] Vellichirammal NN, Albahrani A, Banwait JK, Mishra NK, Li Y, Roychoudhury S, Kling MJ, Mirza S, Bhakat KK, Band V, Joshi SS, Guda C. Pan-cancer analysis reveals the diverse landscape of novel sense and antisense fusion transcripts. Mol Ther Nucl Acids. 2020;19:1379-98.

[9] Davies KD, Doebele RC. Molecular pathways: ROS1 fusion proteins in cancer. Clin Cancer Res. 2013;19:4040-5.

[10] Schram AM, Chang MT, Jonsson P, Drilon A. Fusions in solid tumours: diagnostic strategies, targeted therapy, and

acquired resistance. Nat Rev Clin Oncol. 2017;14:735-48.

[11] Drilon A, Jenkins C, Iyer S, Schoenfeld A, Keddy C, Davare MA. ROS1-dependent cancers-biology, diagnostics and therapeutics. Nat Rev Clin Oncol; 2020.

[12] Al-Salama ZT, Keam SJ. Entrectinib: first global approval. Drugs. 2019;79:1477-83.

[13] Vuong HG, Nguyen TQ, Nguyen HC, Nguyen PT, Ho ATN, Hassell L. Efficacy and safety of crizotinib in the treatment of advanced non-small-cell lung cancer with ROS1 rearrangement or MET alteration: a systematic review and meta-analysis. Target Oncol. 2020;15:589-98.

[14] Marcus L, Lemery SJ, Keegan P, Pazdur R. FDA approval summary: pembrolizumab for the treatment of microsatellite instability-high solid tumors. Clin Cancer Res. 2019;25:3753-8.

[15] Marabelle A, Le DT, Ascierto PA, Di Giacomo AM, De Jesus Acosta A, Delord JP, Geva R, Gottfried M, Penel N, Hansen AR, Piha-Paul SA, Doi T, Gao B, Chung HC, Lopez-Martin J, Bang YJ, Frommer RS, Shah M, Ghori R, Joe AK, Pruitt SK, Diaz LA Jr. Efficacy of pembrolizumab in patients with noncolorectal high microsatellite instability/mismatch repair-deficient cancer: results from the phase II KEYNOTE-158 study. J Clin Oncol. 2020;38:1-10.

[16] Chiang S, Cotzia P, Hyman DM, Drilon A, Tap WD, Zhang L, Hechtman JF, Frosina D, Jungbluth AA, Murali R, Park KJ, Soslow RA, Oliva E, Iafrate AJ, Benayed R, Ladanyi M, Antonescu CR. NTRK fusions define a novel uterine sarcoma subtype with features of fibrosarcoma. Am J Surg Pathol. 2018;42:791-8.

[17] Oda K, Tanikawa M, Sone K, Mori-Uchino M, Osuga Y, Fujii T. Recent advances in targeting DNA repair pathways for the treatment of ovarian cancer and their clinical relevance. Int J Clin Oncol. 2017;22:611-8.

[18] Bercow AS, Eisenhauer EL. Screening and surgical prophylaxis for hereditary cancer syndromes with high risk of endometrial and ovarian cancer. J Surg Oncol. 2019;120:864-72.

[19] Kalia SS, Adelman K, Bale SJ, Chung WK, Eng C, Evans JP, Herman GE, Hufnagel SB, Klein TE, Korf BR, McKelvey KD, Ormond KE, Richards CS, Vlangos CN, Watson M, Martin CL, Miller DT. Recommendations for reporting of secondary findings in clinical exome and genome sequencing, 2016 update (ACMG SF v2.0): a policy statement of the American College of Medical Genetics and Genomics. Genet Med. 2017;19:249-55.

[20] Pujol P, Vande Perre P, Faivre L, Sanlaville D, Corsini C, Baertschi B, Anahory M, Vaur D, Olschwang S, Soufir N, Bastide N, Amar S, Vintraud M, Ingster O, Richard S, Le Coz P, Spano JP, Caron O, Hammel P, Luporsi E, Toledano A, Rebillard X, Cambon-Thomsen A, Putois O, Rey JM, Herv C, Zorn C, Baudry K, Galibert V, Gligorov J, Azria D, Bressac-de Paillerets B, Burnichon N, Spielmann M, Zarca D, Coupier I, Cussenot O, Gimenez-Roqueplo AP, Giraud S, Lapointe AS, Niccoli P, Raingeard I, Le Bidan M, Frebourg T, Rafii A, Genevive D. Guidelines for reporting secondary findings of genome sequencing in cancer genes: the SFMPP recommendation. Eur J Hum Genet. 2018;26:1732-42.

[21] Subbiah V, Solit DB, Chan TA, Kurzrock R. The FDA approval of pembrolizumab for adult and pediatric patients with tumor mutational burden (TMB): a decision centered on empowering patients and their physicians. Ann Oncol. 2020;31:1115-8.

[22] Sato-Otsubo A, Sanada M, Ogawa S. Single-nucleotide polymorphism array karyotyping in clinical practice: where, when, and how? Semin Oncol. 2012;39:13-25.

[23] Hu X, Wang Q, Tang M, Barthel F, Amin S, Yoshihara K, Lang FM, Martinez-Ledesma E, Lee SH, Zheng S, Verhaak RGW. Tumor Fusions: an integrative resource for cancer-associated transcript fusions. Nucleic Acids Res. 2018;46:D1144-9.

[24] Wang J, Dean DC, Hornicek FJ, Shi H, Duan Z. RNA sequencing (RNA-Seq) and its application in ovarian cancer. Gynecol Oncol. 2019;152:194-201.

[25] Hrzenjak A, Moinfar F, Tavassoli FA, Strohmeier B, Kremser ML, Zatloukal K, Denk H. JAZF1/JJAZ1 gene fusion in endometrial stromal sarcomas: molecular analysis by reverse transcriptase-polymerase chain reaction optimized for paraffin-embedded tissue. J Mol Diagn. 2005;7:388-95.

[26] Hoang L, Chiang S, Lee CH. Endometrial stromal sarcomas and related neoplasms: new developments and diagnostic considerations. Pathology. 2018;50:162-77.

[27] Flaherty KT, Gray RJ, Chen AP, Li S, McShane LM, Patton D, Hamilton SR, Williams PM, Iafrate AJ, Sklar J, Mitchell EP, Harris LN, Takebe N, Sims DJ, Coffey B, Fu T, Routbort M, Zwiebel JA, Rubinstein LV, Little RF, Arteaga CL, Comis R, Abrams JS, O'Dwyer PJ, Conley BA. Molecular landscape and actionable alterations in a genomically guided cancer clinical trial: national cancer institute molecular analysis for therapy choice (NCI-MATCH). J Clin Oncol; 2020.

# 第4章 高级别浆液性卵巢癌发生的分子机制研究

## Investigating the Molecular Carcinogenesis of Ovarian High-Grade Serous Carcinoma

Satoru Kyo 著

**摘 要**

在上皮性卵巢癌的各组织学亚型中，高级别浆液性癌（high grade serous carcinoma，HGSC）的预后最差，尤其是浸润性病变时。5%～10%的卵巢癌由易感基因的胚系遗传突变导致，其中大多数涉及 BRCA1 或 BRCA2 的突变。为降低 BRCA1/2 突变患者的风险，预防性输卵管 – 卵巢切除术较前增多，在输卵管中发现了各种癌前病变，如 HGSC 相关的输卵管浆液性上皮内癌（serous tubal intraepithelial carcinoma，STIC）。基因组分析发现 STIC 存在多种基因突变，其中大多数突变在 HGCS 中较为常见，提示 HGSC 起源于 STIC。实验小鼠研究及使用永生化输卵管细胞的体外致癌模型研究表明，三个基因突变是卵巢癌发生的充分必要条件，并且特定的突变驱动模式能有效地促进肿瘤发生。这些发现加深了我们对 HGSC 肿瘤发生的认识，并进一步发展了新的分子靶向治疗方法。

**关键词**

高级别浆液性卵巢癌；致癌；驱动基因；RRSO；永生化

在日本和美国，卵巢癌发生的比例为 3.1% 和 2.5%，分别是癌症相关死亡原因的第 9 位和第 4 位 [1, 2]。在上皮性卵巢癌的各种组织学亚型中，高级别浆液性癌（HGSC）预后较差，尤其是存在播散性病变时 [3]。新一代测序技术的快速发展使得对人类癌症基因组特征的全面分析成为可能，并在 HGSC 中发现了多种基因突变，包括拷贝数改变、体细胞基因突变和表观遗传改变 [4]。关于卵巢癌病变的一个主要问题是细胞起源。最近有人假设卵巢癌起源于卵巢外组织，包括输卵管和子宫内膜，具体起源于何处取决于组织学亚型 [5]。另一个重要问题是如何在 NGS 检测到的众多异常基因组中识别关键的驱动突变。需要多少基因突变及它们的最佳组合对于明确致癌机制是非常重要的。在本章中，根据我们的体外致癌模型，阐述 HGSC 分子致癌作用机制的最新进展。

# 一、输卵管癌前病变的特征

## （一）输卵管浆液性上皮内癌的发现

过去 20 年，由于 *BRCA1* 和 *BRCA2* 肿瘤抑制基因的发现，出现输卵管伞端可能是某些类型卵巢癌起源的新假说，使得卵巢癌起源于卵巢表面上皮细胞的观点发生改变。约 10% 的卵巢癌可归因于易感基因的胚系遗传突变，其中约 90% 患者出现 *BRCA1* 或 *BRCA2* 基因突变[6-8]。携带此类突变者在 70 岁时患卵巢癌的患病风险高达 40%~60%[9]，远远高于普通人群的终生风险（1.3%）[10]。

为预防卵巢癌的发生，建议 35—45 岁携带 *BRCA1* 或 *BRCA2* 基因突变的患者行"预防性双侧输卵管切除术"（risk-reducing salpingo-oophorectomy，RRSO）[11-13]。病理学家在对 RRSO 切除的输卵管和卵巢进行组织学检查时，发现了更多的输卵管异常而不是卵巢上皮异常。这些异常以原位癌的上皮改变为特征，因此称为浆液性上皮内癌（serous tubal intraepithelial carcinoma，STIC）[14-17]。随后，Brigham 和 Women 对切除的输卵管进行广泛的组织学检查，提出"伞端切片和全面检查"（Sectioning and Extensively Examining the FIMbriated，SEE-FIM）的方案，用于有 *BRCA* 突变或有乳腺癌和（或）卵巢癌家族史的女性[18]。SEE-FIM 方案的使用增加了 STIC 或早期浆液性癌的检出率，显示约 2% 的 RRSO 患者病变位于输卵管伞端周围[19-21]。如果 STIC 是 HGCS 的癌前病变，两者之间可能存在共同的基因变化。事实上，*TP53* 体细胞突变在这两种病变中经常被检测到，免疫染色显示 *p53* 存在过表达[21-23]。

## （二）p53 标记是 STIC 的癌前病变

免疫组化分析显示，除 STIC 外，还存在小段 p53 强表达的上皮细胞。这种 p53 阳性片段不伴随形态学变化，在野生型 *BRCA* 女性中也可观察到[24]（图 4-1）。这些 p53 阳性片段被称为"p53 标记"，与 STIC 密切相关[22]。免疫组化发现，p53 标记存在于输卵管伞端的分泌细胞中，并与 DNA 双链断裂（DNA double-strand breakages，DNA-DSB）的标志 γH2AX 染色相关[22]，表明 p53 标记涉及 DNA 双链断裂。因此，基因毒性环境可能在 p53 标记的发展中起作用，可能由排卵期间暴露于卵泡液中的多种氧化剂引发（图 4-2）。DNA 突变研究显示，p53 标记伴随频繁的 p53 体细胞基因突变可能由基因毒性应激引起[22]。值得注意的是，p53 胚系突变（Li-Fraumeni 综合征）的患者，经常在其纤毛中表现出 p53 标记[25]，这表明 p53 基因突变是引起 p53 标记的因素之一。

## （三）广谱的输卵管癌前病变

输卵管有两种上皮细胞，即分泌细胞和纤毛细胞。与纤毛细胞相比，分泌细胞处于相对不成熟的状态，容易转化。在分泌细胞中可以观察到 p53 标记，通常表现为低增殖活性，进一步分析显示为 Ki-67 或 MIB1 低表达（图 4-1）。这与 STIC 的高增殖活性不同。有趣的是，过渡性病变通常出现在 p53 标记信号和 STIC 之间，表现为中间增殖形态特征。这些病变称为浆液性上皮内病变[26, 27]（图 4-1）。这些发现与 p53 标记是 STIC 前兆的概念是一致的（图 4-2）。

最近研究报道了一种 p53 标记的候选癌前潜在前体，称为分泌细胞产物（secretory cell outgrowth，SCOUT），比 p53 标记更靠近输卵管的近端位置，由至少 30 个分泌细胞组成，没有纤毛细胞打断其排列，其特征为假分层外观和低增殖活性[28]。无论是免疫组化还是 DNA 测序分

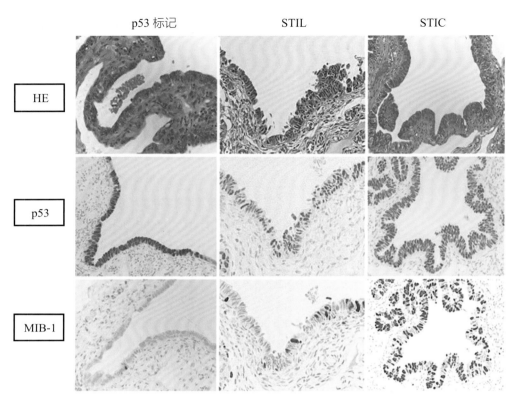

▲ 图 4-1　HGCS 癌前病变的典型组织学表现

p53 标记形态正常且过表达，但缺乏 MIB1 的表达。浆液性输卵管上皮内癌表现出明显的细胞学异型性和极性缺失，p53 因基因突变而过表达，MIB-1 表达代表高增殖活性。浆液性输卵管上皮内病变的特征是介于 p53 标记和 STIC 之间的中间病变，具有过渡性形态学和增殖活性。STIL. 输卵管浆液性上皮内病变；STIC. 输卵管浆液性上皮内癌（改编自参考文献 [24]）

析[28]，通常都不能在 SCOUT 中检测到 p53 突变，但在一些病例中，连续性的 SCOUT、p53 标记和浆液性癌都具有相同的 p53 突变。因此，SCOUT 可能是 p53 标记的癌前潜在前体（图 4-2）。

## 二、输卵管癌前病变和 HGSC 遗传分析

测序结果揭示了 p53 标记和 HGSC 之间的分子关系。在早期研究中，激光捕获显微解剖（laser-captured microdissection，LCM）的靶向测序分析发现 p53 标记中存在 50%～60% 的 p53 错义突变，而所有的 STIC 或成组的 STIC 和卵巢癌中都具有共同的 *p53* 突变[22]。最近，NGS 的全

基因组分析显示，p53 标记或 STIC 包含 HGSC 的祖先克隆[29]。所谓的癌症驱动基因突变，例如 *p53*、*BRCA1*、*BRCA2* 或 *CPTEN*，通常可以在 STIC 和 HGSC 中观察到，而 HGSC 还存在其他基因改变，这表明 STIC 有 HGSC 的子克隆[29]。进化分析表明，p53 标记和 STIC 是 HGCS 的癌前潜在前体，其中 STIC 和 HGSC 之间存在约 7 年的进展窗口期，此后，HGCS 很快发生转移[29]。

癌症基因组图谱（the cancer genome atlas，TCGA）有 489 个临床注释为 Ⅱ～Ⅳ 期的高级别浆液性卵巢癌，被用于揭示 HGSC 的基因组状态[4]。分析显示，*p53* 突变频率最高（96%），*NF1*、*BRCA1*、*BRCA2*、*RB1* 和 *CKD12* 突变频率相对较低[4]。在 *CCNE1*、*MYC* 和 *MECOM* 中也观察到 DNA 拷贝数改变，并且在超过 20% 的病例中发生

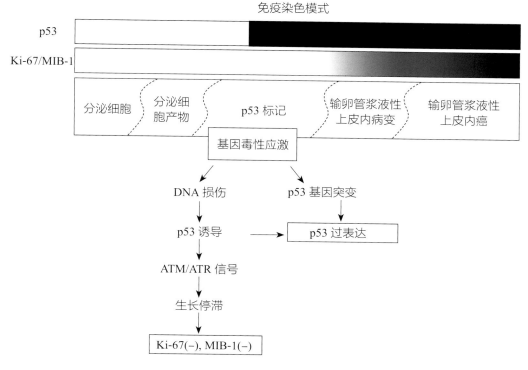

▲ 图 4-2 输卵管癌前病变过程中的免疫组化特征

黑框和白框分别代表免疫染色阳性和阴性状态，灰色的刻度表示疾病进展过程中状态的过渡性变化。一些分泌细胞在纤维膜末端生长扩张，称为分泌细胞产物。由于输卵管在月经期间经血逆行接触血液或排卵时接触卵泡液，分泌细胞或分泌细胞产物经历基因毒性氧化应激，触发 DNA 损伤反应，导致 p53 通路的启动，随后激活共济失调症突变蛋白（ATM）和 ATM 与 Rad 3 相关（ATR）信号通路致使细胞周期停滞，诱导 p53 标记表型的发生。最终出现 p53 过表达，但缺乏 Ki-67 或 MIB-1 的表达。持续的基因毒性应激诱导或引起 *p53* 基因突变，导致输卵管浆液性上皮内病变（STIL）和输卵管浆液性上皮内癌的发生，伴随 Ki-67 或 MIB-1 的表达而出现高增殖活性

高度扩增[4]。此外，通路分析显示 RB 相关（67%）和 RAS/PI3K 相关（45%）的信号通路被频繁激活[4]。由于 *BRCA1* 通过启动子高甲基化、体细胞或胚系突变失活，导致在约 50% 的卵巢癌中存在同源重组缺陷[4]。因此，与其他组织学类型卵巢癌不同，HGCS 具有特定的突变谱、高频的 *p53* 突变，以及 RB 或 RAS/PI3K 信号激活的特征。

## 三、如何识别 HGSC 的驱动突变

### （一）小鼠模型

我们已经建立小鼠模型用于确定 HGCS 的致癌分子机制。我们使用 muller-specific Ovgp-1 启动子控制 SV40 大 T 抗原（TAg）转基因小鼠模型[30]。这些小鼠的输卵管表现出癌前病变和侵袭性病变，类似于 HGCS（表 4-1 至表 4-3）。基于既定的概念，这个模型验证了 p53 和 Rb 通路都是致癌所必需的，因为 TAg 可以灭活 p53 和 Rb。然而，该模型在模拟 HGCS 的致癌性方面有一个根本性的缺陷。已知 TAg 会诱导严重的染色体不稳定，导致非特异性基因组效应，而不是基因特异性效应，因此不清楚发生癌变的最小遗传要求是什么。

条件性敲除小鼠模型似乎更适合于识别致癌所需的特定遗传因素。我们使用 Cre-loxP 系统

| 表 4-1　识别高级别浆液性癌潜在驱动基因致癌作用的转基因小鼠模型 [30] | | | | |
| --- | --- | --- | --- | --- |
| 转基因 | 小鼠数量 | P53 标记 | STIC | 浸润性腺癌 |
| TAg | 34 | 34/34（100%） | 34/34（100%） | 19/34（56%） |

TAg. SV40 T 抗原；STIC. 输卵管浆液性上皮内癌

| 表 4-2　识别高级别浆液性癌潜在驱动基因致癌作用的敲除小鼠模型 [31] | | | | |
| --- | --- | --- | --- | --- |
| 基因型 | 小鼠数量 | STIC | 卵巢癌转移 | 腹膜转移 |
| BRCA1 -/-, TP53MT, PTEN -/- | 4 | 4/4（100%） | 1/4（25%） | 1/4（25%） |
| BRCA1 +/-, TP53MT, PTEN -/- | 12 | 10/12（83%） | 6/12（50%） | 8/12（67%） |
| BRCA2 -/-, TP53MT, PTEN -/- | 12 | 9/12（75%） | 9/12（75%） | 8/12（67%） |
| BRCA2 +/-, TP53MT, PTEN -/- | 3 | 3/3（100%） | 3/3（100%） | 2/3（67%） |
| TP53 -/-, PTEN -/- | 6 | 4/6（67%） | 0/6（0%） | 0/6（0%） |
| BRCA2 -/-, TP53MT | 11 | 由于广泛的侵袭性肿瘤，几乎无法检测 | NR | 3/11（27%）（延迟更长） |

经许可转载，改编自参考文献 [24]。MT. 突变；STIC. 输卵管浆液性上皮内癌；NR. 未记录

| 表 4-3　识别高级别浆液性癌潜在驱动基因致癌作用的体外致癌模型 [32] | | | | |
| --- | --- | --- | --- | --- |
| 诱导遗传因素 | 小鼠数量 | 软琼脂上的克隆形成 | 肿瘤形成（皮下） | 肿瘤形成（腹腔内） |
| DN-p53 | 4 | 0 | 0 | 0 |
| DN-p53KRAS MT | 4 | 0 | 0 | 0 |
| DN-p53, c-Myc | 4 | 0 | 0 | 0 |
| DN-p53, CA-AKT | 4 | + | 0 | 0 |
| DN-p53, KRAS MT, c-Myc | 4 | + | 4 | 4 |
| DN-p53, KRAS MT, CA-AKT | 4 | + | 4 | 4 |

经许可转载，改编自参考文献 [24]。MT. 突变；NR. 未记录；DN-p53. p53 显性阴性；CA-AKT. 组成性激活 AKT

建立 *BRCA*、*p53* 和 *PTEN* 的敲除模型，它使针对输卵管分泌细胞（fallopian tube secretory cells, FTSEC）的组织和细胞类型特异性敲除成为可能[31]。$BRCA1^{mut}$ 或 $BRCA2^{mut}$ 结合 $TP53^{mut}$ 和 $PTEN^{-/-}$ 的小鼠发生了 STIC 和 HGSC，而 $TP53^{-/-}$ 和 $PTEN^{-/-}$ 的小鼠发生了 STIC 但未发生 HGCS，结果表明 *BRCA* 突变对 HGSC 的发生是必不可少的诱导因素（表 4-1 至表 4-3）。*PTEN* 完整的 $BRCA2^{-/-}$ 和 $TP53^{mut}$ 小鼠表现出 STIC 和腹膜转移。然而，在这些小鼠中，肿瘤发生率低，并且存在较长的潜伏期，结果强调 *PTEN* 异常与 *BRCA* 和 *TP53* 突变在肿瘤的发展中至关重要。

## （二）人体正常细胞永生的策略

为了更清楚地了解人体的癌变，需要一个来自正常人类细胞的体外模型。在人原代细胞培养中，细胞在多次群体倍增（population doublings, PD）后会停止生长[33, 34]，群体倍增的次数取决于细胞类型。人上皮细胞通常在 10 次 PD 内就停止生长（图 4-3）。相比之下，人成纤维细胞或基质细胞通常可以持续生长更长的 PD 数，通常可达 50[33, 34]。虽然这两种细胞在不同的 PD 数时停止生长，但细胞不会死亡，代谢仍然活跃，这种状态被称为细胞衰老。每种细胞的衰老状态是不同的。人成纤维细胞或基质细胞在后期 PD 中观察到的衰老称为复制性衰老，其特征是由于大量的细胞分裂而导致端粒缩短[35]（图 4-3）。在人上皮细胞中观察到的早期衰老称为早衰；在这种情况下，一些细胞周期调节蛋白，例如 Rb 或周期蛋白依赖性激酶抑制物表达上调，导致细胞周期停滞[34]。这种现象被认为是细胞对人工培养条件的反应，即所谓的"培养休克"[34]。即使上皮细胞可以克服早衰，也会在后期 PD 经历复制性衰老，类似于成纤维细胞[35]。人成纤维细胞或基质细胞可能对人工培养条件更有抵抗力，并自发克服早衰。因此，人上皮细胞要实现细胞永生必

须克服两大障碍，即早衰和复制性衰老，而人类成纤维细胞和基质细胞仅通过克服复制性衰老即可实现细胞永生（图 4-3）。

为了克服早衰，人们尝试了多种分子技术。最初，基于人乳头瘤病毒 E7 能特异性结合 Rb 蛋白并逆转其抑制细胞周期正常功能的知识，人们引入 E7 基因来抑制 Rb 活性[33, 36, 37]。随后，人们又尝试通过激活 Rb 的上游因子（如 cyclin D1 和 cdk4）克服早衰，这两种因子都使 Rb 磷酸化，导致其功能失活[38]。cyclin D1 和 cdk4 联合使用可以更有效地抑制 Rb。此后，通过引入人端粒酶反转录酶基因，可使人类正常细胞的端粒酶重新激活，从而克服复制性衰老[39-41]（图 4-3）。因为正常人细胞中端粒酶会因缺乏 hTERT 的表达而失活，而 hTERT 是人端粒酶的催化亚基，是端粒酶活性的限制因素[42-44]。

## （三）永生化输卵管上皮细胞体外致癌模型

我们建立一个体外模型，研究人原代输卵管细胞在 HGCS 肿瘤发生中的作用[32]。收集良性子宫疾病患者手术切除的输卵管，从基质组织中分离出伞端上皮细胞，经过纯化和原代培养[32]，并通过既往报道的 cyclin D1/cadk4/hTERT 的过表达实现永生化[40, 41]。永生化细胞（命名为永生化 FTSEC）具有典型的上皮形态并表达分泌细胞标志物（图 4-4）。在上皮细胞分离过程中，我们没有选择分泌细胞，但永生化细胞最终由分泌细胞组成，这意味着在永生化过程中，分泌细胞可能比纤毛细胞更具生长优势。

基于先前的发现，*p53* 突变在 STIC 和 HGSC 中非常频繁，我们试图通过引入一种显性负形式的 *p53*（命名为 *DN-p53*）来模拟它们，该形式可以使永生化 FTSEC 中正常的 p53 发生功能失活（FTSEC-p53）[32]。引入 *DN-p53* 后，虽然细胞表型未发生变化，但在免疫缺陷小鼠中缺乏形成肿瘤的能力（表 4-1 至表 4-3）。基于 TCGA 的研

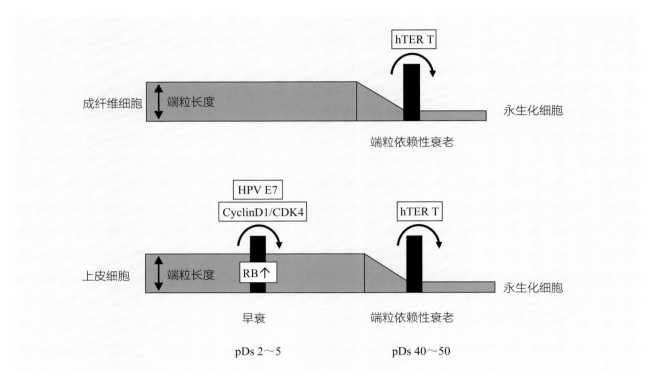

▲ 图 4-3　正常细胞永生化策略

在原代培养中，正常上皮细胞达到 10 次种群倍增时停止生长，称为早衰，这由视网膜母细胞瘤（RB）易感蛋白通路的激活引起。与上皮细胞相反，正常的成纤维细胞通常不会发生早衰。致瘤性人乳头瘤病毒 E7 过表达或 CyclinD1/cdk4 过表达均可导致 RB 功能失活，使上皮细胞克服早衰。随后，成纤维细胞和上皮细胞会遭遇另一种类型的衰老，被称为端粒依赖性衰老，其特征是因大量的细胞分裂而使端粒大幅度缩短。通过人端粒酶反转录酶（hTERT）过表达，细胞可以克服这种类型的衰老，导致细胞永生。黑框代表了两种类型的永生障碍，早衰和端粒依赖性衰老。灰框表示端粒长度在永生化过程中的变化

究结果[4]，我们下一步将尝试靶向 RAS/MAPK 和（或）PI3K/Akt 通路。我们将致癌突变 KRAS 等位基因或组成性激活的 AKT（CA-AKT）引入永生化的 FTSEC-p53 中，命名为 FTSEC-p53/KRAS 或 FTSEC-p53/AKT。虽然细胞在软琼脂上的集落形成能力有部分增强，但并没有导致小鼠成瘤[32]。我们开始寻找作为小鼠致瘤性候选驱动的第三个因素。在 TCGA 数据中，我们注意到 HGSC 中经常存在 c-Myc 的扩增[4]，因此，我们在 FTSEC-p53/KRAS 中过表达 c-Myc（FTSEC-p53/KRAS/Myc），并发现这些细胞在小鼠中可以有效地导致肿瘤生成[32]（表 4-1 至表 4-3）。我们进一步引入 KRAS 致癌突变等位基因和组成性激活 Akt 的组合，以同时激活 RAS/MAPK 和 PI3K/Akt 信号通路（FTSEC-p53/KRAS/AKT），这些细胞

在小鼠体内形成了肿瘤[32]。我们收集小鼠的肿瘤并进行病理分析，发现这些肿瘤表现为 HGCS 的典型特征，例如实性病灶、细胞核异型性、紧密的细胞 - 细胞间连接，与未分化或肉瘤性肿瘤明显不同（图 4-4）。因此，我们得出结论，致癌性 KRAS 和 c-Myc 的过表达或 p53 失活时 AKT 的激活是 HGCS 致癌的最低要求。

（四）卵巢表面上皮细胞的体外成瘤模型

Sasaki 等此前使用永生卵巢表面上皮细胞（ovarian surface epithelial cells，OSE）建立体外致癌模型[41]。几组遗传因素被引入到永生 OSE 细胞中，但使用 FASEC 的三种因素的任何组合都未能使小鼠发生肿瘤[41]。除了上述三个因素外，Bcl-2 的过表达是小鼠肿瘤发生所必需的

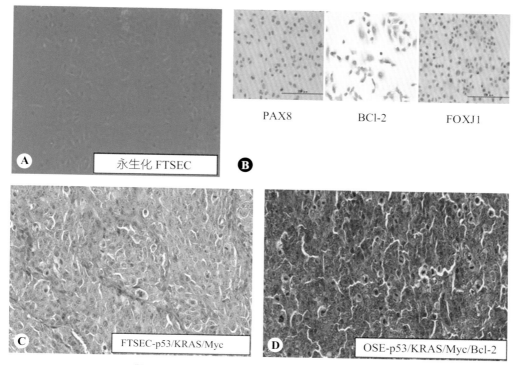

▲ 图 4-4　永生化和转化输卵管分泌细胞的形态特征

A. 过表达 CyclinD1、cdk4 和 hTERT 可致输卵管分泌细胞（FTSEC）永生化，镜下表现为圆形、紧密的细胞间连接，以及典型的上皮细胞特征。B. 免疫组化分析永生化 FASEC，PAX8 和 Bcl-2 表达阳性，FOXJ1 表达阴性，这些是分泌细胞的典型表达模式，而非纤毛细胞。C 和 D. 基因工程 FASEC（C）或卵巢表面上皮细胞 OSE（D）形成的小鼠皮下肿瘤的病理特征。显性负形式 p53（DN-p53）、致癌 KRAS 突变等位基因和 c-Myc 过表达的永生化 FASEC 成功在免疫缺陷小鼠中形成肿瘤，而额外的 Bcl-2 过表达是 OSE 形成肿瘤所必需的。两种肿瘤的形态不同，FASEC 衍生的肿瘤表现出典型的高级别浆液性癌的形态特征：由高核 / 质比的圆形细胞组成的实巢，细胞异型性，细胞 – 细胞间的紧密连接（C）。相比之下，来源于 OSE 的肿瘤表现出与未分化癌相似的形态，具有极高的核异型性和松散的细胞 – 细胞连接（D）

（OSEp53/KRAS/Myc/Bcl-2）[41]。我们用 OSE-p53/KRAS/Myc/Bcl-2 细胞诱导小鼠形成肿瘤并确认其组织学特征，小鼠肿瘤表现为典型的未分化癌，而非 HGSC，表现为过度的核异型性和松散的细胞 – 细胞连接（图 4-4）。这些发现与 HGSC 不太可能来自 OSE 的观点一致。Bcl-2 是一种阻止凋亡细胞死亡的蛋白质[45]，因此，Bcl-2 过表达与致癌表型有关。值得注意的是，Bcl-2 在输卵管分泌细胞中呈组成型表达，而不在 OSE 中表达，并被用作分泌细胞的标志物[28]。我们推测通过 Bcl-2 的组成型表达，输卵管分泌细胞比纤毛细胞或 OSE 更容易发生癌变。

我们研究的优势是使用人上皮细胞（而不是小鼠细胞）与分离的输卵管分泌细胞，这与人 HGCS 的肿瘤发生高度相似。研究表明，三重基因打击对肿瘤发生是必要且充分条件。如 TCGA 所示，许多异常的因素参与了癌变，而我们检测到的这三个因素并不是唯一的。在我们的系统中，可以通过引入永生化 FTSEC 测试各种遗传因素，还可以将其他潜在的基因突变集纳入其中，以识别新的驱动基因集。

## 四、输卵管肿瘤微环境

输卵管在月经期间不断暴露在逆行的经血中，而血液中含有与铁转运蛋白（转铁蛋白）紧密结合的细胞外铁离子（图 4-5）。转铁蛋白通过其受体（转铁蛋白受体，TfR）在细胞质中释放游离铁离子。释放的游离铁被用来合成血红素，并以铁蛋白的形式被隔离，它在过氧化氢（$H_2O_2$）存在的情况下催化 Fenton 反应生成羟基自由基，这是一种活性氧（reactive oxygen species，ROS）[46-48]。因此，输卵管上皮细胞暴露在一个富含 ROS 的环境中。

除了接触经血外，输卵管上皮细胞在排卵时与卵巢接触，并在排卵时接触卵泡液。人卵泡液中含有过量的转铁蛋白和 $H_2O_2$，增加了输卵管上皮细胞富含 ROS 的环境[49]。实验模型表明，转铁蛋白处理输卵管分泌细胞可诱导 DNA-DSB 标志物 γH2AX 的形成，而 siRNA 敲除 TfR 可降低转铁蛋白诱导的 ROS[49]。此外，在 $H_2O_2$ 存在的情况下，TfR 依赖转铁蛋白的摄取增强了 DNA-DSB 的形成[49]。这些发现表明，暴露于逆行经血和卵泡液可能导致输卵管上皮细胞中 DNA-DSB 增加，与 p53 标记或 STIC 中频繁的 γH2AX 染色一致，可能导致基因组不稳定并引发癌变。此外，已知卵泡液含有大量的雌激素和其他生长因子，有进一步促进癌变的作用[50]（图 4-5）。

## 五、HGSC 是否都来自输卵管

一项流行病学研究检测输卵管切除术对降低卵巢癌风险的影响，使用的数据来自于因良性疾病而接受手术的女性，并将其与未接受手术的人群进行比较[51]。正如预期，与未手术人群相比，既往双侧输卵管切除术女性患卵巢癌的风险降低，并有统计学意义（HR=0.35，95%CI 0.17～0.73，P=0.0042）。然而，研究中有 1 例患

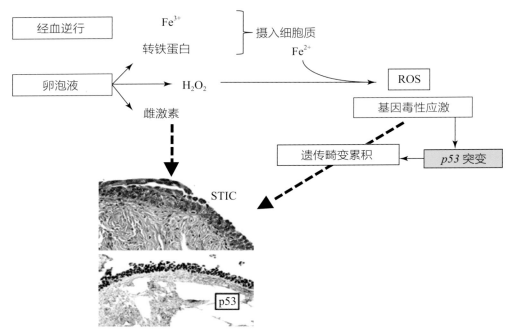

▲ 图 4-5 输卵管微环境可能促成了高级别浆液性癌的发生

输卵管分泌细胞暴露在包含与转铁蛋白紧密结合的细胞外铁离子（$Fe^{3+}$）的逆行月经血液中，转铁蛋白通过其受体进入细胞，使细胞质氧化还原释放游离铁离子（$Fe^{2+}$）。虽然释放的游离铁离子被用于合成血红素，并以铁蛋白的形式被隔离，但它在卵泡液中含有过氧化氢的情况下催化 Fenton 反应，产生羟基自由基，这是一种活性氧，可触发基因毒性应激，导致各种遗传异常，包括 p53 突变。p53 的突变进一步诱导基因异常的积累，产生 p53 过表达的浆液性上皮内癌（STIC）。此外，在卵泡液中富集的雌激素等各种生长因子，可能在排卵时刺激输卵管上皮细胞的生长，有助于 STIC 的发展

者在双侧输卵管切除术 3 年后发生卵巢癌变[52]。这位 51 岁的绝经后女性接受子宫肌瘤手术（子宫切除和左卵巢切除及双侧输卵管切除），3 年后被诊断为卵巢癌Ⅳ期，接受了初次减瘤手术，病理评估为右卵巢 HGSC。因既往切除的左卵巢和双侧输卵管缺乏 STIC 或其他癌变的证据，我们推测本例 HGSC 起源于右卵巢。

最近一项使用基因工程小鼠模型的研究评估输卵管和 OSE 肿瘤发生的特征[53]。输卵管中 RB 家族和 p53 的共同失活产生 STIC，并迅速转移到卵巢，将相同的遗传因素导入 OSE 中，产生具有转移潜力的 HGSC[53]。RNA 测序分析（RNAseq）显示，输卵管来源的 HGSC 和 OSE 来源的 HGSC 之间的转录组存在差异，表明细胞合成蛋白的差异可能导致不同的转录组模式[53]。相比之下，与各自的起源细胞相比，两种类型的 HGSC 显示出多个差异调控基因[53]，被认为是 HGSC 致癌的必要条件。结果表明，输卵管和 OSE 均能够产生不同调控基因、不同疗效和不同潜伏期的 HGSC。

## 结论

研究发现，在小鼠体内，三个基因突变的 FTSEC（而非 OSE）可以诱导形成具有典型 HGSC 形态特征的肿瘤，与人类致癌的三重基因打击理论一致[54]。此外，在我们的系统也可以检测 TCGA 中发现的突变基因集，并且 p53 失活对于 HGSC 的致癌作用是不可或缺的。

最近一项研究表明，具有代表性的驱动基因，例如 p53、BRCA1、5BRCA2 或 CPTEN，在 STIC 和 HGSC 中均容易发生突变，结果提示 STIC 可能是 HGSC 的子克隆[29]，处于致癌的最后阶段。然而，大多数 HGSC 是在卵巢而不是输卵管中发生进展的。两个器官之间不同的肿瘤微环境可能促进肿瘤向 HGSC 发展。最近一项基于 RB 和 p53 联合失活的小鼠致癌模型表明，不仅是输卵管，OSE 也可以通过不同的转录组形成 HGSC，这表明这两个器官都可能是细胞的起源，但机制不同。

由于输卵管癌是一种罕见的疾病，因此，在妇科肿瘤学领域，关注输卵管研究的人员并不多。近期利用 NGS 技术的进展发现，输卵管癌前病变的多种分子突变主要是由特定的遗传毒性环境引起的。因此，如今输卵管被认为是临床和基础研究的重要器官。目前，迫切需要使用基因编辑技术改进的类器官开发 HGCS 模型，以便更准确地了解癌变过程，研发新的治疗模式。

声明：感谢 Tohru Kiyono 博士（日本国立癌症中心研究所）对从输卵管分泌细胞建立永生化转化上皮细胞的帮助。感谢 Kohei Nakamura 博士（庆应义塾大学）对 HGSC 体外致癌模型的开发。

利益冲突声明：作者声明没有利益冲突。

基金资助：本章得到了日本科学促进会（Japan Society for the Promotion of Science，JSPS）的部分资助（KAKENHI No.JP18H02946）。

## 参考文献

[1] National Cancer Center Research Institute. Cancer information. https://ganjoho.jp/reg_stat/statistics/stat/summary. html

[2] Siegel RL, Miller KD, Jemal A. Cancer statistics, 2019. CA Cancer J Clin. 2019;69:7-34.

[3] Dao F, Schlappe BA, Tseng J, et al. Characteristics of 10-year survivors of high-grade serous ovarian carcinoma. Gynecol Oncol. 2016;141:260-3.

[4] Cancer Genome Atlas Research Network, et al. Integrated genomic analyses of ovarian carcinoma. Nature. 2011; 474: 609ted g.

[5] Kurman RJ, Shih IM. The origin and pathogenesis of epithelial ovarian cancer: a proposed unifying theory. Am J

Surg Pathol. 2010;34:433-43.

[6] Narod SA, Madlensky L, Bradley L, et al. Hereditary and familial ovarian cancer in southern Ontario. Cancer. 1994;74:2341-6.

[7] Russo A, Calò V, Bruno L, et al. Hereditary ovarian cancer. Crit Rev Oncol Hematol. 2009;69:28-44.

[8] Couch FJ, Nathanson KL, Offit K. Two decades after BRCA: setting paradigms in personalized cancer care and prevention. Science. 2014;343:1466-70.

[9] Chen S, Parmigiani G. Meta-analysis of BRCA1 and BRCA2 penetrance. J Clin Oncol. 2007;25:1329-33.

[10] Mavaddat N, Peock S, Frost D, et al. Cancer risk for BRCA1 and BRCA2 mutation carriers: Result from prospective analysis of EMBRACE. J Natl Cancer Inst. 2013;105:812-22.

[11] Finch A, Beiner M, Lubinski J, et al. Salpingo-oophorectomy and the risk of ovarian, fallopian tube, and peritoneal cancers in women with a BRCA1 or BRCA2 mutation. JAMA. 2006;296:185phorec.

[12] Kauff ND, Satagopan JM, Robson ME, et al. Risk-reducing salpingo-oophorectomy in women with a BRCA1 or BRCA2 mutation. N Engl J Med. 2002;346:1609d Medom.

[13] Rebbeck TR, Lynch HT, Neuhausen SL, et al. Prevention and Observation of Surgical End Points Study Group, Prophylactic oophorectomy in carriers of BRCA1 or BRCA2 mutations. N Engl J Med. 2002;346:1616d Med d.

[14] Zweemer RP, van Diest PJ, Verheijen RH, et al. Molecular evidence linking primary cancer of the fallopian tube to BRCA1 germline mutations. Gynecol Oncol. 2000;76:45-50.

[15] Piek JM, van Diest PJ, Zweemer RP, et al. Dysplastic changes in prophylactically removed Fallopian tubes of women predisposed to developing ovarian cancer. J Pathol. 2001;195:451-6.

[16] Cass I, Holschneider C, Datta N, et al. BRCA-mutation-associated fallopian tube carcinoma: a distinct clinical phenotype? Obstet Gynecol. 2005;106:1327-34.

[17] Colgan TJ, Murphy J, Cole DE, et al. Occult carcinoma in prophylactic oophorectomy specimens: prevalence and association with BRCA germline mutation status. Am J Surg Pathol. 2001;25:1283-9.

[18] Medeiros F, Muto MG, Lee Y, et al. The tubal fimbria is a preferred site for early adenocarcinoma in women with familial ovarian cancer syndrome. Am J Surg Pathol. 2006;30:230-6.

[19] Wethington SL, Spark KJ, Soslow RA, et al. Clinical outcome of isolated serous tubal intraepithelial carcinomas (STIC). Int J Gynecol Cancer. 2013;23:1603-11.

[20] Patrono MG, Miniesta MD, Malpica A, et al. Clinical outcomes in patients with isolated serous tubal intraepithelial carcinoma (STIC): a comprehensive review. Gynecol Oncol. 2015;139:568-72.

[21] Kindelberger DW, Lee Y, Miron A, et al. Intraepithelial carcinoma of the fimbria and pelvic serous carcinoma:

evidence for a causal relationship. Am J Surg Pathol. 2007; 31:161-9.

[22] Lee Y, Miron A, Drapkin R, et al. A candidate precursor to serous carcinoma that originates in the distal fallopian tube. J Pathol. 2007;211:26-35.

[23] Kuhn E, Kurman RJ, Vang R, et al. TP53 mutations in serous tubal intraepithelial carcinoma and concurrent pelvic high-grade serous carcinoma--evidence supporting the clonal relationship of the two lesions. J Pathol. 2012;226:421-6.

[24] Kyo S, Ishikawa N, Nakamura K, et al. The fallopian tube as origin of ovarian cancer: change of diagnostic and preventive strategies. Cancer Med. 2020;9:421-31.

[25] Xian W, Miron A, Roh M, et al. The Li-Fraumeni syndrome (LFS): a model for the initiation of p53 signatures in the distal fallopian tube. J Pathol. 2010;220:17-23.

[26] Visvanathan K, Vang R, Shaw P, et al. Diagnosis of serous tubal intraepithelial carcinoma based on morphologic and immunohistochemical features: a reproducibility study. Am J Surg Pathol. 2011;35:1766-75.

[27] Meserve EEK, Brouwer J, Crum CP. Serous tubal intraepithelial neoplasia: the concept and its application. Mod Pathol. 2017;30:710-21.

[28] Chen EY, Mehra K, Mehrad M, et al. Secretory cell outgrowth, PAX2 and serous carcinogenesis in the fallopian tube. J Pathol. 2010;222:110-6.

[29] Labidi-Galy SI, Papp E, Hallberg D, et al. High grade serous ovarian carcinomas originate in the fallopian tube. Nat Commun. 2017;8:1093.

[30] Sherman-Baust CA, Kuhn E, Valle BL, et al. A genetically engineered ovarian cancer mouse model based on fallopian tube transformation mimics human high-grade serous carcinoma development. J Pathol. 2014;233:228-37.

[31] Perets R, Wyant GA, Muto KW, et al. Transformation of the fallopian tube secretory epithelium leads to high-grade serous ovarian cancer in Brca; Tp53; Pten models. Cancer Cell. 2013;24:751-65.

[32] Nakamura K, Nakayama K, Ishikawa N, et al. Reconstitution of high-grade serous ovarian carcinoma from primary fallopian tube secretory epithelial cells. Oncotarget. 2017; 9:12609-19.

[33] Kiyono T, Foster SA, Koop JI, et al. Both Rb/p16INK4a inactivation and telomerase activity are required to immortalize human epithelial cells. Nature. 1998;396:84-8.

[34] Ramirez RD, Morales CP, Herbert BS, et al. Putative telomere-independent mechanisms of replicative aging reflect inadequate growth conditions. Genes Dev. 2001; 15:398-403.

[35] Shay JW, Wright WE. Telomerase activity in human cancer. Curr Opin Oncol. 1996;8:66-71.

[36] Kyo S, Nakamura M, Kiyono T, et al. Successful immortalization of endometrial glandular cells with normal structural and functional characteristics. Am J Pathol. 2003;163:2259-69.

[37] Mizumoto Y, Kyo S, Ohno S, et al. Creation of tumorigenic human endometrial epithelial cells with intact chromosomes

by introducing defined genetic elements. Oncogene. 2006;25:5673-82.

[38] Ramirez RD, Herbert BS, Vaughan MB, et al. Bypass of telomere-dependent replicative senescence (M1) upon overexpression of Cdk4 in normal human epithelial cells. Oncogene. 2003;22:433-44.

[39] Ramirez RD, Sheridan S, Girard L, et al. Immortalization of human bronchial epithelial cells in the absence of viral oncoproteins. Cancer Res. 2004;64:9027-34.

[40] Bono Y, Kyo S, Takakura M, et al. Creation of immortalised epithelial cells from ovarian endometrioma. Br J Cancer. 2012;106:1205-13.

[41] Sasaki R, Narisawa-Saito M, Yugawa T, et al. Oncogenic transformation of human ovarian surface epithelial cells with defined cellular oncogenes. Carcinogenesis. 2009;30: 423-31.

[42] Takakura M, Kyo S, Kanaya T, et al. Expression of human telomerase subunits and correlation with telomerase activity in cervical cancer. Cancer Res. 1998;58:1558-61.

[43] Takakura M, Kyo S, Kanaya T, et al. Cloning of human telomerase catalytic subunit (hTERT) gene promoter and identification of proximal core promoter sequences essential for transcriptional activation in immortalized and cancer cells. Cancer Res. 1999;59:551-7.

[44] Kyo S, Takakura M, Fujiwara T, et al. Understanding and exploiting hTERT promoter regulation for diagnosis and treatment of human cancers. Cancer Sci. 2008;99:1528-38.

[45] Chiou SK, Rao L, White E. Bcl-2 blocks p53-dependent apoptosis. Mol Cell Biol. 1994;14:2556-63.

[46] Dizdaroglu M, Jaruga P, Birincioglu M, et al. Free radical-induced damage to DNA: mechanisms and measurement. Free Radic Biol Med. 2002;32:1102-15.

[47] Meneghini R. Iron homeostasis, oxidative stress, and DNA damage. Free Radic Biol Med. 1997;23:783-92.

[48] Ponka P, Lok CN. The transferrin receptor: role in health and disease. Int J Biochem Cell Biol. 1999;31:1111-37.

[49] Shigeta S, Toyoshima M, Kitatani K, et al. Transferrin facilitates the formation of DNA double-strand breaks via transferrin receptor 1: the possible involvement of transferrin in carcinogenesis of high-grade serous ovarian cancer. Oncogene. 2016;35:3577-86.

[50] Fathalla MF. Incessant ovulation--a factor in ovarian neoplasia? Lancet. 1971;2:163.

[51] Falconer H, Yin L, Grönberg H, et al. Ovarian cancer risk after salpingectomy: a nationwide population-based study. J Natl Cancer Inst. 2015;107:dju410.

[52] Sato E, Nakayama K, Ishikawa M, et al. High-grade serous ovarian cancer 3 years after bilateral salpingectomy: a case report. Mol Clin Oncol. 2017;6:201-3.

[53] Zhang S, Dolgalev I, Zhang T, et al. Both fallopian tube and ovarian surface epithelium are cells-of-origin for high-grade serous ovarian carcinoma. Nat Commun. 2019;10:5367.

[54] Vogelstein B, Kinzler KW. The path to cancer--three strikes and you're out. N Engl J Med. 2015;373:1895-8.

# 第5章 G蛋白偶联受体信号在妇科恶性肿瘤中的作用

## The Role of G Protein-Coupled Receptor Signaling in Gynecologic Malignancy

Hiroshi Yagi　Kiyoko Kato　著

**摘　要**

G蛋白偶联受体（GPCR）是一种七次跨膜受体，是最大的细胞表面受体家族。配体与之结合后，诱导GPCR构象变化，从而激活其相关的异源三聚体G蛋白。GPCR信号转导通路调节细胞增殖、迁移和血管生成等多种生物功能。肿瘤细胞也可利用激活GPCR信号转导通路来自我增殖，逃逸免疫检测，增加其营养和氧供，侵犯周围组织，并转移到其他器官。由GPCR、G蛋白或其配体的表达升高及这些基因的激活突变诱导的GPCR信号转导失调，促进各种癌症的发生发展。尽管GPCR与癌症进展相关，且是最有可能靶向的分子之一，但目前针对这些受体的治疗方法仍不多。因此，更好地了解GPCR在癌症中功能和分子机制可以帮助我们发掘癌症诊断、治疗和预防的新策略。本章介绍目前我们对GPCR信号转导通路在妇科恶性肿瘤进展中的作用和理解，以及针对GPCR信号转导通路进行癌症治疗的益处。

**关键词**

G蛋白偶联受体；G蛋白；突变；炎症；血管生成；转移；溶血磷脂酸

G蛋白偶联受体（G protein-coupled receptors，GPCR）是一种七次跨膜受体，是细胞表面分子中最大的受体家族。目前已经发现了超过800多种GPCR，占人类基因组编码总量的2%以上[1, 2]。GPCR信号转导通路可以调节神经传递、内分泌或外分泌腺体的激素和酶释放、免疫反应、平滑肌收缩和血压调节等重要生理功能，其功能失调可引起包括癌症在内的多种人类疾病。肿瘤细胞可以"劫持"GPCR的正常生理功能进行自主增殖，逃逸免疫监测，增加其营养和氧供，侵犯周围组织，并转移到其他器官。因GPCR、G蛋白或其配体的表达升高，以及这些基因的激活突变所诱发的GPCR信号转导通路失调，促进多种人类癌症的进展[3]。尽管GPCR与癌症进展有关，是最具药物价值的分子之一，约占市场上所有治疗药物的 35%，但针对这些受体的癌症治疗方法仍相对较少[4,5]。因此，通过更好地了解 GPCR 在癌症中的功能和分子机制可以帮助我们发现癌症诊断、治疗和预防的新策略。

## 一、G 蛋白和 GPCR 信号转导

当膜外配体与 GPCR 受体结合时会诱导 GPCR 发生构象变化，使其跨膜螺旋和细胞内环的位置发生改变，成为活化的 GPCR[6,7,8]。活性形式的 GPCR 与异源三聚体 G 蛋白偶联，促进 Gα 亚基释放 GDP 并结合 GTP，同时与 Gβγ 亚基解离。与 GTP 结合的 Gα 亚基和 Gβγ 亚基刺激其对应的效应物（图 5-1），并刺激多个下游信号级联反应，包括多种第二信使的快速产生。反

之，G 蛋白信号调节器（regulators of G protein signaling，RGS）调节 Gα 亚基的 GTP 酶活性以关闭信号转导，使得与 GDP 结合的 Gα 与 Gβγ 重新结合[2,7]。

G 蛋白的 α 亚基分为 $G\alpha_s$、$G\alpha_i$、$G\alpha_q$ 和 $G\alpha_{12/13}$ 四个亚家族。一个 GPCR 可以与一个或多个 Gα 蛋白家族耦合。每个 G 蛋白都能激活多个下游效应器。通常 $G\alpha_s$ 刺激腺苷酸环化酶，增加环磷酸腺苷（cyclic AMP，cAMP）的水平[9,10]，而 $G\alpha_i$ 抑制腺苷酸环化酶，降低 cAMP 的水平。$G\alpha_q$ 结合并激活磷脂酶 C（phospholipase C，PLC），后者将磷脂酰肌醇二磷酸酯（phosphatidylinositol bisphosphate，$PIP_2$）裂解为二酰基甘油和三磷酸肌醇（diacylglycerol and triphosphate，$IP_3$）[11,12]。Gβγ 亚基作为二聚体激活多种信号分子，包括磷脂酶、离子通道和脂质激酶[13,14]。除了调节

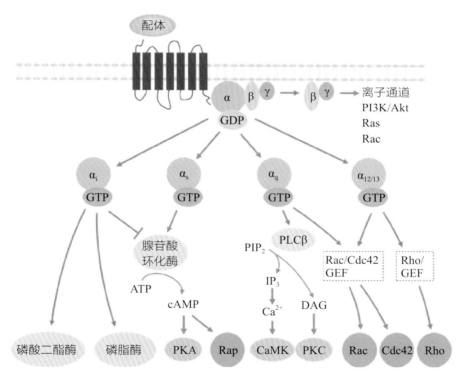

▲ 图 5-1 G 蛋白偶联受体信号转导通路

GDP. 鸟苷二磷酸；GTP. 鸟苷三磷酸；PI3K. 磷脂酰肌醇 -4, 5- 二磷酸 3 激酶；AKT. 蛋白激酶 B；$PIP_2$. 磷脂酰肌醇二磷酸酯；ATP. 腺苷三磷酸；cAMP. 环磷酸腺苷；$IP_3$. 三磷酸肌醇；DAG. 二酰甘油；PLC. 磷脂酶 C；PKA. 蛋白激酶 A；PKC. 蛋白激酶 C

这些经典的第二信使，Gβγ 亚基和 Gα 亚基（如 $G\alpha_{12/13}$ 和 $G\alpha_q$）还可以调控 Ras 和 Rho 家族的小 GTP 结合蛋白及丝裂原激活蛋白激酶（mitogen-activated protein kinase，MAPK）家族的丝氨酸 - 苏氨酸激酶的活性，包括细胞外信号调节激酶（extracellular signal-regulated kinase，ERK）、c-Jun 氨基末端激酶（c-jun N-terminal kinase，JNK）、p38 和 ERK5。最终，GPCR 下游信号的性质由其 G 蛋白偶联特异性和细胞环境决定，包括不同配体和 G 蛋白的水平[9]。

GPCR 信号转导与胚胎发育、组织重塑和修复、炎症、血管生成和正常细胞生长等各种生理功能相关。同样，肿瘤细胞也可以利用 GPCR 信号转导通路。许多癌症表现出 GPCR 和 G 蛋白的异常过度表达，许多 GPCR 配体在肿瘤微环境中富集，导致信号转导增强和（或）延长，并改变 GPCR 的偶联特异性，从而影响癌症的发生和发展。

## 二、溶血磷脂酸在卵巢癌进展中的作用

卵巢癌在所有妇科恶性肿瘤中致死率最高，其特点是具有独特的肿瘤微环境，实现特定和有效的转移，并产生耐药性。腹水促进肿瘤与基质细胞的相互作用，使肿瘤细胞能通过腹水扩散到腹盆腔其他脏器。溶血磷脂酸（lysophosphatidic acid，LPA）是卵巢癌分泌到腹水中最有效的有丝分裂原之一，通过作用于 LPA 受体（LPAR）来促进肿瘤细胞生长和耐药，而 LPAR 在这些癌细胞中经常过表达[15]。LPAR 家族包括 $LPAR_1$～$LPAR_6$，分别与不同的 G 蛋白亚基 $G\alpha_i$、$G\alpha_q$ 和 Gα12/13 耦合。其中，$LPAR_{1\sim3}$ 属于 GPCR 的内皮分化基因（Edg）家族，$LPAR_{4\sim6}$ 属于 GPCR 的嘌呤 P2Y 家族。在大多数情况下，$LPAR_{1\sim3}$ 促进肿瘤的进展[16]。相对而言，

$LPAR_{4\sim6}$ 的作用尚不清楚[17, 18]。对 LPA 刺激的反应主要由特定细胞类型中 LPAR 的表达模式及其下游信号通路决定。LPA 通过作用于其受体，进一步刺激 LPA 的释放，从而建立一个自分泌循环，驱动卵巢癌细胞的失控生长。LPA 受体的激活也增加了 GROα 的分泌。GROa 在卵巢癌患者的血浆和腹水中浓度升高，有助于肿瘤细胞的生长和血管生成[19]。

## 三、GPCR 信号转导将炎症与癌症关联

炎症往往与癌症的发展和恶化有关。事实上，慢性炎症会增加一些癌症的风险，流行病学证据表明非甾体抗炎药（nonsteroidal anti-inflammatory drug，NSAID），特别是阿司匹林，是强有力的化学预防剂。肿瘤微环境包含多种炎症细胞和介质，其中前列腺素是环氧化酶 COX1 和 COX2 的产物，在与多种细胞中表达的协同 GPCR 结合后启动促炎作用[20]。使用抑制 COX1 和 COX2 的非甾体抗炎药可以降低多种人类癌症的风险和发病率[21]。多项研究表明，$PGE_2$ 及其同源 GPCR（EP1～EP4）对结肠癌进展起作用[22]。

EP1 是一个 $G\alpha_q$ 偶联受体，促进钙动员和 PKC 激活，而 EP2 和 EP4 与 $G\alpha_s$ 偶联，刺激 cAMP 蓄积，在结肠癌中起着更重要的作用[23]。EP3 主要与 $G\alpha_i$ 耦合来抑制 cAMP 的蓄积。COX2 过表达、肿瘤和基质细胞释放的 $PGE_2$ 通过激活 EP2 和 EP4 促进多种人类癌症（包括结肠癌、卵巢癌和子宫内膜癌）的异常生长、血管生成和转移[22, 24]。在妇科恶性肿瘤中 COX2 被认为是一个危险因素，有助于肿瘤发生和进展。COX2 在人类卵巢癌组织中高度表达，促进卵巢癌细胞的增殖和侵袭。此外，COX2 及其下游基因 $PGE_2$ 通过调节金属蛋白酶（MMP2 和 MMP9）和 NF-κB

调节卵巢癌的转移扩散。至于 EP，许多研究集中在与 cAMP 相关的 EP2/EP4 信号通路的功能，而 EP1 和 EP3 的作用尚未完全阐明。目前许多临床试验正在研究抑制 COX2 在早期和晚期癌症的辅助治疗及预防中的效果[22]。由于 COX2 抑制剂有潜在的心血管并发症风险，直接抑制 G 蛋白偶联的 $PGE_2$ 受体可以作为 COX2 抑制的替代方法，以及治疗和预防癌症的一种手段。

## 四、GPCR 在癌症免疫学中的作用

许多趋化因子及其 GPCR 参与肿瘤细胞和多种免疫细胞之间的通信。在这些趋化因子中，集中研究 CCL2 在招募含有 CCR2 的肿瘤相关巨噬细胞（tumor-associated macrophage，TAM）方面的作用，TAM 在肿瘤血管形成和生长中起着关键作用[25]。CCL5 也同样与巨噬细胞的招募有关。与巨噬细胞相反，一些免疫细胞可以促进对肿瘤细胞的杀伤作用。在这种情况下，肿瘤趋化因子微环境可能有助于逃避免疫监视系统，例如，通过激活作用较弱的体液反应，从而抑制细胞介导的肿瘤细胞免疫反应。

在过去的几年里，免疫治疗已经成为癌症治疗中最令人兴奋的重大突破之一。最近发现肿瘤微环境及其相关的免疫细胞在癌症发展和耐药中起重要作用。肿瘤可以利用多种机制来逃避免疫识别和对抗肿瘤免疫反应，包括招募骨髓来源的抑制性细胞（myeloid-derived suppressor cells，MDSC）和细胞因子（如 IL-6、IL-10 和 TGF-β）调节周围的微环境，使之成为高度免疫抑制的环境[26]，这可以导致抑制调节性 T 细胞（Treg）增多和巨噬细胞向免疫抑制的表型极化，通常被称为 M2 或 TAM 表型[25]。肿瘤免疫抑制的一个新的关键机制是通过激活 T 细胞检查点 [ 包括

程序性死亡 1（programmed death 1，PD-1）] 诱导 T 细胞耗竭。PD-1 的配体，即程序性死亡配体 1（programmed death-ligand 1，PD-L1），由巨噬细胞和一些肿瘤细胞表达，可以抑制 T 细胞的激活，诱导免疫抑制[27]。这些情况协同抑制细胞毒性 $CD8^+$ T 淋巴细胞招募、存活和功能，并最终导致无效的抗肿瘤免疫反应。尽管 GPCR 的功能异常和表达失调逐渐与肿瘤直接相关，但我们对 GPCR 对肿瘤免疫浸润细胞的作用还知之甚少。由于 GPCR 的多样性，目前的研究仅涉及肿瘤免疫细胞中 GPCR 的表层。GPCR 受体家族在炎症、协调免疫细胞运输和调节肿瘤微环境中发挥了多种作用，促使我们在癌症免疫学基础下研究 GPCR。抗肿瘤免疫的关键第一步是识别肿瘤抗原的细胞毒性细胞向肿瘤迁移，这主要是由趋化因子受体介导的。

## 五、GPCR 在癌症转移中的作用

许多癌症转移到特定的器官，其发生率远远高于从原发肿瘤到次级器官的转移。这种器官特异性转移通常是由癌细胞中 G 蛋白相关趋化因子受体的异常表达引起的，同时伴有次级器官中趋化因子的释放。肿瘤细胞表达多种趋化因子受体，由基质细胞、巨噬细胞、肿瘤浸润白细胞及癌细胞释放到肿瘤微环境中的趋化因子激活，从而以自分泌和旁分泌的方式提高癌细胞的运动速度和生存能力[28]。肿瘤细胞最终获得（并因此被选择）利用趋化因子及其 GPCR 强大的促迁移能力，从而转移到局部和远处的器官。

在趋化因子受体中，CXCR4 是最成熟的促癌症转移的趋化因子受体之一。肿瘤细胞经常存在 CXCR4 的异常表达，具有促进增殖、生存和迁移的作用，而最常发生转移的器官（包括淋巴

结、肺、骨髓和肝脏等）则表达其趋化因子配体 CXCL12/SDF-1[29]。虽然已报道 SDF-1-CXCR4 信号轴普遍出现在多种癌症中，并可能是一个极具潜力的治疗靶点，但使用 CXCR4 抑制剂会导致骨髓干细胞祖细胞的抑制，从而限制其在癌症治疗上的应用。然而，靶向调控肿瘤细胞中 CXCR4 表达或其下游信号通路的分子可能为治疗干预提供替代方法。在这种情况下，CXCR4 通过 P-REX1 激活 Rac1 在大多数乳腺癌的转移中发挥核心作用[30]。在基底类乳腺癌细胞中，CXCR4 还与 $G\alpha_{12/13}$ 偶联，$G\alpha_{13}$ 蛋白表达高度上调，从而通过 $G\alpha_{12/13}$-RhoA 依赖的方式驱动转移，这也可能是预防和治疗癌症转移的潜在靶点（图 5-2）[31]。

在妇科恶性肿瘤（包括卵巢癌和子宫内膜癌）的进展中，SDF-1-CXCR4 信号转导起重要作用。已有研究证实 CXCR4 可以促进血管生成，调节腹膜播散的免疫抑制网络，从而加速卵巢癌进展[32]。一些 CXCR4 抑制药在卵巢癌临床前模型中显示出抗肿瘤的功效。此外，CXCR4 在人类子宫内膜癌组织中的表达比子宫内膜增生或正常子宫内膜增高。一些体外和体内实验模型表明，

SDF-1-CXCR4 信号轴可增强子宫内膜癌的迁移潜能。

# 六、GPCR 与肿瘤诱导的血管生成

实体肿瘤可以分泌血管生成因子，促进内皮细胞的迁移和增殖，从而形成新的血管，以满足肿瘤细胞日益增长的营养和氧气需求。许多血管生成因子作用于内皮细胞上表达的 GPCR，包括凝血酶、前列腺素、SIP 和趋化因子。许多趋化因子，包括 CCL2、CCL5 和 CXCL8/IL-8，将白细胞和巨噬细胞聚集到肿瘤部位，进而释放 VEGF 和其他血管生成因子，促进新血管的生长。此外，肿瘤微环境中释放的炎症细胞因子促进 COX2 的表达和 $PGE_2$ 的局部释放，从而增加肿瘤和基质细胞 VEGF、CXCL8 和 CXCL5 的表达[33]。大量证据表明抑制 VEGF 在多种人类恶性肿瘤（包括妇科恶性肿瘤）治疗中的有效性，了解 GPCR 调节的血管生成可能为开发新的治疗方法提供一个分子框架。

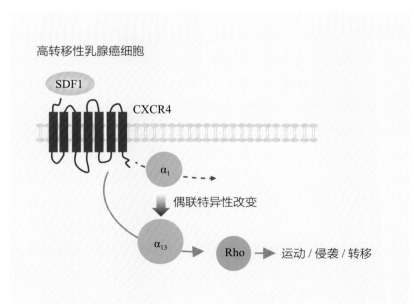

▲ 图 5-2 $G\alpha_{13}$ 在乳腺癌转移中的作用

## 七、癌症中的 GPCR 突变

通过多种癌症类型的组学平台进行的大规模基因组测序分析显示，大约 20% 的癌症存在 GPCR 突变。在所有癌症队列中，尤其是胃肠道（gastrointestinal，GI）癌症，例如结肠腺癌、胃腺癌和胰腺癌等，表现出最高数量的 GPCR 和 G 蛋白显著性突变[34]。此外，在黑色素瘤或肺部、前列腺、大肠和胰腺肿瘤中，GPCR 的突变在转移部位比原发部位更为明显。尽管 GPCR 的突变频率很高，但大多数 GPCR 并没有热点突变。有趣的是，最近开发的新的生物信息学方法在分析 GPCR 突变时考虑三维结构和互作配对，发现了 "热点结构模体"，包括 DRY 精氨酸模体，该模体负责分子内极性接触，使受体在配体结合前保持无活性，以及配体和 G 蛋白结合部位[35]。然而，GPCR 突变在妇科恶性肿瘤的发生和发展中的作用机制还不清楚[34]。

令人惊讶的是，在对人类恶性肿瘤中的 GPCR 突变分析中发现，黏附性 GPCR 家族成员的编码序列发生了较高频率的突变，但这些突变的意义尚不清楚。一个长的 N 端区域可能在细胞 – 细胞和细胞 – 基质相互作用中发挥作用，这是黏附性 GPCR 家族的特征。其中，GPR98 是所有癌症类型中最频繁突变的 GPCR。目前对 GPR98 的生理功能和配体了解甚少。GPR98 突变会导致热惊厥和 Usher 综合征，其特点是合并失明和失聪[36]。GPR98 突变与胶质母细胞瘤和淋巴细胞白血病有关，尽管这些突变的表型和生物学结果在很大程度上仍是未知的，但这些发现为提出假设和研究癌症提供了重要信息[37, 38]。

## 八、G 蛋白突变在癌症进展中的新作用

突变的 GPCR 对各种癌症发生和发展的作用仍在研究之中，最近发现 G 蛋白的热点突变是多种癌症的发展驱动因素。其中，GNAS 是人类癌症中最常发生突变的 G 蛋白。最近研究显示，GNAS 的突变发生在各种类型肿瘤中，包括分泌生长激素的垂体瘤（28%）、胰腺肿瘤（12%）、甲状腺瘤（5%）、卵巢癌（3%）和子宫内膜癌（2%）[3, 39]。GNAS 与促炎作用有关，具有介导炎症介质如 COX2 衍生的 $PGE_2$ 的作用。GNAS 的功能获得性突变可能会诱发促炎症基因的表达，使之类似于慢性炎症到肿瘤的发展。

GNAQ 和 GNA11 的突变是葡萄膜黑色素瘤的驱动基因，因为 93% 的患者携带这些编码构成性活性 $G\alpha_q$ 家族成员的基因突变[40, 41]。$G\alpha_q$ 和 $G\alpha_{11}$ 突变的所有癌症都发生在谷氨酰胺 209（Gln-209）或精氨酸 183（Arg-183）上。突变的残基抑制 GTP 酶的活性，导致信号传递时间延长。最近的一项研究显示，由 $G\alpha_q$-Rho 信号轴激活的 YAP 对葡萄膜黑色素瘤形成至关重要，从而确定了突变 $G\alpha_q$ 下游的药物靶点[42]。

GNA13 突变在膀胱癌、淋巴瘤，特别是 Burkitt 淋巴瘤和弥漫性大 B 细胞淋巴瘤（diffuse large B cell lymphoma，DLBCL）中发现频率很高[43-45]。在这些淋巴瘤病例中，GNA13 的突变是抑制的，这表明 $G\alpha_{13}$ 具有肿瘤抑制作用；然而，野生型的 GNA13 过量表达却与许多实体瘤有关，如胃癌、头颈癌、乳腺癌、前列腺癌和卵巢癌[46-50]。

其他 Gα 基因，包括 GNAI1、GNAI2、GNAI3、GNAO1、GNAT1、GNAT2、GNA12、GNA14、GNA15 和 GNAL 的突变在癌症中被发现的频率显著下降。在许多情况下，由于这些基因的测序数据有限，这些突变与癌症进展的相关性不能进行详细分析。虽然在癌症中 GNAS、GNAQ 和 GNA11 中存在热点突变的激活，但还需要进一步的实验来确定突变频率较低的 G 蛋白与致癌的相关性。

## 九、癌症中 G 蛋白和 GPCR 基因拷贝数改变和表达

除突变外，在人类癌症中还发现了 G 蛋白和 GPCR 的基因拷贝数改变（表 5-1）。在卵巢癌中 GNA12 的拷贝数增加显著（表 5-1）[34]。卵巢癌的特点是驱动基因突变少，腹水中积累了高浓度的 LPA，可能通过 $G\alpha_{12}$ 促进肿瘤的生长和转移[51]。就 GPCR 而言，编码蛋白酶激活受体（protease-activated receptor，PAR）2 的基因 F2RL1 是卵巢癌中改变最明显的基因。PAR2 与癌细胞的迁移和癌细胞的 VEGF 产生有关[34, 52, 53]。

由 GNA12 和 GNA13 编码的 $G\alpha_{12}$ 和 $G\alpha_{13}$ 是 GEP 癌基因，与肿瘤的进展相关。GEP 癌基因在多种人类癌症中高度表达，例如乳腺癌、口腔癌、前列腺癌和卵巢癌等[49, 54, 55]。$G\alpha_{12/13}$ 通过直接结合 Rho 鸟嘌呤核苷酸交换因子（Rho-GEF）激活 Rho，在癌症进展中具有重要作用。Rho 的激活通过调节肌动蛋白细胞骨架促进癌细胞的迁移和侵袭，进而转移性扩散到远处器官。此外，最近的研究显示，$G\alpha_{12/13}$-Rho 信号轴下游的 Hippo 信号通路也有非常重要的作用[56]。Hippo 信号通路在发育和再生过程中调节器官大小[57]。yes 相关蛋白（YAP）在这一通路中作为转录共激活分子发挥着核心作用。YAP 的磷酸化状态受多种上游因素影响的调节，包括细胞 - 细胞接触、器官大小感应机制和其他信号通路调节，例如 WNT、TGF-β 和一些 GPCR，特别是 $G\alpha_{12/13}$- 链接的 GPCR[58]。YAP 在 127 位丝氨酸处的磷酸化通过建立一个 14-3-3 结合位点来抑制其活性，从而促进细胞质的积累和泛素介导的蛋白分解。在卵巢癌细胞中，$G\alpha_{12/13}$ 的表达量升高，通过调节 Hippo 信号通路促进细胞增殖和上皮 - 间质转化（图 5-3）[49, 50]。许多野生型 G 蛋白和 GPCR 的异常表达在癌症中起到重要作用，研究其在癌症发生和发展中的作用可能对发现新的致癌机制和开发新的靶向治疗药物至关重要。

## 十、GPCR 的抑癌作用

在某些恶性肿瘤中，一些 GPCR 和 G 蛋白可能起到抑制肿瘤的作用，突变可能反映了各自基因的失活。例如，黑皮素 1 受体（MC1R）对色素生成很重要，但其失活突变会增加黑色素瘤的发病风险[59]。CXCR3 配体可间接介导抗血管生成作用以抑制肿瘤进展，而大麻素受体 CB1 和 CB2 在多种癌症中，如胶质瘤和乳腺癌、结直

表 5-1　G 蛋白（红色）和 GPCR（黑色）最显著的拷贝数变异

| TCGA 队列 | 编码 GPCR 和 G 蛋白的基因 | | | | |
|---|---|---|---|---|---|
| OV（579） | *CCR1*<br>*GNA12* | DRD4 | F2RL1 | GPR146 | GPR35 |
| UCS（56） | *ADORA2B*<br>*GNB1* | CHRM5 | LPAR6 | FZD3 | |
| UCEC（539） | *ADORA2B* | | | | |
| CESC（295） | GPR56<br>*GNB1* | LGR4<br>*GNB5* | | | |

GPCR. G 蛋白偶联受体；OV. 卵巢浆液性肿瘤；UCS. 子宫肉瘤样癌；UCES. 子宫体子宫内膜癌；CESC. 宫颈鳞状细胞癌及宫颈内腺癌

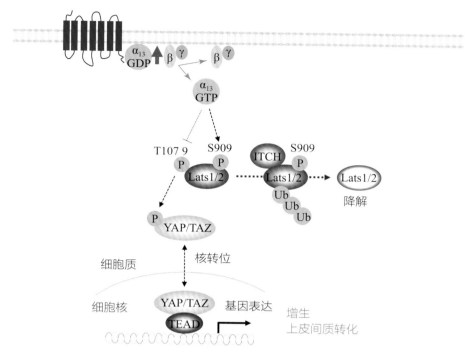

▲ 图 5-3　$G\alpha_{13}$ 在卵巢癌中对 **Hippo** 通路的调控

肠癌和皮肤癌，显示出肿瘤抑制作用[60]。此外，SIP2 受体在弥漫性大 B 细胞淋巴瘤中通过 $G\alpha_{13}$ 信号，可能发挥肿瘤抑制功能[61]。尽管 $G\alpha_{13}$ 信号转导对肿瘤进展和转移有影响，但在 DLBCL 的情况下，SIP2 和（或）$G\alpha_{13}$ 的表达降低或失活突变反而可能促进肿瘤的进展。GPR54/KiSS1 衍生肽受体在黑色素瘤和乳腺癌细胞中发挥着抑制转移的作用[62]。GPR54 与 $G\alpha q$ 偶联，但其抗转移信号机制的分子基础仍然未知。当然这些不是唯一可能表现出抗癌作用的 GPCR，未来将会有更多具有抑癌作用的 GPCR 在人类癌症（包括妇科恶性肿瘤）中被发现。

## 结论

GPCR 的激活引发了一系列信号通路，包括第二信使、GEF、Ras 和 Rho GTPase、MAP 激酶、PI3K 及其众多下游胞质和核靶点。这些信号通路有助于正常细胞的生长、存活、分化和迁移等功能。然而，癌细胞通过 GPCR/G 蛋白及其配体的异常表达和调节来利用这些通路，以促进肿瘤生长和血管生成，侵犯周围组织，转移到远处，并逃避免疫系统。因此，直接靶向 GPCR 或更有选择性地针对特定的下游信号成分，为癌症的治疗提供了许多潜在可能性。

## 参考文献

[1] Fredriksson R, Lagerström MC, Lundin LG, Schiöth HB. The G-protein-coupled receptors in the human genome form five main families. Phylogenetic analysis, paralogon groups, and fingerprints. Mol Pharmacol. 2003;63:1256-72. https://doi. org/10.1124/mol.63.6.1256.

[2] Pierce KL, Premont RT, Lefkowitz RJ. Seven-transmembrane receptors. Nat Rev Mol Cell Biol. 2002;3:639-50. https://doi. org/10.1038/nrm908.

[3] O'Hayre M, Vázquez-Prado J, Kufareva I, Stawiski EW, Handel TM, Seshagiri S, et al. The emerging mutational landscape of G proteins and G-protein-coupled receptors in cancer. Nat Rev Cancer. 2013;13:412-24. https://doi.org/10.1038/nrc3521.

[4] Hauser AS, Attwood MM, Rask-Andersen M, Schiöth HB, Gloriam DE. Trends in GPCR drug discovery: new agents, targets and indications. Nat Rev Drug Discov. 2017;16:829-42. https://doi.org/10.1038/nrd.2017.178.

[5] Santos R, Ursu O, Gaulton A, Bento AP, Donadi RS, Bologa CG, et al. A comprehensive map of molecular drug targets. Nat Rev Drug Discov. 2017;16:19-34. https://doi.org/10.1038/nrd.2016.230.

[6] Rasmussen SG, DeVree BT, Zou Y, Kruse AC, Chung KY, Kobilka TS, et al. Crystal structure of the β2 adrenergic receptor-Gs protein complex. Nature. 2011;477:549-55. https://doi.org/10.1038/nature10361.

[7] Hilger D, Masureel M, Kobilka BK. Structure and dynamics of GPCR signaling complexes. Nat Struct Mol Biol. 2018;25:4-12. https://doi.org/10.1038/s41594-017-0011-7.

[8] Wootten D, Christopoulos A, Marti-Solano M, Babu MM, Sexton PM. Mechanisms of signalling and biased agonism in G protein-coupled receptors. Nat Rev Mol Cell Biol. 2018;19:638-53. https://doi.org/10.1038/s41580-018-0049-3.

[9] O'Hayre M, Degese MS, Gutkind JS. Novel insights into G protein and G protein-coupled receptor signaling in cancer. Curr Opin Cell Biol. 2014;27:126-35. https://doi.org/10.1016/j.ceb.2014.01.005.

[10] Dorsam RT, Gutkind JS. G-protein-coupled receptors and cancer. Nat Rev Cancer. 2007;7:79-94. https://doi.org/10.1038/nrc2069.

[11] Vaqué JP, Dorsam RT, Feng X, Iglesias-Bartolome R, Forsthoefel DJ, Chen Q, et al. A genome-wide RNAi screen reveals a Trio-regulated Rho GTPase circuitry transducing mitogenic signals initiated by G protein-coupled receptors. Mol Cell. 2013;49:94-108. https://doi.org/10.1016/j.molcel.2012.10.018.

[12] Chen X, Wu Q, Depeille P, Chen P, Thornton S, Kalirai H, et al. RasGRP3 mediates MAPK pathway activation in GNAQ mutant uveal melanoma. Cancer Cell. 2017;31:685-696.e6. https://doi.org/10.1016/j.ccell.2017.04.002.

[13] Lefkowitz RJ, Shenoy SK. Transduction of receptor signals by beta-arrestins. Science. 2005;308:512-7. https://doi.org/10.1126/science.1109237.

[14] Gutkind JS, Kostenis E. Arrestins as rheostats of GPCR signalling. Nat Rev Mol Cell Biol. 2018;19:615-6. https://doi.org/10.1038/s41580-018-0041-y.

[15] Mills GB, Moolenaar WH. The emerging role of lysophosphatidic acid in cancer. Nat Rev Cancer. 2003;3:582-91. https://doi.org/10.1038/nrc1143.

[16] Bar-Shavit R, Maoz M, Kancharla A, Nag JK, Agranovich D, Grisaru-Granovsky S, et al. G protein-coupled receptors in cancer. Int J Mol Sci. 2016;17:1320. https://doi.org/10.3390/ijms17081320.

[17] Taniguchi R, Inoue A, Sayama M, Uwamizu A, Yamashita K, Hirata K, et al. Structural insights into ligand recognition by the lysophosphatidic acid receptor LPA6. Nature. 2017;548:356-60. https://doi.org/10.1038/nature23448.

[18] Ishii S, Hirane M, Fukushima K, Tomimatsu A, Fukushima N, Tsujiuchi T. Diverse effects of LPA4, LPA5 and LPA6 on the activation of tumor progression in pancreatic cancer cells. Biochem Biophys Res Commun. 2015;461:59-64. https://doi.org/10.1016/j.bbrc.2015.03.169.

[19] Xu Y. Lysophospholipid signaling in the epithelial ovarian cancer tumor microenvironment. Cancers. 2018;10:227. https://doi.org/10.3390/cancers10070227.

[20] Ricciotti E, FitzGerald GA. Prostaglandins and inflammation. Arterioscler Thromb Vasc Biol. 2011;31:986-1000. https://doi.org/10.1161/ATVBAHA.110.207449.

[21] Drew DA, Cao Y, Chan AT. Aspirin and colorectal cancer: the promise of precision chemoprevention. Nat Rev Cancer. 2016;16:173-86. https://doi.org/10.1038/nrc.2016.4.

[22] Gupta RA, Dubois RN. Colorectal cancer prevention and treatment by inhibition of cyclooxygenase-2. Nat Rev Cancer. 2001;1:11-21. https://doi.org/10.1038/35094017.

[23] Furuyashiki T, Narumiya S. Stress responses: the contribution of prostaglandin E(2) and its receptors. Nat Rev Endocrinol. 2011;7:163-75. https://doi.org/10.1038/nrendo.2010.194.

[24] Ye Y, Wang X, Jeschke U, von Schönfeldt V. COX-2-PGE$_2$-EPs in gynecological cancers. Arch Gynecol Obstet. 2020;301:1365-75. https://doi.org/10.1007/s00404-020-05559-6.

[25] Devaud C, John LB, Westwood JA, Darcy PK, Kershaw MH. Immune modulation of the tumor microenvironment for enhancing cancer immunotherapy. Onco Targets Ther. 2013;2:e25961. https://doi.org/10.4161/onci.25961.

[26] Veglia F, Perego M, Gabrilovich D. Myeloid-derived suppressor cells coming of age. Nat Immunol. 2018;19:108-19. https://doi.org/10.1038/s41590-017-0022-x.

[27] Sharma P, Allison JP. Dissecting the mechanisms of immune checkpoint therapy. Nat Rev Immunol. 2020;20:75-6. https://doi.org/10.1038/s41577-020-0275-8.

[28] Balkwill F. Cancer and the chemokine network. Nat Rev Cancer. 2004;4:540-50. https://doi.org/10.1038/nrc1388.

[29] Zlotnik A. New insights on the role of CXCR4 in cancer metastasis. J Pathol. 2008;215:211-3. https://doi.org/10.1002/path.2350.

[30] Sosa MS, Lopez-Haber C, Yang C, Wang H, Lemmon MA, Busillo JM, et al. Identification of the Rac-GEF P-Rex1 as an essential mediator of ErbB signaling in breast cancer. Mol Cell. 2010;40:877-92. https://doi.org/10.1016/j.molcel.2010.11.029.

[31] Yagi H, Tan W, Dillenburg-Pilla P, Armando S, Amornphimoltham P, Simaan M, et al. A synthetic biology approach reveals a CXCR4-G13-Rho signaling axis driving transendothelial migration of metastatic breast cancer cells. Sci Signal. 2011;4:ra60. https://doi.org/10.1126/

scisignal.2002221.

[32] Krikun G. The CXL12/CXCR4/CXCR7 axis in female reproductive tract disease: review. Am J Reprod Immunol. 2018;80:e13028. https://doi.org/10.1111/aji.13028.

[33] Rollins BJ. Inflammatory chemokines in cancer growth and progression. Eur J Cancer. 2006;42:760-7. https://doi.org/10.1016/j.ejca.2006.01.002.

[34] Wu V, Yeerna H, Nohata N, Chiou J, Harismendy O, Raimondi F et al. Illuminating the Onco-GPCRome: Novel G protein-coupled receptor-driven oncocrine networks and targets for cancer immunotherapy. J Biol Chem. 2019;294:11062-86. https://doi.org/10.1074/jbc.REV119.005601.

[35] Rosenbaum DM, Rasmussen SG, Kobilka BK. The structure and function of G-protein-coupled receptors. Nature. 2009;459:356-63. https://doi.org/10.1038/nature08144.

[36] Mathur P, Yang J. Usher syndrome: hearing loss, retinal degeneration and associated abnormalities. Biochim Biophys Acta. 2015;1852:406-20. https://doi.org/10.1016/j.bbadis.2014.11.020.

[37] Sadeque A, Serão NV, Southey BR, Delfino KR, Rodriguez-Zas SL. Identification and characterization of alternative exon usage linked glioblastoma multiforme survival. BMC Med Genet. 2012;5:59. https://doi.org/10.1186/1755-8794-5-59.

[38] Nugent A, Proia RL. The role of G protein-coupled receptors in lymphoid malignancies. Cell Signal. 2017;39:95-107. https://doi.org/10.1016/j.cellsig.2017.08.002.

[39] Hu Q, Shokat KM. Disease-causing mutations in the G protein gαs subvert the roles of GDP and GTP. Cell. 2018;173:1254-64.e11. https://doi.org/10.1016/j.cell.2018.03.018.

[40] Van Raamsdonk CD, Bezrookove V, Green G, Bauer J, Gaugler L, O'Brien JM, et al. Frequent somatic mutations of GNAQ in uveal melanoma and blue naevi. Nature. 2009;457:599-602. https://doi.org/10.1038/nature07586.

[41] Van Raamsdonk CD, Griewank KG, Crosby MB, Garrido MC, Vemula S, Wiesner T, et al. Mutations in GNA11 in uveal melanoma. N Engl J Med. 2010;363:2191-9. https://doi.org/10.1056/NEJMoa1000584.

[42] Feng X, Degese MS, Iglesias-Bartolome R, Vaque JP, Molinolo AA, Rodrigues M, et al. Hippo-independent activation of YAP by the GNAQ uveal melanoma oncogene through a trio-regulated rho GTPase signaling circuitry. Cancer Cell. 2014;25:831-45. https://doi.org/10.1016/j.ccr.2014.04.016.

[43] O'Hayre M, Inoue A, Kufareva I, Wang Z, Mikelis CM, Drummond RA, et al. Inactivating mutations in GNA13 and RHOA in Burkitt's lymphoma and diffuse large B-cell lymphoma: a tumor suppressor function for the Gα13/RhoA axis in B cells. Oncogene. 2016;35:3771-80. https://doi.org/10.1038/onc.2015.442.

[44] Love C, Sun Z, Jima D, Li G, Zhang J, Miles R, et al. The genetic landscape of mutations in Burkitt lymphoma. Nat Genet. 2012;44:1321-5. https://doi.org/10.1038/ng.2468.

[45] Lohr JG, Stojanov P, Lawrence MS, Auclair D, Chapuy B, Sougnez C, et al. Discovery and prioritization of somatic mutations in diffuse large B-cell lymphoma (DLBCL) by whole-exome sequencing. Proc Natl Acad Sci U S A. 2012;109:3879-84. https://doi.org/10.1073/pnas.1121343109.

[46] Zhang JX, Yun M, Xu Y, Chen JW, Weng HW, Zheng ZS, et al. GNA13 as a prognostic factor and mediator of gastric cancer progression. Oncotarget. 2016;7:4414-27. https://doi.org/10.18632/oncotarget.6780.

[47] Liu SC, Jen YM, Jiang SS, Chang JL, Hsiung CA, Wang CH, et al. G(alpha)12-mediated pathway promotes invasiveness of nasopharyngeal carcinoma by modulating actin cytoskeleton reorganization. Cancer Res. 2009;69:6122-30. https://doi.org/10.1158/0008-5472.CAN-08-3435.

[48] Kelly P, Stemmle LN, Madden JF, Fields TA, Daaka Y, Casey PJ. A role for the G12 family of heterotrimeric G proteins in prostate cancer invasion. J Biol Chem. 2006a;281:26483-90. https://doi.org/10.1074/jbc.M604376200.

[49] Yagi H, Asanoma K, Ohgami T, Ichinoe A, Sonoda K, Kato K. GEP oncogene promotes cell proliferation through YAP activation in ovarian cancer. Oncogene. 2016;35:4471-80. https://doi.org/10.1038/onc.2015.505.

[50] Yagi H, Onoyama I, Asanoma K, Hori E, Yasunaga M, Kodama K, et al. Gα13-mediated LATS1 down-regulation contributes to epithelial-mesenchymal transition in ovarian cancer. FASEB J. 2019;33:13683-94. https://doi.org/10.1096/fj.201901278R.

[51] Fang X, Gaudette D, Furui T, Mao M, Estrella V, Eder A, et al. Lysophospholipid growth factors in the initiation, progression, metastases, and management of ovarian cancer. Ann N Y Acad Sci. 2000;905:188-208. https://doi.org/10.1111/j.1749-6632.2000.tb06550.x.

[52] Dutra-Oliveira A, Monteiro RQ, Mariano-Oliveira A. Protease-activated receptor-2 (PAR2) mediates VEGF production through the ERK1/2 pathway in human glioblastoma cell lines. Biochem Biophys Res Commun. 2012;421:221-7. https://doi.org/10.1016/j.bbrc.2012.03.140.

[53] Rasmussen JG, Riis SE, Frøbert O, Yang S, Kastrup J, Zachar V, et al. Activation of protease-activated receptor 2 induces VEGF independently of HIF-1. PLoS One. 2012;7:e46087. https://doi.org/10.1371/journal.pone.0046087.

[54] Kelly P, Moeller BJ, Juneja J, Booden MA, Der CJ, Daaka Y, et al. The G12 family of heterotrimeric G proteins promotes breast cancer invasion and metastasis. Proc Natl Acad Sci U S A. 2006b;103:8173-8. https://doi.org/10.1073/pnas.0510254103.

[55] Gan CP, Patel V, Mikelis CM, Zain RB, Molinolo AA, Abraham MT, et al. Heterotrimeric G-protein alpha-12 (Gα12) subunit promotes oral cancer metastasis. Oncotarget.

2014;5:9626-40. https://doi.org/10.18632/oncotarget.2437.

[56] Yu FX, Zhao B, Panupinthu N, Jewell JL, Lian I, Wang LH, et al. Regulation of the Hippo-YAP pathway by G-protein-coupled receptor signaling. Cell. 2012;150:780-91. https://doi. org/10.1016/j.cell.2012.06.037.

[57] Pan D. The hippo signaling pathway in development and cancer. Dev Cell. 2010;19:491-505. https://doi.org/10.1016/j.devcel.2010.09.011.

[58] Harvey KF, Zhang X, Thomas DM. The Hippo pathway and human cancer. Nat Rev Cancer. 2013;13:246-57. https://doi.org/10.1038/nrc3458.

[59] Mitra D, Luo X, Morgan A, Wang J, Hoang MP, Lo J, et al. An ultraviolet-radiation- independent pathway to melanoma carcinogenesis in the red hair/fair skin background. Nature. 2012;491:449-53. https://doi.org/10.1038/nature11624.

[60] Velasco G, Sanchez C, Guzman M. Towards the use of cannabinoids as antitumour agents. Nat Rev Cancer. 2012;12:436-44. https://doi.org/10.1038/nrc3247.

[61] Green JA, Suzuki K, Cho B, Willison LD, Palmer D, Allen CD, et al. The sphingosine 1-phosphate receptor S1P(2) maintains the homeostasis of germinal center B cells and promotes niche confinement. Nat Immunol. 2011;12:672-80. https://doi.org/10.1038/ni.2047.

[62] Lee JH, Miele ME, Hicks DJ, Phillips KK, Trent JM, Weissman BE, et al. KiSS-1: a novel human malignant melanoma metastasis-suppressor gene. J Natl Cancer Inst. 1996;88:1731-7. https://doi.org/10.1093/jnci/88.23.1731.

# 第6章　卵巢癌基因变异的个体化治疗

## Tailor-Made Therapy According to Genetic Alteration in Epithelial Ovarian Cancers

Masashi Takano　Morikazu Miyamoto　Tomoyuki Yoshikawa　著

**摘　要**

几乎所有的原发性卵巢上皮性癌（epithelial ovarian cancer，EOC）对以铂类为基础的化疗都有反应；然而，超过一半的晚期病例会复发并产生耐药性。EOC 有四个主要的组织学亚型：浆液性癌、黏液性癌、子宫内膜样癌和透明细胞癌，其病理亚型确定关键基因特征。根据基因特征不同，高级别浆液性卵巢癌又可分为 4 个亚型，透明细胞癌和黏液性癌对铂类治疗的反应性较低。在本章重点讨论 EOC 药物敏感性的遗传分析及临床应用。

**关键词**

卵巢癌；组织学；基因变异；分子表达谱；基因标记

卵巢来源的肿瘤一般可分为三种类型：上皮/间质性肿瘤、性索间质性肿瘤和生殖细胞性肿瘤[1]。最常见的是上皮/间质性肿瘤，这是一种覆盖在卵巢表面的细胞病变，也被称为上皮性卵巢肿瘤。上皮性卵巢肿瘤占所有卵巢肿瘤的 80%~90%。此外，卵巢肿瘤可分为良性肿瘤、恶性肿瘤和交界性肿瘤三种类型。85% 的卵巢肿瘤是良性的，15% 是恶性的。上皮性卵巢癌占恶性肿瘤的大部分，大致分为四种组织学类型：浆液性癌、黏液性癌、子宫内膜样癌和透明细胞癌。根据分化程度分为 1 级、2 级和 3 级，1 级的分化程度最高，恶性程度最低。

不同的组织学类型和分化程度中观察到特异的基因变异，临床上正在实施靶向这些变异的治疗方法。在本章中，我们将讨论上皮性卵巢癌的基因变异及候选疗法。

## 一、卵巢癌组织学亚型的临床特征

### （一）浆液性癌

浆液性癌是卵巢癌最常见的组织学类型，约占日本所有卵巢癌的 40%[2]。即使是 1 期浆液性癌，仍有 1/3 的患者双侧卵巢均有病变。此外，卵巢癌在被发现时往往已进展，60%～70%的患者在初次手术时已达3～4期。

浆液性癌是上皮性卵巢癌中进展最快的癌症。大约30%发生在双侧卵巢。也经常发生淋巴结转移。即使在1期，也有30%会转移到盆腔或主动脉旁淋巴结[3]。

浆液性癌一般对化疗比较敏感，手术和化疗联合有助于改善患者预后。然而从5年生存率来看，浆液性癌却是卵巢癌中预后最差的组织学类型。

### （二）子宫内膜样癌

子宫内膜样癌约占所有卵巢癌的15%，约30%的子宫内膜样癌同时出现双侧卵巢病变，常见于20多岁和40多岁的女性，但也可以在60多岁的女性中出现。此外，绝大多数子宫内膜样癌患者都有子宫内膜异位症病史。

事实上，子宫内膜样癌可在子宫内膜异位症囊肿的随访中被发现。这种类型肿瘤的特点是由卵巢子宫内膜异位症（巧克力囊肿）发展而来。

子宫内膜样癌的进展相对缓慢，被认为是卵巢癌中预后最好的一种，其预后一般比其他组织学类型的卵巢癌要好[4]。另外，与浆液性癌类似，化疗对子宫内膜样癌也有效。

### （三）透明细胞癌

近年来，透明细胞癌发病率呈上升趋势，约占日本所有卵巢癌的25%[2]，透明细胞癌发生病理性子宫内膜异位症的概率达50%或更高，常观察从子宫内膜异位囊肿发展而来。

1期占所有透明细胞癌的40%～60%[5]。然而，即使在同一阶段，透明细胞癌的预后也差于其他组织学类型的卵巢癌，且化疗的疗效较差，因此，针对透明细胞癌进行新的药物和治疗方法的开发非常重要。此外，透明细胞癌患者血栓形成和肺梗死的风险较高[6]，需注意这些疾病的发生。

### （四）黏液性癌

黏液性癌是一种能产生黏液的癌性增殖上皮细胞，约占所有原发性卵巢癌的10%。少数情况下，出现双侧卵巢病变。黏液性癌在绝经后常见，但也可见于20多岁和30多岁的女性。黏液性卵巢癌一般预后较好，因为约一半的黏液性癌是在1期时发现的，且多数恶性程度低（组织学分化高）。然而，扩散到卵巢外的黏液性癌可能比浆液性癌的预后更差[4]。黏液性癌通常对化疗有抵抗力[7]。

## 二、上皮性卵巢癌组织学亚型与基因变异

在癌细胞中，体细胞突变的发生和积累速度显著高于正常细胞，这种特性被称为"突变表型"。癌细胞的突变涵盖了DNA的广泛结构变化，包括染色体拷贝数或染色体的变化[8]。

根据组织学亚型，卵巢癌有其特定的基因变异（表6-1）。

### （一）浆液性癌

浆液性癌分为两类，即高级别浆液性癌（high-grade serous carcinoma，HGSC）和低级别浆液性癌（low-grade serous carcinoma，LGSC），分别具有不同的生物学特征。HGSC占绝大部分，且常发现时已是癌症晚期。虽然对化疗的敏感性较高，但容易复发，预后很差。在HGSC中经常出现TP53突变和基因组不稳定[9]。而KRAS和BRAF突变的频率很低，大约20%的HGSC患者中发现胚系或体细胞BRCA1/2突变[10]。PARP抑制剂，例如Olaparib和Niraparib，不仅对HGSC的初始化疗有效，而且对复发的二线维持治疗也有效[11]。

LGSC双侧卵巢癌变发生的频率较高，尤其

| 组织学亚型 | 子宫内膜样 | 透明细胞 | 黏液性 | 浆液性 | |
| --- | --- | --- | --- | --- | --- |
| | | | | 低级别 | 高级别 |
| 二元分类 | | Ⅰ 型 | | | Ⅱ 型 |
| 突变 | *PI3KCA*<br>*PTEN*<br>*MMR* 缺失 | *PI3KCA*<br>*PTEN*<br>*ARIDIA* | *KRAS*<br>*p53* | *KRAS*<br>*BRAF*<br>*ERBB2* | *p53*<br>*BRCA1/2* |
| 细胞内信号通路 | PI3K/Akt/mTOR | | MEK/BRAF/KRAS | | p53<br>DNA 修复（双链） |
| 靶向药物 | mTOR 抑制剂（Temsirolimus、Evelolimus 等） | | MEK 抑制剂（Selumetinib、Trametinib）、BRAF 抑制剂（Dabrafenib） | | PARP 抑制剂（Olaparib、Niraparib） |

表 6-1　上皮性卵巢癌的主要组织学亚型特点和靶向治疗

PI3KCA. 磷脂酰肌醇 -4，5- 二磷酸 3- 激酶催化亚基 α；PTEN. 磷酸酯酶和从 10 号染色体缺失的紧张素同系物；MMR. 错配修复；ARID1A. AT 丰富的相互作用结构域 1A；MEK. 丝裂原激活蛋白激酶 /Erk 激酶；BRAF. B-raf 蛋白；KRAS. K-ras 癌基因；PARP. 聚（ADP 核糖）聚合酶

多发生在癌症晚期。局限于卵巢的病变预后良好，对化疗药敏感。当残留的肿瘤直径超过 1cm 时，无病生存率比直径小于 1cm 者要显著下降。LGSC 由前体病变——浆液性交界性恶性肿瘤发展而来。在 LGSC 中，*KRAS* 和 *BRAF* 突变常发生，但 *TP53* 突变通常很少出现（图 6-1）。MEK 抑制剂和 BRAF 抑制剂是治疗 LGSC 的候选药物[12]。

### （二）子宫内膜样癌

大多数子宫内膜样癌是低级别的，晚期病例较少，通常由子宫内膜异位症发展而来；然而，有些由子宫内膜腺肌瘤进展而来。除了具有 *PTEN*、*ARID1A* 和 *PK3CA* 基因异常外，还常观察到微卫星不稳定性（图 6-1）。哺乳动物雷帕霉素靶点（mammalian target of rapamycin，mTOR）抑制剂是卵巢子宫内膜癌的候选药物[13]。

### （三）透明细胞癌

约 50% 的透明细胞癌在确诊时为 1 期，晚期病变较少，但其对化疗药物的敏感性低。在卵巢透明细胞癌患者中常发生高钙血症和血栓形成。

大多数病例是在子宫内膜异位症的基础上发展起来的，几乎一半透明细胞癌有 *ARID1A* 和 *PK3CA* 的突变[14]（图 6-1）。mTOR 抑制剂是卵巢透明细胞癌的候选药物[15]。

### （四）黏液性癌

黏液性癌是由黏液性腺瘤发展成交界性恶性肿瘤的，即"腺瘤 - 癌顺序说"。黏液性癌常伴有 *KRAS* 突变[16]，多形成单侧的多发性大囊肿，并且肿瘤直径超过 10cm。虽然很少有晚期疾病，但对化疗药物的敏感性极低。候选的靶向药物有 MEK 抑制剂和 BRAF 抑制剂[17]。

## 三、高级别浆液性卵巢癌的分子图谱

根据分子图谱，高级别浆液性卵巢癌有其独特的分类[18]。通过卵巢癌分类（classification of ovarian cancer，CLOVAR）的基因标志，HGSC 可分为 4 种亚型，即分化型、免疫型、增殖型和

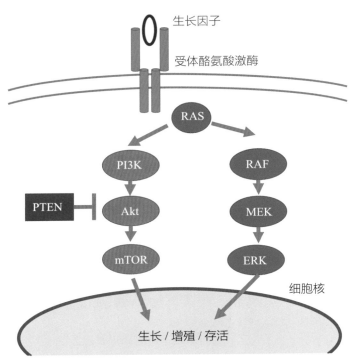

▲ 图 6-1　卵巢癌中激活的 PI3K/Akt/mTOR 和 RAF/MEK/ERK 信号通路

PI3K/Akt/mTOR 通路在子宫内膜样卵巢癌和透明细胞癌中被激活。mTOR 抑制剂是这些肿瘤的候选药物。RAF/MEK/ERK 通路在黏液性和低级别浆液性癌中被激活。MEK 抑制剂和 BRAF 抑制剂是这些肿瘤的候选药物。RAS. ras 癌基因；PI3K. 磷脂酰肌醇 -4,5- 二磷酸 3 激酶；PTEN. 人第 10 号染色体缺失的磷酸酶及张力蛋白同源的基因；AKT. 蛋白激酶 B；mTOR. 雷帕霉素哺乳动物靶蛋白；RAF. RAF 蛋白；MEK. 丝裂原激活蛋白激酶；ERK. 细胞外信号调节激酶

间质型（表 6-2）。

分化型以分化标志物为特征，例如 MUC1 和 MUC16；免疫型以 PD-L1、MHC Ⅰ/Ⅱ 类标志物和 T 细胞趋化因子高表达为特征。间质型高表达间质标志物，增殖型高表达转录和增殖标志物。

根据 CLOVAR 分类，各亚型的临床过程各不相同[19]。间质型和增殖型的候选治疗有抗血管内皮生长因子药物，例如贝伐单抗。免疫型对抗 PD-1/L1 药物有反应，例如 Nivolumab。间质型对使用紫杉醇和卡铂的剂量密集型治疗有更高的疗效[20]。

| 表 6-2　高级别浆液性卵巢癌的亚型 | | | |
|---|---|---|---|
| 亚　型 | 分化型 | 免疫型 | 间质型 | 增殖型 |
| 高表达 | 分化标志物（MUC1、MUC16 等） | PD-L1 MHC Ⅰ/Ⅱ类趋化因子 | 间质标志物 | 增殖标志物 |
| 低表达 | | | | 分化标志物（MUC1、MUC16 等） |
| 候选疗法 | | 抗 PD-1/PD-L1（纳武单抗、帕博利珠单抗等） | 抗血管内皮生长因子（贝伐单抗等）剂量密度的 TC | 抗血管内皮生长因子（贝伐单抗等） |

PD-L1. 程序性细胞死亡 1 配体 1；PD-1. 程序性细胞死亡 1；MHC. 主要组织相容性复合体；TC. 紫杉醇和卡铂

# 结论

本章讨论了不同组织学亚型的上皮性卵巢癌的基因特征。卵巢癌是一种异质性和动态发展的疾病。在浆液性卵巢癌中，突破性的治疗方法（PARP 抑制剂）已应用于临床。然而，对于其他类型的组织学，还没有更进一步的靶向治疗药物。因此，实施个体化基因治疗仍然是卵巢癌治疗需要面对的一个挑战。

# 参考文献

[1] Kurman RJ, Carcangiu ML, Herrington CS. WHO classification of tumors of the female reproductive organs. Lyon: WHO Press; 2014.

[2] JSOG. Japan Society of Obstetrics and Gynecology, Statics of gynecologic cancer. Acta Obstetrica et Gynaelogoca Japonica. 2019;71.

[3] Heitz F, Harter P, Ataseven B, Heikaus S, Schneider S, Prader S, Bommert M, Fisseler-Eckhoff A, Traut A, du Bois A. Stage- and histologic subtype-dependent frequency of lymph node metastases in patients with epithelial ovarian cancer undergoing systematic pelvic and paraaortic lymphadenectomy. Ann Surg Oncol. 2018;25:2053-9.

[4] Kurta ML, Edwards RP, Moysich KB, McDonough K, Bertolet M, Weissfeld JL, Catov JM, Modugno F, Bunker CH, Ness RB, Diergaarde B. Prognosis and conditional disease-free survival among patients with ovarian cancer. J Clin Oncol. 2014;32(36):4102-12.

[5] Takano M, Kikuchi Y, Yaegashi N, Kuzuya K, Ueki M, Tsuda H, Suzuki M, Kigawa J, Takeuchi S, Tsuda H, Moriya T, Sugiyama T. Clear cell carcinoma of the ovary: a retrospective multicentre experience of 254 patients with complete surgical staging. Br J Cancer. 2006;94:1369-74.

[6] Tasaka N, Minaguchi T, Hosokawa Y, Takao W, Itagaki H, Nishida K, Akiyama A, Shikama A, Ochi H, Satoh T. Prevalence of venous thromboembolism at pretreatment screening and associated risk factors in 2086 patients with gynecological cancer. J Obstet Gynaecol Res. 2020;46(5):765-73.

[7] Shimada M, Kigawa J, Ohishi Y, Yasuda M, Suzuki M, Hiura M, Nishimura R, Tabata T, Sugiyama T, Kaku T. Clinicopathological characteristics of mucinous adenocarcinoma of the ovary. Gynecol Oncol. 2009; 113(3): 331-4.

[8] Sugimura T, Terada M, Yokota J, Hirohashi S, Wakabayashi K. Multiple genetic alterations in human carcinogenesis. Environ Health Perspect. 1992;98:5-12.

[9] Zhang M, Zhuang G, Sun X, Shen Y, Wang W, Li Q, Di W. TP53 mutation-mediated genomic instability induces the evolution of chemoresistance and recurrence in epithelial ovarian cancer. Diagn Pathol. 2017;12(1):16.

[10] Sugino K, Tamura R, Nakaoka H, Yachida N, Yamaguchi M, Mori Y, Yamawaki K, Suda K, Ishiguro T, Adachi S, Isobe M, Yamaguchi M, Kashima K, Motoyama T, Inoue I, Yoshihara K, Enomoto T. Germline and somatic mutations of homologous recombination-associated genes in Japanese ovarian cancer patients. Sci Rep. 2019;9(1):17808.

[11] Milanesio MC, Giordano S, Valabrega G. Clinical implications of DNA repair defects in highgrade serous ovarian carcinomas. Cancers (Basel). 2020;12(5):1315.

[12] Grisham RN, Iyer G. Low-grade serous ovarian cancer: current treatment paradigms and future directions. Curr Treat Options in Oncol. 2018;19(11):54.

[13] Mabuchi S, Kuroda H, Takahashi R, Sasano T. The PI3K/Akt/mTOR pathway as a therapeutic target in ovarian cancer. Gynecol Oncol. 2015;137(1):173-9.

[14] Iida Y, Okamoto A, Hollis RL, Gourley C, Herrington CS. Clear cell carcinoma of the ovary: a clinical and molecular perspective. Int J Gynecol Cancer. 2020:ijgc-2020-001656.

[15] Okamoto A, Glasspool RM, Mabuchi S, Matsumura N, Nomura H, Itamochi H, Takano M, Takano T, Susumu N, Aoki D, Konishi I, Covens A, Ledermann J, Mezzanzanica D, Steer C, Millan D, McNeish IA, Pfisterer J, Kang S, Gladieff L, Bryce J, Oza A. Gynecologic Cancer InterGroup (GCIG) consensus review for clear cell carcinoma of the ovary. Int J Gynecol Cancer. 2014;24(9 Suppl 3):S20-5.

[16] Perren TJ. Mucinous epithelial ovarian carcinoma. Ann Oncol. 2016;27(Suppl 1):i53-7.

[17] Testa U, Petrucci E, Pasquini L, Castelli G, Pelosi E. Ovarian cancers: genetic abnormalities, tumor heterogeneity and progression, clonal evolution and cancer stem cells. Medicines (Basel). 2018;5(1):16.

[18] Verhaak RG, Tamayo P, Yang JY, Hubbard D, Zhang H, Creighton CJ, Fereday S, Lawrence M, Carter SL, Mermel CH, Kostic AD, Etemadmoghadam D, Saksena G, Cibulskis K, Duraisamy S, Levanon K, Sougnez C, Tsherniak A, Gomez S, Onofrio R, Gabriel S, Chin L, Zhang N, Spellman PT, Zhang Y, Akbani R, Hoadley KA, Kahn A, Köbel M, Huntsman D, Soslow RA, Defazio A, Birrer MJ, Gray JW, Weinstein JN, Bowtell DD, Drapkin R, Mesirov JP, Getz G, Levine DA, Meyerson M, Cancer Genome Atlas Research Network. Prognostically relevant gene signatures of high-grade serous ovarian carcinoma. J Clin Invest. 2013;123:517-25.

[19] Murakami R, Matsumura N, Mandai M, Yoshihara K, Tanabe H, Nakai H, Yamanoi K, Abiko K, Yoshioka Y, Hamanishi J, Yamaguchi K, Baba T, Koshiyama M, Enomoto T, Okamoto A, Murphy SK, Mori S, Mikami Y, Minamiguchi S, Konishi I. Establishment of a novel histopathological classification of high-grade serous ovarian carcinoma correlated with prognostically distinct gene expression subtypes. Am J Pathol. 2016;186(5):1103-13.

[20] Murakami R, Matsumura N, Michimae H, Tanabe H, Yunokawa M, Iwase H, Sasagawa M, Nakamura T, Tokuyama O, Takano M, Sugiyama T, Sawasaki T, Isonishi S, Takehara K, Nakai H, Okamoto A, Mandai M, Konishi I. The mesenchymal transition subtype more responsive to dose dense taxane chemotherapy combined with carboplatin than to conventional taxane and carboplatin chemotherapy in high grade serous ovarian carcinoma: a survey of Japanese Gynecologic Oncology Group study (JGOG3016A1). Gynecol Oncol. 2019;153(2):312-9.

# 第 7 章  信号转导和耐药性
## Signaling and Drug Resistance

Koji Yamanoi  Masaki Mandai  著

## 摘 要

- 宫颈癌：同步放化疗耐药性与肿瘤干细胞表型密切相关，多条通路包括 Hedgehog、Wnt/β-catenin 和 STAT3 等参与了 CSC 群体的产生或维持。
- 子宫内膜癌：研究显示，雌激素受体或生长激素参与了 I 型子宫内膜癌的获得性化疗耐药。PI3K/Akt 通路虽然参与了获得性化疗耐药，但仅使用 PIK3CK 抑制剂治疗效果是不理想的，特别在 CTNNB1 发生突变的情况下更是如此。STAT1 通路和 ser727 的磷酸化也参与了 II 型子宫内膜癌的化疗耐药。EGFR 通路也很重要，因为其在临床上已有药物可用。而 HER2 靶向治疗与 PIK3CA 抑制剂的联合治疗未来值得期待。
- 卵巢癌：高级别浆液性卵巢癌因其获得性化疗耐药的机制多种多样而闻名。上皮细胞向间充质转化与 CSC 的功能密切相关，并在其耐药机制中发挥重要作用。TGF-β、STAT3、Hedgehog 和 Wnt/β-catenin 等多种通路都参与了 EMT 的增加，TLE2 可能是一个可调控多种 EMT 相关通路的重要因素。临床上还发现 HGSOC 的间充质亚型对紫杉醇相对敏感，这是一个值得研究的重要问题。卵巢透明细胞癌是一种对化疗有强耐药性的亚型，HNF-1β 在 OCCC 中特异性表达，通过改变代谢途径和调节胱氨酸转运体的表达参与 OCCC 的化疗耐药。

## 关键词

肿瘤干细胞；EMT；PI3K/Akt；Wnt/β-catenin；STAT3；Hedgehog；TGF-β；HER2；高级别浆液性卵巢癌；子宫内膜癌

## 一、宫颈癌耐药与肿瘤干细胞表型的关系

顺铂是治疗宫颈癌的一种重要药物。同步放化疗（concurrent radiochemotherapy，CCRT）即同时进行顺铂化疗和放射治疗，是晚期宫颈癌的基本治疗策略[1]。宫颈癌对顺铂和放疗的敏感性是影响患者预后的一个重要因素。

宫颈癌的肿瘤干细胞（cancer stem cell，CSC）最近作为与化疗耐药相关的一个因素受到了人们的关注。最初在血液系统恶性肿瘤中提出了 CSC

的概念，将这些恶性肿瘤中具有更强致瘤性和化疗耐药性等多种恶性表型的一小群癌细胞称为 CSC。近年来，人们发现在包括宫颈癌在内的多种实体肿瘤中都存在一种类似 CSC 样细胞。研究人员还通过特异性标志物来识别 CSC 样细胞。到目前为止，已发现了几种可用于识别 CSC 的标志物，例如胶质母细胞瘤中的 CD133 阳性细胞，结直肠癌中的 LGR5 阳性细胞，乳腺癌中的 CD44 阳性 /CD24 阴性细胞。然而，对于宫颈癌，尚未检测到明确的 CSC 标志物。因此通过对其他癌症中报道的标志物研究，最近报道称宫颈癌中具有恶性潜能的 CSC 样细胞标志物为：CD133+ 细胞、CD44+/CD24- 细胞、LGR5+ 细胞和 SOX9+ 细胞[2-6]。此外，CSC 通常具有较高的 ALDH 活性，故我们可将 ALDH 高表达细胞视为 CSC 样细胞。关于宫颈癌与 CSC 的相关报道[7]见表 7-1。

虽然我们还不能明确定义的宫颈癌 CSC 标志物，但似乎有一小部分与耐药高度相关的 CSS 样细胞可用于宫颈癌治疗，尤其是铂类化疗耐受或放疗耐受的 CSC 样细胞。如果我们能阐明这些 CSC 的特征或信号转导，就有望开发新的治疗策略解决铂类化疗耐受和放疗耐受。目前已发现以下几种机制与 CSC 样细胞的调控有关。LGR5+ 缺失的 CSC 可通过抑制 Wnt/β-catenin 通路来控制其恶性潜能[2]。Wnt/β-catenin 通路参与调控真核翻译起始因子 4E（eIF4E）的磷酸化水平，并与宫颈癌细胞[20]的化学敏感性相关。对表达 SOX9 的 CSC，杯状转运蛋白 1（CR1）受 SOX9/miR130a/CTR1 轴调控，从而影响顺铂耐药[3]。调控胞质磷脂酶 A2（cPLA2α）可干预表达 CD44+/CD24- 的 CSC 所介导的耐药[6]。此外，肌动蛋白结合蛋白 α-actin4（ACTN4）则参与

表 7-1 宫颈癌中 CSC 相关报道汇总

| 标志 / 通路 | 主要发现 | 参考文献 |
| --- | --- | --- |
| LGR5（标志） | 过度表达的 LGR5 通过 Wnt/β-catenin 通路促进 CSC 样表型；LGR+ 细胞具有多种 CSC 特征，包括体内高致瘤性、不对称分裂和化疗耐药性 | [2] |
| SOX9（标志） | SOX9 通过直接靶向 miR-130a 的启动子反向调节 miR-130a，miR-130a 调控铜转运蛋白 1（CTR1），并对顺铂的敏感性有很大影响 | [3] |
| CD44+/CD24-（标志） | 胞浆磷脂酶 A2α（cPLA2α）的过度表达导致与间充质性状相关 CD44+/CD24- 表型的侵袭性和迁移能力增加 | [6] |
| | 敲低 α-Actin-4（ACTN4）可抑制球体细胞的形成和 CSC 增殖（CD44+/CD24- 细胞群）。敲低 ACTN4 可下调 CSC 中耐药相关蛋白 ABCG2，使 CSC 对抗癌药物敏感增加 | [5] |
| SOX2, ALDH1A1（标志） | 免疫组织化学分析显示，低 P16INK4A/高 SOX2 组和低 P16INK4A/高 ALDH1A1 组预后较差，P16INK4A 耗竭可促进宫颈癌细胞的化疗和放疗抵抗，增加 SOX2 和 ALDH1A1 的表达，并表现出更强的自我更新能力 | [4] |
| | 临床样本的分析表明，ALDH1 表达增加与 NAC 治疗的反应欠佳有关 | [7] |
| Hedgehog 通路（通路） | E- 钙黏蛋白低表达的宫颈癌细胞中 Hh 通路上调，这是一种体外 EMT 模型。Hh 通路抑制剂（环多巴胺和 GANT58）可抑制 E- 钙黏蛋白低表达宫颈癌细胞的侵袭和凋亡 | [8] |

CSC. 肿瘤干细胞；EMT. 上皮 – 间充质转化；LGR. G 蛋白偶联受体；SOX. SRY 盒转录因子；NAC. 新辅助化疗

CD44[+]/CD24[-] 的 CSC[5] 的调控。Sonic hedgehog 通路（sHh）是一种著名的细胞干性相关通路，与宫颈癌的化疗耐药性有关。sHh 通路抑制剂，如 GANT58，可能是一种潜在策略[8]。已知与 CSC 表型相关的 STAT3 通路和 HIPPO 通路亦与宫颈癌 CSC 相关[21, 22]。然而，确定一个新的影响因素和开发新的治疗策略都是极其困难和耗时的。实际上，目前已被认可的新治疗药物是 PI3K/Akt 和 EGFR2 通路抑制剂。

PI3K/Akt/mTOR 信号通路参与了 HPV 相关的宫颈癌发生[23, 24]。从顺铂敏感性的角度来看，PI3K/Akt 通路的基因变异与鳞状细胞癌的化疗敏感性相关，鳞状细胞癌是宫颈癌最常见的亚型[25]。然而依维莫司（最经典的 PI3K 抑制剂）单药治疗却未能有效改善宫颈癌预后，但有报道称联合依维莫司可能提高顺铂的敏感性，从而提高治疗效果。关于 EGFR 通路，已有几种临床上使用的抑制剂。厄洛替尼是一种 EGFR 酪氨酸激酶抑制剂（tyrosine kinase inhibitor，TKI），可改善 MUC-1 阳性宫颈癌[26] 的化疗耐药性。此外，对于存在 HER2 扩增的宫颈癌 TKI 或 HER2 抗体可能会有一定的治疗效果。根据 c-BioPortal 分析，大约 5% 的宫颈癌存在 HER2 扩增。虽然 HER2 扩增只存在于少数宫颈癌中，但抗 HER2 治疗仍可作为一种治疗手段。

## 二、子宫内膜癌的化疗耐药性和信号转导

子宫内膜癌是日本最常见的妇科恶性肿瘤。近年来，由于西化饮食的普及，患者数量不断增加。子宫内膜癌通常根据病理、分子和临床表现可分为Ⅰ型和Ⅱ型[27]。Ⅰ型子宫内膜癌通常是因长期暴露于无拮抗的雌激素引起的，它是由不典型子宫内膜增生的癌前病变发展而来的，因此致癌过程受到包括雌激素和孕激素在内的性激素的强烈影响，其中 1/2 级子宫内膜样腺癌就是这种典型的病理亚型。Ⅱ型子宫内膜癌不受无对抗性雌激素的影响，可在无癌前病变的情况下直接形成，子宫内膜样腺癌 3 级和浆液性腺癌是这类病理亚型的典型代表，它同时具有 p53 突变的特征。

Ⅰ型子宫内膜癌约占子宫内膜癌总数的 80%，完全切除可获得良好的预后[27]。然而，由于化疗敏感性相对较低，当肿瘤晚期或复发无法手术时，治疗往往很困难。雌激素受体 ERα 可调控多个基因的转录，并调节Ⅰ型子宫内膜癌的癌变和化疗敏感性。例如，转录共激活因子 NCOA6 在 ERα 激活生长调节雌激素受体结合蛋白 1（GREB1）的过程[28] 中发挥重要作用。该轴参与了 ERα 相关的癌变过程，而 GREB1 的活性与子宫内膜癌的化疗耐药性密切相关。此外，孕酮（P4）受体膜成分 1（PGRMC1）也与子宫内膜癌细胞的生长和化学敏感性相关[29]。生长激素可不同程度的调节Ⅰ型子宫内膜癌细胞株[30] 中对多种化疗的耐药性，包括阿霉素、顺铂和紫杉醇。

PIK3CA/mTOR 通路也与子宫内膜癌相关，因为 ERα 信号通路和 PI3K/Akt/mTOR 通路之间存在交叉调控[31]。据此可采用 PI3K 抑制剂和激素联合治疗子宫内膜癌[32, 33]。但总体效果欠佳，仅有少数病例对联合治疗有效。而依维莫司联合来曲唑对存在 CTNNB1 突变的复发性 1/2 级子宫内膜样腺癌的病例有效。虽然关于 CTNNB1 和 PIK3CA 通路之间关系的详细机制尚不清楚，但 PIK3CA 抑制剂对某些子宫内膜癌病例是有效的。

Ⅱ型子宫内膜癌约占子宫内膜癌的 20%[27]。其具有较高的侵袭/转移能力，与Ⅰ型相比，它们恶性潜能更高，由于对化疗敏感性不高，预后更差[34]。

我们已经详细研究了子宫浆液性腺癌（uterus serous adenocarcinoma，USC）恶性潜能的发病机

制，USC 是 Ⅱ 型子宫内膜癌的主要亚型之一。首先，我们发现 STAT1 通路与 USC 的恶性特性高度相关，包括铂耐药[35]。此外，在 STAT1 的几个磷酸化位点中，我们发现丝氨酸 727 是导致铂耐药的最主要磷酸化位点[36]。抑制其磷酸化可解决 USC 对铂的抗性。我们现在正在尝试寻找一种可阻止 STAT1 中丝氨酸 727 磷酸化的小分子药物。

除了 STAT1 通路，HER2 相关通路也是很有价值的通路，因为已有临床可用的相关药物，如曲妥珠单抗、抗 HER2 抗体和拉帕替尼（一种 EGFR-TKI）。尽管 HER2 阳性人群较少见，但仍可在许多器官的肿瘤中发现 HER2 表达。从 TCGA 数据分析来看，约 10% 的 Ⅱ 型子宫内膜癌中存在 HER2 扩增。然而，到目前为止，拉帕替尼和曲妥珠单抗治疗 HER2 阳性子宫内膜癌的临床试验均不理想[37]，这可能与还存在 HER2 以外的致癌通路有关。例如，一些报道称，对 HER2 靶向治疗的耐药性由于同时存在 *PIK3CA* 突变，而联合 PIK3CA 抑制剂可减轻这种耐药性[38, 39]。虽然目前还没有联合使用抗 HER2 和其他小分子药物治疗的临床试验或病例报道，但我们相信未来会有这方面研究的突破。

## 三、卵巢癌化疗尤为重要

相比宫颈癌和子宫内膜癌，卵巢癌尽管数量少但预后很差。为了改善其预后，我们正在寻求新的治疗策略。卵巢癌有多种组织学类型。在这里，我们主要讨论高级别浆液性卵巢癌（high-grade serous ovarian cancer，HGSOC）和卵巢透明细胞癌（ovarian clear cell carcinoma，OCCC）。

HGSOC 是全世界包括日本国内最常见的上皮性卵巢癌亚型[40, 41]，一经发现常处于癌症晚期，并已腹腔多处扩散[42]，故治疗上仅靠手术往往不够，其中化疗的作用相当重要。自从铂类药物问世以来，化疗疗效已有很大提高，大多数病例

对紫杉醇和卡铂的初始化疗反应均较好[43]。但是肿瘤无法被完全杀死，故复发率很高[44]。更糟糕的是，随着反复复发，HGSOC 对化疗的耐药性随之增加。对铂产生耐药性的肿瘤很可能同时对其他药物也产生耐药性[43]，这种获得性机制是 HGSOC 预后不良的主要原因。阐明 HGSOC 获得性耐药的机制，有助于恢复其化疗敏感性，改善 HGSOC 患者的预后。

OCCC 是仅次于 HGSOC 的第二大常见卵巢癌，特别是在亚洲国家多见[41]。已知 OCCC 起源于子宫内膜异位症中的子宫内膜异位细胞。从化疗的角度来看，OCCC 的特点是对包括铂在内的化疗药物具有高度耐药性[45]。尤其对于晚期 OCCC，只能以化疗作为主要治疗方法，故预后极差[46, 47]。若 OCCC 复发则对化疗更加耐药，导致治疗更困难。与 HGSOC 相比，当前 OCCC 的化疗方案存在明显局限性，因此，明确其耐药机制是一个非常重要的目标。

## 四、HGSOC 的同源修复

当 DNA 损伤发生时存在多种 DNA 修复机制，其中之一就是同源重组修复（homologous recombination repair，HR）。*BRCA1/2* 在 HR 中发挥重要作用，亦为一种抑癌基因。因此，当 *BRCA1/2* 存在某种突变或杂合缺失时，发生各种恶性肿瘤的风险明显提高。HGSOC 是 *BRCA1/2* 基因突变相关癌症之一[48]。最近研究表明，包括 HGSOC 在内的 *BRCA* 相关癌症对多聚腺苷二磷酸核糖聚合酶抑制剂 [poly（ADP-ribose）polymerase（PARP）inhibitor，PARPi] 选择性敏感[49-51]。

PARP1 是 PARPi 的主要靶点，主要参与单链 DNA 断裂（single-strand DNA break，SSB）的修复。在 *BRCA1/2* 缺失的情况下，由 PARPi 引起的 SSB 可能是致命的。最近，也有人认为 PARPi 可能对 HR 缺陷型癌症敏感，即使患者体

内 *BRCA1/2* 是正常的 [52-55]。人们已经开始在临床试验将 HR 通路作为 PARPi 标志物。与传统的抗癌药物不同，PARPi 在临床中被用于维持治疗 [49,50]，这将对临床产生非常大的影响。

然而，从化疗耐药性的角度来看，PARPi 的作用是有限的。因为肿瘤对 PARPi 的敏感性通常与对铂的敏感性呈正相关，即如果肿瘤对铂类产生耐药性，也会对 PARPi 产生耐药性 [51]。因此，PARPi 对反复复发且已对铂耐药的肿瘤也具有耐药性 [51,56]。相反，如果能明确逆转铂耐药的机制，PARPi 或可继续使用。因此，阐明 HGSOC 中铂耐药的具体机制十分关键。

## 五、上皮 – 间充质转化在 HGSOC 中的作用

HGSOC 的一个主要特征是高拷贝数改变 [42]。因此，不同样本之间的形态学和遗传存在很大差异。2011 年，TCGA 项目首次宣布 HGSOC 可分为四种主要亚型，即免疫反应性（immunoreactive，IR）、增殖型（proliferative，PG）、分化型（differentiated，DG）和间充质型（mesenchymal，MT）[57]。临床上，与其他三种类型相比，MT 型的预后最差。MT 型是一种以上皮 – 间充质转化通路激活为特征的亚型。EMT 与癌症的恶性潜能之间的关系一直是人们争论的焦点，并且两者之间存在密切联系，化疗耐药也与 EMT 密切相关 [59]。HGSOC 一线化疗方案是紫杉醇（T）和卡铂（C）的联合治疗，即 TC 方案。其中，卡铂是一种铂类药物，与 EMT 密切相关，并且 EMT 升高的肿瘤对卡铂具有耐药性 [10,60,61]。因此，消除 EMT 可恢复肿瘤对铂类的敏感性，阐明 HGSOC 中 EMT 的调控机制具有十分重要的意义。

其他一些单细胞测序的研究也显示 EMT 在 HGSOC 中起着重要作用。Zhiyuan H 等研究发现，

非癌性输卵管上皮细胞也具有一定的异质性 [62]。他们利用非癌细胞的亚型分子标记来定义一个基因特征，该基因特征能可靠地识别出高 EMT 且预后不良的 HGSOC 亚型。他们指出，可根据这个特征来准确地预测癌症的行为。Kan 等利用单细胞测序分析研究了播散性癌细胞及癌周围细胞之间的关系 [63]。通过 EMT 相关单细胞的转录分析，发现癌周围细胞是由上皮肿瘤细胞、白细胞和癌症相关成纤维细胞所组成的异质细胞单位。他们还发现癌症相关成纤维细胞可诱导肿瘤细胞的 EMT，从而获得恶性表型。

另外，还有其他通路可导致 HGSOC 的 EMT。我们之前报道过 TGF-β 通过 Smad3C 的磷酸化引起 EMT [64]。BMP2 是 TGF-β 超家族的成员，其通过磷酸化 SMAD5 导致卵巢癌的不良预后 [65]。最近有报道称，BMP2 与具有 ALDH-CD133$^+$ 特征的 CSC 细胞的比例密切相关，并与预后不良相关 [9]。STAT3 是一种众所周知的癌基因。在 HGSOC 中 STAT3 通路可使 EMT 增加，并参与包括细胞分裂加速和化疗耐药性等多种恶性表型，导致预后不良 [60]。IL-6 可激活 STAT3 通路，IL-6 是白细胞介素家族的一员。据报道，IL-6 除可激活 STAT3 [66] 外，还通过诱导 CCL2 分泌参与 HGSOC 铂耐药，所以抗 IL-6 抗体治疗可能是有效的。最近，一项抗 IL-6 受体的 I 期临床试验正在进行 [67]，未来可期。除上述通路外，还有其他机制也参与了 HGSOC 的恶性表型，包括 NF-κB 通路 [10,68]。此外，肿瘤干细胞也与 EMT 密切相关 [61]。在 HGSOC 中，还有许多与 CSC 相关的通路，包括 NFATC4 [69]、ERK–RSK 轴 [70] 和 NAMPT [19]。HGSOC 中 EMT 或 CSC 的相关通路见表 7-2。

许多因素与 HGSOC 中 EMT 或 CSC 介导的化疗耐药性有关，这意味着涉及 EMT 或 CSC 的相关因素可能因患者而异。这是一个非常重要的临床问题。如果能通过标志物轻松的区分它们，

| 表 7–2　HGSOC 的 EMT 或 CSC 相关通路 | | |
| --- | --- | --- |
| 通路 / 因素 | 主要发现 | 参考文献 |
| BMP2 通路 | BMP2 可促进 ALDH$^+$/CD133$^+$ 细胞的增殖，同时抑制 ALDH$^-$/CD133$^-$ 细胞的增殖。BMP2 是促进卵巢 CSC 扩增和抑制祖细胞增殖的反馈介质 | [9] |
| NF-κB 通路 | 上皮状态对顺铂治疗表现出较高的耐药性，通路分析显示顺铂可激活 NF-κB 下游基因 | [10] |
| | HOTAIR、HOX 转录反义 RNA 表达导致铂治疗后 DNA 损伤反应的持续激活。HOTAIR 表达诱导了 NF-κB 的激活，导致对铂化疗的抗性 | [11] |
| | 晚期卵巢癌的 NF-κB 通过 RelB 转录因子发出信号，然后通过调控肿瘤干细胞相关 ALDH 酶支持肿瘤起始细胞群 | [12] |
| STAT3 通路 | PBX1 是一种干细胞再编程因子，其高水平表达与化疗后卵巢癌患者较短的生存期相关。全基因组染色质免疫共沉淀显示 PBX1 直接与 STAT3 的启动子结合，正向调控其转录 | [13] |
| | *STAT3* 基因的缺失阻断了小鼠体外细胞的增殖和迁移，并抑制肿瘤的生长。*STAT3* 缺失参与 EMT 关键基因的转录抑制 | [14] |
| TGF-β 通路 | 基因芯片数据集的分析显示，相比原发部位，TGF-β 信号通路更多在大网膜转移部位被激活。A-83-01 是一种 TGF-β 信号通路的抑制剂，对小鼠腹膜播散模型具有治疗作用 | [15] |
| SOX9 | 对多个化疗耐药的细胞模型进行表观基因组分析，发现了一些独特的远端增强子、超级增强子（Ses）和一些参与其中的 EMT 相关基因 | [16] |
| NFATC4 | 活化 T 细胞核胞质因子 4（NFATC4）与卵巢癌预后不良相关，与卵巢癌 CSC 相关 | [17] |
| ERK1/2-RSK1/2 轴 | 顺铂和卡铂诱导 ERK1/2-RSK1/2-EphA2-GPRC5A 信号转导。抑制 RSK1/2 可以抑制致癌的 EphA2-S897 磷酸化和 FphA2-GPRC5A 共同增敏的顺铂耐药卵巢癌细胞 | [18] |
| NAMT | NAMPT 抑制剂可抑制卵巢癌铂类为基础化疗所诱导的衰老相关肿瘤干细胞。NAMPT 抑制剂和顺铂的联合使用提高了小鼠异种移植模型的存活率 | [19] |

CSC. 肿瘤干细胞；EMT. 上间 – 间充质转化；HGSOC. 高级别浆性卵巢癌

将使每种通路的抑制剂的临床使用成为可能，有望更好地进行个体化治疗。遗憾的是，目前我们还不具备这样的技术或药物。如果调控 EMT 相关通路的因素是共用的，我们可将它们视为泛 EMT 相关通路的治疗靶点。

因此，我们使用 shRNA 文库进行功能筛选来识别这些因素[71]。我们对 EMT 相关的 CSC 表型进行了针对性功能筛选。在卵巢癌中，尚无统一的 CSC 样细胞群标志物，故我们选择具有染料高排泄能力的侧群体（side population，SP）作为 CSC 样细胞的标志物。

结果表明，MSL3、ZN691、VPS45、ITGB3BP、TLE2、ZNF498 的表达均与 SP 细胞密切相关。下调这 6 个因素可增加 SP 细胞的比例，反之亦然。除了 SP 细胞比例外，它们还与包括铂和紫杉醇在内的多种抗癌药物的耐药性、克隆形成能力和致癌性密切相关。然后，我们研究了这 6 个因素与 EMT 和肿瘤干性密切相关的

TGF-β、Wnt/β-catenin、Notch 和 Hedgehog 通路之间的关系。我们发现，Hedgehog 通路与这 6 个因素均有着共同的变化。这 6 个因素如何参与调控 Hedgehog 通路的特异性机制尚不清楚，但 Hedgehog 通路是导致 HGSOC 发生耐药的最重要原因。此外，在这 6 个因素中，TLE2 是一个特别有意义的分子，但到目前为止，我们仅知道它是 Wnt/β-catenin 通路的辅助抑制物，对它的其他功能知之甚少[72, 73]。我们发现当 TLE2 表达被抑制，可使超过 3000 个基因的表达发生极大改变，导致细胞功能和形态产生巨大变化。有趣的是，在 TCGA 数据分析中，超过 80% 的 HGSOC 样本中存在 TLE2 的缺失。我们认为，TLE2 明显影响除 Wnt/β-catenin 和 Hedgehog 通路外的多种通路，并在 HGSOC 中起着非常重要的作用。在其他肿瘤亚型中，NDRG1 可降低 TLE2 的表达并参与恶性表型[74]。故寻找增加 TLE2 表达的方法，可能是解决 HGSOC 化疗耐药性的一个新的治疗策略。

## 六、铂耐药与紫杉醇耐药的互补性

上述尝试识别 EMT 的调控因素以寻找治疗靶点，不可避免地非常耗时，目前还无法在临床上应用。因此，我们迫切需要寻找临床适用的对 MT 型敏感的化疗方法[75]。我们分析了多个临床数据集，包括对紫杉醇和卡铂等药物的反应性，以及临床样本的综合基因表达数据，并计算了可预测每种药物敏感性的评分。结果发现，铂和紫杉醇的敏感性存在互补关系，即 MT 型对铂的敏感性相对较低，而对紫杉醇的敏感性保持不变。一项比较增加紫杉醇剂量的剂量密集 TC（ddTC）方案与正常 TC 方案对 MT 型效果的临床研究发现，ddTC 有助于改善 MT 型患者无进展间隔时间[58]。迄今，尚未找到可有效针对 HGSOC 中 EMT 的具体治疗策略，选择 ddTC 治疗 MT 亚型是改善其不良预后的可行方法。

## 七、HGSOC 获得性化疗耐药的其他机制

除 EMT 外，还有多种机制参与 HGSOC 获得性化疗耐药。据报道，黏附激酶（focal adhesion kinase，FAK）也参与了获得性化疗耐药。获得性化疗耐药过程中出现了 FAK 的 Y397 磷酸化，这种磷酸化与 β-catenin 有关[76]。抑制 FAK 可恢复化疗耐药 HGSOC 细胞株对化疗的敏感性，FAK 抑制剂可用于化疗耐药 HGSCO 肿瘤的增敏。

此外，一些研究已经阐明了肿瘤微环境和铂耐药的机制。众所周知，肿瘤暴露在一个相对缺氧的微环境中会发生外泌体和趋化因子的分泌。在缺氧条件下，HGSOC 通过外泌体使顺铂外排显著增加[77]。缺氧卵巢癌细胞源性外泌体（HEx）与肿瘤细胞共培养可增加顺铂治疗后的细胞存活率。缺氧条件也与侵袭和免疫抑制表型有关，导致对治疗的抵抗，即改善缺氧可能是解决铂耐药的关键。

细胞内代谢也与铂敏感性有关。细胞代谢受到多种酶和转运蛋白的调节，而代谢重编程被认为是肿瘤细胞的一个关键特征。最近，碳资源亚群显示出对有氧糖酵解或氧化磷酸化（OXPHOS）的偏好[78]。HGSOC 细胞可分为低 OXPHOS 和高 OXPHOS 两组。暴露于慢性氧化应激中的高 OXPHOS 肿瘤，对铂敏感。在高 OXPHOS 的 HGSOC 中，PMLPGC-1α 轴通过调节 OXPHOS 的代谢过程，增加氧化应激从而提高化疗敏感性。

染色质修饰也与铂耐药有关。含溴结构域 4（BRD4）是溴结构域和端外（BET）蛋白家族的一个成员，参与包括 HGSOC 在内的癌细胞的增殖和生长。抑制 BRD4 及阻断 HR 均可恢复对铂

治疗的敏感性[79]。通过抑制 BET 蛋白家族的另一个成员 BRD9，其可通过 RAD51-RAD54 轴抑制 HR 恢复 HGSOC 对铂的敏感性[80]。

也有关于融合基因和获得性化疗耐药的报道。2015 年，一项关于复发性肿瘤全基因组测序的研究详细分析了获得性耐药的过程[81]。研究结果显示，复发性肿瘤中出现了一个涉及 MDR1 的融合基因。该融合基因与获得铂抗性明显有关。MDR1 是参与药物泵出的重要转运体，是导致包括铂类药物在内的多种化疗药物耐药的原因。MDR1 相关的融合基因在 HGSOC 的获得性化疗耐药中也发挥了一定的作用。

因 HGSOC 的铂耐药涉及多种通路，并且不同患者的机制可能不同。与其致力于开发一种能普遍改善 HGSOC 铂敏感性的新治疗方法，开拓一种基于个性化药物的治疗方法可能是寻找肿瘤化疗耐药关键药物的一种替代策略[82]。

## 八、OCCC 的化学耐药性

与 HGSOC 不同，我们已知 OCCC 对初始化疗（包括铂和紫杉醇）的敏感性均较低[46, 47]。因此，与 HGSOC 相比，OCCC 预后更差[42, 45]。我们首个发现并报道了多个与 OCCC 特异相关的基因，并已成为 OCCC 标志[83]。在这些标记中，包括了一些著名的致癌通路，例如 IL-6-STAT3 轴、TAZ 和 Hippo 通路等。此外，还有几个与细胞代谢密切相关的转录因子，HNF-1β 是我们一直专注的焦点。

我们之前揭示了 HNF-1β 在 OCCC 恶性特征中的作用。本质上，HNF-1β 可调控 OCCC 的细胞代谢，下调 HNF-1β 可使 OCCC 代谢从厌氧葡萄糖分解代谢转变为有氧葡萄糖分解代谢[84]。有氧葡萄糖分解代谢导致三羧酸循环的激活，并增加 ROS 的产生。同时，HNF-1β 可调节半胱氨酸转运体 rBAT 的表达。胱氨酸是谷胱甘肽的来源，可阻止 ROS 产生。抑制 HNF-1β 可降低 rBAT 的表达，导致 ROS 水平升高。总之，HNF-1β 的表达显著影响了 ROS 的产生。

顺铂可增加 ROS 的产生，导致细胞死亡。我们研究发现抑制 HNF-1β 可增加对铂的敏感性[84]。我们认为这一点是通过下调 HNF-1β 增加 ROS 水平所引起的。因此，HNF-1β 可能在 OCCC 的铂耐药中起着重要作用。

ARID1A 缺失也是 OCCC 的一个共同特征。ARID1A 既是 SWISS/Complex 的成员，也是染色质的修饰物[85, 86]。SWISS/Complex 可影响多种信号通路的活性，从而导致化疗耐药的产生。ARID1A 表达下降可促进胱氨酸转运体 SLC7A11 的表达，后者可增加谷胱甘肽的产生，并通过阻止 ROS 导致铂耐药[87]。这可能是 OCCC 患者产生化疗耐药的另一个原因。

在 OCCC 中，除了信号通路外，细胞代谢和 ROS 产生的级联反应也是化疗耐药的关键因素[88]。因此，我们可能还需关注除信号通路以外的因素以解决 OCCC 的化学耐药性。

## 参考文献

[1] Morris M, Eifel PJ, Lu J, Grigsby PW, Levenback C, Stevens RE, et al. Pelvic radiation with concurrent chemotherapy compared with pelvic and para-aortic radiation for high-risk cervical cancer. N Engl J Med. 1999;340(15):1137-43.

[2] Cao HZ, Liu XF, Yang WT, Chen Q, Zheng PS. LGR5 promotes cancer stem cell traits and chemoresistance in cervical cancer. Cell Death Dis. 2017;8(9):e3039.

[3] Feng C, Ma F, Hu C, Ma JA, Wang J, Zhang Y, et al. SOX9/miR-130a/CTR1 axis modulates DDP-resistance of cervical cancer cell. Cell Cycle. 2018;17(4):448-58.

[4] Fu HC, Chuang IC, Yang YC, Chuang PC, Lin H, Ou YC, et al. Low P16(INK4A) expression associated with

high expression of cancer stem cell markers predicts poor prognosis in cervical cancer after radiotherapy. Int J Mol Sci. 2018;19(9)

[5] Jung J, Kim S, An H-T, Ko J. α Actinin 4 regulate s cancer stem cell properties and chemoresistance in cervical cancer. Carcinogenesis. 2019. https://doi.org/10.1093/carcin/bgz168

[6] He Y, Xiao M, Fu H, Chen L, Qi L, Liu D, et al. cPLA2alpha reversibly regulates different subsets of cancer stem cells transformation in cervical cancer. Stem Cells. 2020; 38(4):487-503.

[7] Xie Q, Liang J, Rao Q, Xie X, Li R, Liu Y, et al. Aldehyde dehydrogenase 1 expression predicts chemoresistance and poor clinical outcomes in patients with locally advanced cervical cancer treated with neoadjuvant chemotherapy prior to radical hysterectomy. Ann Surg Oncol. 2016;23(1):163-70.

[8] Sharma A, De R, Javed S, Srinivasan R, Pal A, Bhattacharyya S. Sonic hedgehog pathway activation regulates cervical cancer stem cell characteristics during epithelial to mesenchymal transition. J Cell Physiol. 2019; https://doi.org/10.1002/jcp.28231

[9] Choi YJ, Ingram PN, Yang K, Coffman L, Iyengar M, Bai S, et al. Identifying an ovarian cancer cell hierarchy regulated by bone morphogenetic protein 2. Proc Natl Acad Sci U S A. 2015;112(50):E6882-8.

[10] Miow QH, Tan TZ, Ye J, Lau JA, Yokomizo T, Thiery JP, et al. Epithelial-mesenchymal status renders differential responses to cisplatin in ovarian cancer. Oncogene. 2015;34(15):1899-907.

[11] Özeş AR, Miller DF, Özeş ON, Fang F, Liu Y, Matei D, Huang T, Nephew KP. NF-κB-HOTAIR axis links DNA damage response, chemoresistance and cellular senescence in ovarian cancer. Oncogene. 2016;35(41):5350-61.

[12] House CD, Jordan E, Hernandez L, Ozaki M, James JM, Kim M, Kruhlak MJ, Batchelor E, Elloumi F, Cam MC, Annunziata CM. NFκB promotes ovarian tumorigenesis via classical pathways that support proliferative cancer cells and alternative pathways that support ALDH+ cancer stem-like cells. Cancer Res. 2017;77(24):6927-40.

[13] Jung JG, Shih IM, Park JT, Gerry E, Kim TH, Ayhan A, Handschuh K, Davidson B, Fader AN, Selleri L, Wang TL. Ovarian cancer chemoresistance relies on the stem cell reprogramming factor PBX1. Cancer Res. 2016;76:6351-61. https://doi.org/10.1158/0008-5472. CAN-16-0980.

[14] Lu T, et al. Multi-omics profiling reveals key signaling pathways in ovarian cancer controlled by STAT3. Theranostics. 2019;9(19):5478.

[15] Yamamura S, et al. The activated transforming growth factor-beta signaling pathway in peritoneal metastases is a potential therapeutic target in ovarian cancer. Int J Cancer. 2012;130(1):20-8.

[16] Shang S, et al. Chemotherapy-induced distal enhancers drive transcriptional programs to maintain the chemoresistant state in ovarian cancer. Cancer Res. 2019;79(18):4599-611.

[17] Cole AJ, et al. NFATC4 promotes quiescence and chemotherapy resistance in ovarian cancer. JCI Insight. 2020;5(7)

[18] Lidia M-G. et al. Adaptive RSK-EphA2-GPRC5A signaling switch triggers chemotherapy resistance in ovarian cancer. EMBO Mol Med. 2020;12(4):e11177.

[19] Nacarelli T, Fukumoto T, Zundell JA, Fatkhutdinov N, Jean S, Cadungog MG, et al. NAMPT inhibition suppresses cancer stem-like cells associated with therapy-induced senescence in ovarian cancer. Cancer Res. 2020;80(4):890-900.

[20] Xu H, Wang Z, Xu L, Mo G, Duan G, Wang Y, et al. Targeting the eIF4E/beta-catenin axis sensitizes cervical carcinoma squamous cells to chemotherapy. Am J Transl Res. 2017;9(3):1203-12.

[21] Fan Z, Cui H, Yu H, Ji Q, Kang L, Han B, et al. MiR-125a promotes paclitaxel sensitivity in cervical cancer through altering STAT3 expression. Oncogenesis. 2016;5:e197.

[22] He C, Lv X, Huang C, Angeletti PC, Hua G, Dong J, et al. A Human papillomavirus-independent cervical cancer animal model reveals unconventional mechanisms of cervical carcinogenesis. Cell Rep. 2019;26(10):2636-50 e5.

[23] Bossler F, Hoppe-Seyler K, Hoppe-Seyler F. PI3K/Akt/ mTOR signaling regulates the virus/host cell crosstalk in HPV-positive cervical cancer cells. Int J Mol Sci. 2019;20(9)

[24] Pal A, Kundu R. Human papillomavirus E6 and E7: the cervical cancer hallmarks and targets for therapy. Front Microbiol. 2019;10:3116.

[25] Guo L, Wu H, Zhu J, Zhang C, Ma J, Lan J, et al. Genetic variations in the PI3K/Akt pathway predict platinum-based neoadjuvant chemotherapeutic sensitivity in squamous cervical cancer. Life Sci. 2015;143:217-24.

[26] Lv Y, Cang W, Li Q, Liao X, Zhan M, Deng H, et al. Erlotinib overcomes paclitaxel-resistant cancer stem cells by blocking the EGFR-CREB/GRbeta-IL-6 axis in MUC1-positive cervical cancer. Oncogenesis. 2019;8(12):70.

[27] Bokhman JV. Two pathogenetic types of endometrial carcinoma. Gynecol Oncol. 1983;15(1):10-7.

[28] Tong Z, Liu Y, Yu X, Martinez JD, Xu J. The transcriptional co-activator NCOA6 promotes estrogen-induced GREB1 transcription by recruiting ERalpha and enhancing enhancer-promoter interactions. J Biol Chem. 2019;294(51): 19667-82.

[29] Friel AM, Zhang L, Pru CA, Clark NC, McCallum ML, Blok LJ, et al. Progesterone receptor membrane component 1 deficiency attenuates growth while promoting chemosensitivity of human endometrial xenograft tumors. Cancer Lett. 2015;356(2 Pt B):434-42.

[30] Gentilin E, Minoia M, Bondanelli M, Tagliati F, Degli Uberti EC, Zatelli MC. Growth Hormone differentially modulates chemoresistance in human endometrial adenocarcinoma cell lines. Endocrine. 2017;56(3):621-32.

[31] Cheung LW, Hennessy BT, Li J, Yu S, Myers AP, Djordjevic B, et al. High frequency of PIK3R1 and PIK3R2 mutations in endometrial cancer elucidates a novel mechanism for

regulation of PTEN protein stability. Cancer Discov. 2011;1(2):170-85.

[32] Slomovitz BM, Jiang Y, Yates MS, Soliman PT, Johnston T, Nowakowski M, et al. Phase II study of everolimus and letrozole in patients with recurrent endometrial carcinoma. J Clin Oncol. 2015;33(8):930-6.

[33] Oza AM, Pignata S, Poveda A, McCormack M, Clamp A, Schwartz B, et al. Randomized phase II trial of ridaforolimus in advanced endometrial carcinoma. J Clin Oncol. 2015;33(31):3576-82.

[34] Jiang T, Chen N, Zhao F, Wang XJ, Kong B, Zheng W, et al. High levels of Nrf2 determine chemoresistance in type II endometrial cancer. Cancer Res. 2010;70(13):5486-96.

[35] Kharma B, Baba T, Matsumura N, Kang HS, Hamanishi J, Murakami R, et al. STAT1 drives tumor progression in serous papillary endometrial cancer. Cancer Res. 2014;74(22):6519-30.

[36] Zeng X, Baba T, Hamanishi J, Matsumura N, Kharma B, Mise Y, et al. Phosphorylation of STAT1 serine 727 enhances platinum resistance in uterine serous carcinoma. Int J Cancer. 2019;145(6):1635-47.

[37] Diver EJ, Foster R, Rueda BR, Growdon WB. The therapeutic challenge of targeting HER2 in endometrial cancer. Oncologist. 2015;20(9):1058-68.

[38] Black JD, Lopez S, Cocco E, Bellone S, Altwerger G, Schwab CL, et al. PIK3CA oncogenic mutations represent a major mechanism of resistance to trastuzumab in HER2/neu overexpressing uterine serous carcinomas. Br J Cancer. 2015;113(7):1020-6.

[39] Lopez S, Cocco E, Black J, Bellone S, Bonazzoli E, Predolini F, et al. Dual HER2/PIK3CA targeting overcomes single-agent acquired resistance in HER2-amplified uterine serous carcinoma cell lines in vitro and in vivo. Mol Cancer Ther. 2015;14(11):2519-26.

[40] Torre LA, Trabert B, DeSantis CE, Miller KD, Samimi G, Runowicz CD, et al. Ovarian cancer statistics, 2018. CA Cancer J Clin. 2018;68(4):284-96.

[41] Koshiyama M, Matsumura N, Konishi I. Subtypes of ovarian cancer and ovarian cancer screening. Diagnostics (Basel). 2017;7(1)

[42] Jayson GC, Kohn EC, Kitchener HC, Ledermann JA. Ovarian cancer. Lancet. 2014;384(9951):1376-88.

[43] Winter WE 3rd, Maxwell GL, Tian C, Carlson JW, Ozols RF, Rose PG, et al. Prognostic factors for stage III epithelial ovarian cancer: a Gynecologic Oncology Group Study. J Clin Oncol. 2007;25(24):3621-7.

[44] Agarwal R, Kaye SB. Ovarian cancer: strategies for overcoming resistance to chemotherapy. Nat Rev Cancer. 2003;3(7):502-16.

[45] Kobel M, Kalloger SE, Huntsman DG, Santos JL, Swenerton KD, Seidman JD, et al. Differences in tumor type in low-stage versus high-stage ovarian carcinomas. Int J Gynecol Pathol. 2010;29(3):203-11.

[46] Chan JK, Teoh D, Hu JM, Shin JY, Osann K, Kapp DS. Do clear cell ovarian carcinomas have poorer prognosis compared to other epithelial cell types? A study of 1411 clear cell ovarian cancers. Gynecol Oncol. 2008;109(3):370-6.

[47] Takano M, Kikuchi Y, Yaegashi N, Kuzuya K, Ueki M, Tsuda H, et al. Clear cell carcinoma of the ovary: a retrospective multicentre experience of 254 patients with complete surgical staging. Br J Cancer. 2006;94(10):1369-74.

[48] Krzystyniak J, Ceppi L, Dizon DS, Birrer MJ. Epithelial ovarian cancer: the molecular genetics of epithelial ovarian cancer. Ann Oncol. 2016;27(Suppl 1):i4-i10.

[49] Lheureux S, Lai Z, Dougherty BA, Runswick S, Hodgson DR, Timms KM, et al. Long-term responders on olaparib maintenance in high-grade serous ovarian cancer: clinical and molecular characterization. Clin Cancer Res. 2017;23(15):4086-94.

[50] Coleman RL, Oza AM, Lorusso D, Aghajanian C, Oaknin A, Dean A, et al. Rucaparib maintenance treatment for recurrent ovarian carcinoma after response to platinum therapy (ARIEL3): a randomised, double-blind, placebo-controlled, phase 3 trial. Lancet. 2017;390(10106):1949-61.

[51] Ledermann JA, Oza AM, Lorusso D, Aghajanian C, Oaknin A, Dean A, et al. Rucaparib for patients with platinum-sensitive, recurrent ovarian carcinoma (ARIEL3): post-progression outcomes and updated safety results from a randomised, placebo-controlled, phase 3 trial. Lancet Oncol. 2020;21(5):710-22.

[52] Hu HM, Zhao X, Kaushik S, Robillard L, Barthelet A, Lin KK, et al. A quantitative chemotherapy genetic interaction map reveals factors associated with PARP inhibitor resistance. Cell Rep. 2018;23(3):918-29.

[53] McCormick A, Donoghue P, Dixon M, O'Sullivan R, O'Donnell RL, Murray J, et al. Ovarian cancers harbor defects in nonhomologous end joining resulting in resistance to rucaparib. Clin Cancer Res. 2017;23(8):2050-60.

[54] Hill SJ, Decker B, Roberts EA, Horowitz NS, Muto MG, Worley MJ Jr, et al. Prediction of DNA repair inhibitor response in short-term patient-derived ovarian cancer organoids. Cancer Discov. 2018;8(11):1404-21.

[55] Hatchi E, Livingston DM. Opening a door to PARP inhibitor-induced lethality in HR-proficient human tumor cells. Cancer Cell. 2020;37(2):139-40.

[56] Li H, Liu ZY, Wu N, Chen YC, Cheng Q, Wang J. PARP inhibitor resistance: the underlying mechanisms and clinical implications. Mol Cancer. 2020;19(1):107.

[57] Cancer Genome Atlas Research Network. Integrated genomic analyses of ovarian carcinoma. Nature. 2011;474(7353):609-15.

[58] Murakami R, Matsumura N, Michimae H, Tanabe H, Yunokawa M, Iwase H, et al. The mesenchymal transition subtype more responsive to dose dense taxane chemotherapy combined with carboplatin than to conventional taxane and carboplatin chemotherapy in high grade serous

ovarian carcinoma: A survey of Japanese Gynecologic Oncology Group study (JGOG3016A1). Gynecol Oncol. 2019;153(2):312-9.

[59] Tan TZ, Miow QH, Miki Y, Noda T, Mori S, Huang RY, et al. Epithelial-mesenchymal transition spectrum quantification and its efficacy in deciphering survival and drug responses of cancer patients. EMBO Mol Med. 2014;6(10):1279-93.

[60] Lu T, Bankhead A 3rd, Ljungman M, Neamati N. Multi-omics profiling reveals key signaling pathways in ovarian cancer controlled by STAT3. Theranostics. 2019;9(19): 5478-96.

[61] Singh A, Settleman J. EMT, cancer stem cells and drug resistance: an emerging axis of evil in the war on cancer. Oncogene. 2010;29(34):4741-51.

[62] Hu Z, Artibani M, Alsaadi A, Wietek N, Morotti M, Shi T, et al. The repertoire of serous ovarian cancer non-genetic heterogeneity revealed by single-cell sequencing of normal fallopian tube epithelial cells. Cancer Cell. 2020;37(2):226-42 e7.

[63] Kan T, Wang W, Ip PP, Zhou S, Wong AS, Wang X, et al. Single-cell EMT-related transcriptional analysis revealed intra-cluster heterogeneity of tumor cell clusters in epithelial ovarian cancer ascites. Oncogene. 2020;39(21):4227-40.

[64] Yamamura S, Matsumura N, Mandai M, Huang Z, Oura T, Baba T, et al. The activated transforming growth factor-beta signaling pathway in peritoneal metastases is a potential therapeutic target in ovarian cancer. Int J Cancer. 2012;130(1):20-8.

[65] Peng J, Yoshioka Y, Mandai M, Matsumura N, Baba T, Yamaguchi K, et al. The BMP signaling pathway leads to enhanced proliferation in serous ovarian cancer-A potential therapeutic target. Mol Carcinog. 2016;55(4):335-45.

[66] Pasquier J, Gosset M, Geyl C, Hoarau-Vechot J, Chevrot A, Pocard M, et al. CCL2/CCL5 secreted by the stroma induce IL-6/PYK2 dependent chemoresistance in ovarian cancer. Mol Cancer. 2018;17(1):47.

[67] Dijkgraaf EM, Santegoets SJ, Reyners AK, Goedemans R, Wouters MC, Kenter GG, et al. A phase I trial combining carboplatin/doxorubicin with tocilizumab, an anti-IL-6R monoclonal antibody, and interferon-alpha2b in patients with recurrent epithelial ovarian cancer. Ann Oncol. 2015;26(10):2141-9.

[68] House CD, Jordan E, Hernandez L, Ozaki M, James JM, Kim M, et al. NFkappaB promotes ovarian tumorigenesis via classical pathways that support proliferative cancer cells and alternative pathways that support ALDH(+) cancer stem-like cells. Cancer Res. 2017;77(24):6927-40.

[69] Cole AJ, Iyengar M, Panesso-Gomez S, O'Hayer P, Chan D, Delgoffe GM, et al. NFATC4 promotes quiescence and chemotherapy resistance in ovarian cancer. JCI Insight. 2020;5(7)

[70] Moyano-Galceran L, Pietila EA, Turunen SP, Corvigno S, Hjerpe E, Bulanova D, et al. Adaptive RSK-EphA2-

GPRC5A signaling switch triggers chemotherapy resistance in ovarian cancer. EMBO Mol Med. 2020;12(4):e11177.

[71] Yamanoi K, Baba T, Abiko K, Hamanishi J, Yamaguchi K, Murakami R, et al. Acquisition of a side population fraction augments malignant phenotype in ovarian cancer. Sci Rep. 2019;9(1):14215.

[72] Roth M, Bonev B, Lindsay J, Lea R, Panagiotaki N, Houart C, et al. FoxG1 and TLE2 act cooperatively to regulate ventral telencephalon formation. Development. 2010;137(9):1553-62.

[73] Giannaccini M, Giudetti G, Biasci D, Mariotti S, Martini D, Barsacchi G, et al. Brief report: Rx1 defines retinal precursor identity by repressing alternative fates through the activation of TLE2 and Hes4. Stem Cells. 2013;31(12):2842-7.

[74] Ai R, Sun Y, Guo Z, Wei W, Zhou L, Liu F, et al. NDRG1 overexpression promotes the progression of esophageal squamous cell carcinoma through modulating Wnt signaling pathway. Cancer Biol Ther. 2016;17(9):943-54.

[75] Murakami R, Matsumura N, Brown JB, Wang Z, Yamaguchi K, Abiko K, et al. Prediction of taxane and platinum sensitivity in ovarian cancer based on gene expression profiles. Gynecol Oncol. 2016;141(1):49-56.

[76] Diaz Osterman CJ, Ozmadenci D, Kleinschmidt EG, Taylor KN, Barrie AM, Jiang S, et al. FAK activity sustains intrinsic and acquired ovarian cancer resistance to platinum chemotherapy. Elife. 2019;8

[77] Dorayappan KDP, Wanner R, Wallbillich JJ, Saini U, Zingarelli R, Suarez AA, et al. Hypoxiainduced exosomes contribute to a more aggressive and chemoresistant ovarian cancer phenotype: a novel mechanism linking STAT3/Rab proteins. Oncogene. 2018;37(28):3806-21.

[78] Gentric G, Kieffer Y, Mieulet V, Goundiam O, Bonneau C, Nemati F, et al. PML-regulated mitochondrial metabolism enhances chemosensitivity in human ovarian cancers. Cell Metab. 2019;29(1):156-73 e10.

[79] Sun C, Yin J, Fang Y, Chen J, Jeong KJ, Chen X, et al. BRD4 inhibition is synthetic lethal with PARP inhibitors through the induction of homologous recombination deficiency. Cancer Cell. 2018;33(3):401-16 e8.

[80] Zhou Q, Huang J, Zhang C, Zhao F, Kim W, Tu X, et al. The bromodomain containing protein BRD-9 orchestrates RAD51-RAD54 complex formation and regulates homologous recombination-mediated repair. Nat Commun. 2020;11(1):2639.

[81] Patch AM, Christie EL, Etemadmoghadam D, Garsed DW, George J, Fereday S, et al. Wholegenome characterization of chemoresistant ovarian cancer. Nature. 2015;521(7553):489-94.

[82] Raghavan S, Mehta P, Ward MR, Bregenzer ME, Fleck EMA, Tan L, et al. Personalized medicine-based approach to model patterns of chemoresistance and tumor recurrence using ovarian cancer stem cell spheroids. Clin Cancer Res. 2017;23(22):6934-45.

[83] Yamaguchi K, Mandai M, Oura T, Matsumura N,

Hamanishi J, Baba T, et al. Identification of an ovarian clear cell carcinoma gene signature that reflects inherent disease biology and the carcinogenic processes. Oncogene. 2010;29(12):1741-52.

[84] Amano Y, Mandai M, Yamaguchi K, Matsumura N, Kharma B, Baba T, et al. Metabolic alterations caused by HNF1beta expression in ovarian clear cell carcinoma contribute to cell survival. Oncotarget. 2015;6(28):26002-17.

[85] Murakami R, Matsumura N, Brown JB, Higasa K, Tsutsumi T, Kamada M, et al. Exome sequencing landscape analysis in ovarian clear cell carcinoma shed light on key chromosomal regions and mutation gene networks. Am J Pathol. 2017;187(10):2246-58.

[86] Tan TZ, Ye J, Yee CV, Lim D, Ngoi NYL, Tan DSP, et al. Analysis of gene expression signatures identifies prognostic and functionally distinct ovarian clear cell carcinoma subtypes. EBioMedicine. 2019;50:203-10.

[87] Ogiwara H, Takahashi K, Sasaki M, Kuroda T, Yoshida H, Watanabe R, et al. Targeting the vulnerability of glutathione metabolism in ARID1A-deficient cancers. Cancer Cell. 2019;35(2):177-90 e8.

[88] Khan T, He Y, Kryza T, Harrington BS, Gunter JH, Sullivan MA, et al. Disruption of glycogen utilization markedly improves the efficacy of carboplatin against preclinical models of clear cell ovarian carcinoma. Cancers (Basel). 2020;12(4).

# 第8章 子宫内膜癌中的分子视角
## Molecular Perspective in Endometrial Carcinoma

Yoichi Kobayashi　著

**摘 要**

子宫内膜癌的风险评估包括肿瘤病理类型、肿瘤分期、肌层侵犯、淋巴管浸润、淋巴结转移等。但近年来，随着子宫内膜癌分子分型的进展，提出了新的风险评估方案，特别是肿瘤基因组图谱和子宫内膜癌前瞻性分子危险分类法可从以前认为低级别子宫内膜样腺癌的低风险组中提取出一些高危组病例，还可从预后较差的高级别子宫内膜样腺癌及2型非子宫内膜样腺癌病例中筛查出一些预后良好病例。这些基于分子亚型的新分类将有助于决定子宫内膜癌患者的术后辅助治疗，并提高内膜癌患者的生活质量。

**关键词**

肿瘤基因组图谱（TCGA）– 子宫内膜癌前瞻性分子危险分类法（ProMisE）-POLE- 超突变型；MSI-H 型；高拷贝型；低拷贝型；p53 异常型；p53 野生型

子宫内膜癌是美国第四大常见恶性肿瘤。据统计，2018 年新发病例和死亡人数分别为 61 880 例和 12 160 例[1]，并且发病率和死亡率逐年增加。日本也出现了同样趋势[2]。子宫内膜癌分为两种类型：1 型和 2 型[3]。1 型子宫内膜癌是高分化的子宫内膜样腺癌（组织学 1/2 级），发现时通常分期较早，与雌激素、肥胖和糖尿病相关，并且预后一般较好。相反，2 型子宫内膜癌多为预后很差的浆液性腺癌，发现时多分期较晚。依据组织病理学的分类标准已在临床上广泛应用，但大约 20% 来自萎缩子宫内膜的 1 型子宫内膜癌患者往往容易复发且预后不良，提示这些 1 型子宫

内膜癌[4] 可能存在分子遗传的改变。同样，黏液癌、透明细胞癌和混合癌[5] 的预后和复发机制亦不清楚。因此，迫切需要开发一种基于分子层面的新分型来预测疾病预后。

## 一、TCGA和子宫内膜癌前瞻性分子危险分类法（ProMisE）：新型分子分型

2013 年，癌症基因组图谱研究网络提出，根据基因组分析，可将子宫内膜癌分为 4 类[6]。第 1 种类型是 *POLE* 超突变型，具有很高的变异负

荷和聚合酶 $-\varepsilon$（polymerase-$\varepsilon$，POLE）中核酸外切酶的突变。第 2 种类型是微卫星不稳定型，多为 MLH-1 启动子的高甲基化和高变异率（"超突变型"）。第 3 种亚型是低拷贝型（copy-number-low，CNL），*TP53* 为野生型，p53 蛋白正常表达（子宫内膜样），第 4 种亚型为高拷贝型（copy-number-high，CNH），*TP53* 突变率低，p53 蛋白表达异常（浆液样）[5-7]。根据这种分型模式，第 1 种类型的无进展生存期（progression-free survival，PFS）最长，其次是第 2 种和第 3 种类型，第 4 种最差[5, 6]。

与病理组织分型相比，TCGA 分类法可提供更准确的疾病预后，现在又开发出更经济便捷的免疫组织化学方法，即子宫内膜癌的前瞻性分子危险分类法（proactive molecular risk classifier for endometrial cancer，ProMisE）[8]。ProMisE 分类

将子宫内膜癌分为 4 个分子分型，即 *POLE* 基因突变型（POLEmt）、*MMR* 基因缺陷型（MMR-D）、*p53* 异常型（p53abn）和 *p53* 野生型（p53-wt）。近年来，已有文献对子宫内膜癌 TCGA 和 ProMisE 分子分型与传统组织病理学分型的相关性进行报道。分子分型和子宫内膜癌预后分析见表 8-1 和表 8-2。

## 二、组织病理分类与分子分型的相关性

### （一）低级别子宫内膜样子宫内膜腺癌

低级别子宫内膜样子宫内膜腺癌（endometrioid endometrial carcinoma，EEC）（组织学 1/2 级）以雌激素依赖为特征，一般从子宫内膜增生进展而来，与肥胖和糖尿病相关。低级别 EEC 发现时

### 表 8-1 子宫内膜癌的分子分型

| 癌症基因组图谱 | 子宫内膜癌前瞻性分子危险分类法 |
| --- | --- |
| *POLE* 超突变型 | *POLE* 基因突变型（POLEmt） |
| *MSI* 超突变型 | *MMR* 基因缺陷型（MMR-D） |
| 低拷贝型（子宫内膜样） | *p53* 异常型（p53abn） |
| 高拷贝型（浆液样） | *p53* 野生型（p53-wt） |

### 表 8-2 组织学和分子分型预后

| | POLEmt | MMR-D | p53-wt | p53abn |
| --- | --- | --- | --- | --- |
| 低级别 EEC（组织学 1/2 级） | ○ | ○ | ○ | × |
| 高级别 EEC（组织学 3 级） | ○ | △ | △ | × |
| 浆液性 | ○ | ○ | × | × |
| 透明细胞性 | ○ | ○ | × | × |

○ . 预后好；△ . 预后一般；× . 预后差
EEC. 子宫内膜样腺癌

多分期较早，预后较好。术后即使不进行辅助治疗，其5年生存率也可达95%，但早期低级别EEC中一些病例也存在较高复发和死亡风险[9]。通过传统组织学分类，无法发现这种"高危"的低级别EEC。Moroney等报道1期、1级复发EEC病例中 CTNNB1、MMR-D 和 MSI-H 突变明显高于未复发EEC病例，并且在复发病例中无 POLE 基因突变组，但两组间无统计学差异[10]。

## （二）高级别（组织学3级）EEC

高级别（组织学3级）EEC患者很少合并内分泌或代谢紊乱，但多伴有深部肌层浸润，淋巴结转移及预后不良[3]。因此，2013年ESMO临床实践指南[11]将组织学3级EEC且伴有肌层浸润者列为高危组，治疗包括广泛淋巴结清扫和术后辅助化疗。在分子分型中[6, 8]，POLE 突变型子宫内膜样子宫内膜腺癌，特别是组织学3级，常常伴有 PTEN、PIK3A、PIK3R1、FBXW'、ARID1A、KRAS 和 ARID5B 突变[5]。PORTEC-3临床试验将相关病例进行了分子分型，发现12.4%的病例为 POLE 超突变型。在这些病例中，56.9%为组织学3级EEC，虽然组织学3级EEC是较差的组织学分级，但这些病例却多以早期病变为主（76.4%），并且预后良好[12]。Travaglino等的一项系统综述显示，与组织学1/2级相比，组织学3级EEC在 POLE 超突变型、MSI 高突变型和CNH 高拷贝型亚组中占比较高，而在 CNL 低拷贝型亚组中占比较低[7]。虽然病例数量较少，但Piulats等比较了不同分子亚型在高级别EEC的总体生存率和疾病特异性，POLEmt组48个月生存率为100%，MSI组为82%，CNL组为77.8%，CNH组为42.9%。Boose等将组织学3级EEC分为P53abn、MMR-D、POLEmt和无特异性分子谱（no specific molecular profile，NSMP）4个亚组，结果显示POLEmt的5年无复发生存期最

高（89%），而P53abn的5年无复发生存期最低（47%）[13]。因此，组织学3级 POLE 超突变型的EEC与组织学类型为低级别EEC一样有着较好的预后。这些病例可能因此存在过度治疗，今后应根据 POLE 基因是否突变来进行重新分类。

## （三）浆液性癌

子宫内膜浆液性腺癌是2型子宫内膜癌的主要类型，常见于老年患者，与雌激素和肥胖无关。大多数浆液性腺癌为CNH（浆液样）[14]亚型，预后一般较差。Raffone等基于ProMisE分型进行的一项系统回顾和Meta分析，发现非EEC中p53abn亚组比例最高（73%），2013年ESMO高危分类[15]中此类型比例也最高（84.7%）。在年龄<60岁考虑为浆液性腺癌的EEC患者中，16%病例显示有MMR基因缺陷（MMR-D），11%诊断为Lynch综合征，16%病例为POLEmt亚型。MMR-D和POLEmt患者的总体生存期明显优于无这些分子特征的[14]患者。因此，MMR-D和POLEmt分子亚型的子宫内膜浆液性腺癌患者预后可能较好。

## （四）透明细胞癌

子宫内膜透明细胞癌（clear cell carcinoma，CCC）约占所有子宫内膜癌[16]的3%，属于2型晚期子宫内膜癌。根据ProMisE将52例CCC进行分子分型：1例（1.9%）POLEmt，5例（9.6%）MMR-D，28例（53.8%）p53wt，18例（34.6%）p53abn[17]。CCC为分子异质性疾病。POLEmt或MMR-D型CCC患者预后良好，p53abn型CCC预后最差[17, 18]。

与P53abn亚型相比，POLEmt或MMR-D亚型的患者呈现年轻化趋势。P53wt亚型约占CCC患者的一半[16, 17]，其预后非常差，而其他P53wt亚型的EEC肿瘤预后良好[17, 19, 20]。

## （五）神经内分泌癌

子宫内膜神经内分泌癌（neuroendocrine carcinoma，NEC）是一种十分罕见的子宫内膜疾病，占比不到子宫内膜癌[21]的 1%。Howitt 等报道了 15 例 NEC 的测序结果，并将其分为 4 个 TCGA 组，其中 50% 为 POLEmt（7%）或微卫星不稳定型 / 高突变型（43%）[22]。虽然根据分子分型判断 NEC 的预后情况尚不明确，但免疫检查点抑制剂可能是治疗微卫星不稳定亚型[22]的一种理想方法。

## （六）子宫内膜增生

子宫内膜增生（endometrial hyperplasia，EH）是子宫内膜癌的癌前病变，分为无非典型增生的子宫内膜增生 [ 无非典型增生（non-atypical hyperplasia，NAH）] 和非典型增生 / 子宫内膜上皮内瘤变（atypical hyperplasia/endometrioid intraepithelial neoplasia，AH/EIN）[23]。通过 19 年的随访，在 7947 名被诊断为 EH 的女性队列中，NAH 患者进展为子宫内膜癌的比例为 4.6%（95%CI 3.3%～5.8%），AH/EIN 患者的比例[24]为 27.5%（95%CI 8.6%～42.5%）。Russo 等报道，可检测到 PTEN、PIK3CA 和 FGFR2 突变的子宫内膜癌患者多为 EH 进展而来[25]。

## （七）Lynch 综合征

Lynch 综合征（Lynch syndrome，LS）是一种常染色体显性遗传病，其特征是患结直肠癌和子宫内膜癌的风险增加[26]。大约 5% 的子宫内膜癌具有遗传性，LS 占其中的大多数。LS 多见于子宫下段癌（lower uterine segment，LUS）。法国的一项多中心研究，25% 的 LS 病例为 LUS[27]。LS 可见错配修复基因（mismatch repair，MMR）

的胚系突变，如 MLH1、MSH2、MSH6、PMS2 基因突变，在大多数子宫内膜癌中，胚系突变多发生于 MLH1、MHS2 位点。据报道，LS 相关子宫内膜癌的累积风险为 27%～71%[26]。在一项关于 568 名确诊 LS[27]女性患者的回顾性队列研究中，162 名（28.5%）子宫内膜癌中，发生 MLHI、MSH2 和 MSH6 突变的子宫内膜癌患者分别为 53 例（32.7%）、83 例（51.2%）和 26 例（16.0%）。而存在 MSH6 突变患者的发病年龄比[28]其他基因突变者更大。

LS 相关子宫内膜癌的预后是否优于散发性子宫内膜癌仍存在争议。一项 Lynch 综合征数据库（Prospective Lynch Syndrome Database，PLSD）的前瞻性研究指出诊断子宫内膜癌时年龄＜65 岁患者的 10 年生存率（89%）更高[29]。Kim 等报道，与 MMR– 无缺陷肿瘤患者相比，MMR-D 肿瘤患者无进展生存期更短且复发率更高，但错配修复组[30]之间的总生存期无显著差异。Son 等报道，对所有年龄≤60 岁患者，MLH1 甲基化可导致 MMR-D 的无进展生存期（48.6% vs. 83.3%，P=0.032）和总体生存率（56.5% vs. 90.0%，P=0.025）更差[31]。非子宫内膜样子宫内膜癌中，LS 相关子宫内膜癌患者的无病生存期和总体生存期均明显优于非 LS 相关子宫内膜癌[32]患者。

## 结论

随着分子分型的发展，人们可将子宫内膜癌进行重新分类，这些分类可弥补传统病理诊断存在的问题和缺陷，并可避免对所谓的"高风险恶性肿瘤"而实际上风险较低的肿瘤进行不必要的辅助治疗。在不久的将来，这些肿瘤分子相关数据的累积将有助于改善子宫内膜癌患者的预后和生活质量。

# 参考文献

[1] Siegel RL, Miller KD, Jemal A. Cancer statistics, 2019. CA Cancer J Clin. 2019;69(1):7-34.

[2] Yamagami W, Nagase S, Takahashi F, Ino K, Hachisuga T, Aoki D, Katabuchi H. Clinical statistics of gynecologic cancers in Japan. J Gynecol Oncol. 2017;28(2):e32. https://doi. org/10.3802/jgo.2017.28.e32. Epub 2017 Feb 10. PMID: 28198168; PMCID: PMC5323288.

[3] Bokhman JV. Two pathogenetic types of endometrial carcinoma. Gynecol Oncol. 1983;15:10-7.

[4] Geels YP, Pijnenborg JM, van den Berg-van Erp SH, Bulten J, Visscher DW, Dowdy SC, Massuger LF. Endometrioid endometrial carcinoma with atrophic endometrium and poor prognosis. Obstet Gynecol. 2012;120(5):1124-31.

[5] Piulats JM, Guerra E, Gil-Martín M, Roman-Canal B, Gatius S, Sanz-Pamplona R, Velasco A, Vidal A, Matias-Guiu X. Molecular approaches for classifying endometrial carcinoma. Gynecol Oncol. 2017;145(1):200-7.

[6] Cancer Genome Atlas Research Network, Kandoth C, Schultz N, Cherniack AD, Akbani R, Liu Y, Shen H, Robertson AG, Pashtan I, Shen R, Benz CC, Yau C, Laird PW, Ding L, Zhang W, Mills GB, Kucherlapati R, Mardis ER, Levine DA. Integrated genomic characterization of endometrial carcinoma. Nature. 2013;497(7447):67-73.

[7] Travaglino A, Raffone A, Mollo A, Borrelli G, Alfano P, Zannoni GF, Insabato L, Zullo F. TCGA molecular subgroups and FIGO grade in endometrial endometrioid carcinoma. Arch Gynecol Obstet. 2020;301(5):1117-25.

[8] Talhouk A, McConechy MK, Leung S, Li-Chang HH, Kwon JS, Melnyk N, Yang W, Senz J, Boyd N, Karnezis AN, Huntsman DG, Gilks CB, McAlpine JN. A clinically applicable molecular-based classification for endometrial cancers. Br J Cancer. 2015;113(2):299-310.

[9] Bendifallah S, Canlorbe G, Huguet F, Coutant C, Hudry D, Graesslin O, Raimond E, Touboul C, Collinet P, Bleu G, Daraï E, Ballester M. A risk scoring system to determine recurrence in early-stage type 1 endometrial cancer: a French multicentre study. Ann Surg Oncol. 2014;21(13):4239-45.

[10] Moroney MR, Davies KD, Wilberger AC, Sheeder J, Post MD, Berning AA, Fisher C, Lefkowits C, Guntupalli SR, Behbakht K, Corr BR. Molecular markers in recurrent stage I, grade 1 endometrioid endometrial cancers. Gynecol Oncol. 2019;153(3):517-20.

[11] Colombo N, Preti E, Landoni F, Carinelli S, Colombo A, Marini C, Sessa C; ESMO Guidelines Working Group. Endometrial cancer: ESMO Clinical Practice Guidelines for diagnosis, treatment and follow-up. Ann Oncol. 2013;24 Suppl 6:vi33-8.

[12] León-Castillo A, de Boer SM, Powell ME, Mileshkin LR, Mackay HJ, Leary A, Nijman HW, Singh N, Pollock PM, Bessette P, Fyles A, Haie-Meder C, Smit VTHBM, Edmondson RJ, Putter H, Kitchener HC, Crosbie EJ, de Bruyn M, Nout RA, Horeweg N, Creutzberg CL, Bosse T; TransPORTEC consortium. Molecular classification of the PORTEC-3 trial for high-risk endometrial cancer: impact on prognosis and benefit from adjuvant therapy. J Clin Oncol. 2020. https://doi.org/10.1200/JCO.20.00549. Epub ahead of print.

[13] Bosse T, Nout RA, McAlpine JN, McConechy MK, Britton H, Hussein YR, Gonzalez C, Ganesan R, Steele JC, Harrison BT, Oliva E, Vidal A, Matias-Guiu X, Abu-Rustum NR, Levine DA, Gilks CB, Soslow RA. Molecular classification of grade 3 endometrioid endometrial cancers identifies distinct prognostic subgroups. Am J Surg Pathol. 2018;42(5):561-8.

[14] Conlon N, Da Cruz Paula A, Ashley CW, Segura S, De Brot L, da Silva EM, Soslow RA, Weigelt B, DeLair DF. Endometrial Carcinomas with a "serous" component in young women are enriched for DNA mismatch repair deficiency, Lynch syndrome, and POLE exonuclease domain mutations. Am J Surg Pathol. 2020;44(5):641-8.

[15] Raffone A, Travaglino A, Mascolo M, Carotenuto C, Guida M, Mollo A, Insabato L, Zullo F. Histopathological characterization of ProMisE molecular groups of endometrial cancer. Gynecol Oncol. 2020;157(1):252-9.

[16] Hamilton CA, Cheung MK, Osann K, Chen L, Teng NN, Longacre TA, Powell MA, Hendrickson MR, Kapp DS, Chan JK. Uterine papillary serous and clear cell carcinomas predict for poorer survival compared to grade 3 endometrioid corpus cancers. Br J Cancer. 2006;94(5):642-6.

[17] Kim SR, Cloutier BT, Leung S, Cochrane D, Britton H, Pina A, Storness-Bliss C, Farnell D, Huang L, Shum K, Lum A, Senz J, Lee CH, Gilks CB, Hoang L, McAlpine JN. Molecular subtypes of clear cell carcinoma of the endometrium: Opportunities for prognostic and predictive stratification. Gynecol Oncol. 2020;158(1):3-11.

[18] DeLair DF, Burke KA, Selenica P, Lim RS, Scott SN, Middha S, Mohanty AS, Cheng DT, Berger MF, Soslow RA, Weigelt B. The genetic landscape of endometrial clear cell carcinomas. J Pathol. 2017;243(2):230-41.

[19] Talhouk A, McConechy MK, Leung S, Yang W, Lum A, Senz J, Boyd N, Pike J, Anglesio M, Kwon JS, Karnezis AN, Huntsman DG, Gilks CB, McAlpine JN. Confirmation of ProMisE: A simple, genomics-based clinical classifier for endometrial cancer. Cancer. 2017;123(5):802-13.

[20] Kommoss S, McConechy MK, Kommoss F, Leung S, Bunz A, Magrill J, Britton H, Kommoss F, Grevenkamp F, Karnezis A, Yang W, Lum A, Krämer B, Taran F, Staebler A, Lax S, Brucker SY, Huntsman DG, Gilks CB, McAlpine JN, Talhouk A. Final validation of the ProMisE molecular classifier for endometrial carcinoma in a large population-based case series. Ann Oncol. 2018;29(5):1180-8.

[21] Kurman RJ, Carcangiu M, Herrington C. World Health Organization classification of tumours of female reproductive organs. Lyon, France: International Agency for Research on Cancer; 2014. p. 131-3.

[22] Howitt BE, Dong F, Vivero M, Shah V, Lindeman N, Schoolmeester JK, Baltay M, MacConaill L, Sholl LM, Nucci MR, McCluggage WG. Molecular characterization of neuroendocrine carcinomas of the endometrium: representation in all 4 TCGA groups. Am J Surg Pathol. 2020; https://doi.org/10.1097/PAS.0000000000001560. Epub ahead of print. PMID: 32773531

[23] Kurman RJ, Carcangiu ML, Herrington S, Young RH. WHO classification of tumours of female reproductive organs. Lyon, France: IARC; 2014.

[24] Lacey JV Jr, Sherman ME, Rush BB, Ronnett BM, Ioffe OB, Duggan MA, Glass AG, Richesson DA, Chatterjee N, Langholz B. Absolute risk of endometrial carcinoma during 20-year follow-up among women with endometrial hyperplasia. J Clin Oncol. 2010;28(5):788-92.

[25] Russo M, Newell JM, Budurlean L, Houser KR, Sheldon K, Kesterson J, Phaeton R, Hossler C, Rosenberg J, DeGraff D, Shuman L, Broach JR, Warrick JI. Mutational profile of endometrial hyperplasia and risk of progression to endometrioid adenocarcinoma. Cancer. 2020;126(12): 2775-83.

[26] Meyer LA, Broaddus RR, Lu KH. Endometrial cancer and Lynch syndrome: clinical and pathologic considerations. Cancer Control. 2009;16(1):14-22.

[27] Rossi L, Le Frere-Belda MA, Laurent-Puig P, Buecher B, De Pauw A, Stoppa-Lyonnet D, Canlorbe G, Caron O, Borghese B, Colas C, Delhomelle H, Chabbert-Buffet N, Grandjouan S, Lecuru F, Bats AS. Clinicopathologic characteristics of endometrial cancer in Lynch syndrome: a French multicenter study. Int J Gynecol Cancer. 2017;27(5):953-60.

[28] Ryan NAJ, Morris J, Green K, Lalloo F, Woodward ER, Hill J, Crosbie EJ, Evans DG. Association of mismatch repair mutation with age at cancer onset in Lynch syndrome: implications for stratified surveillance strategies. JAMA Oncol. 2017;3(12):1702-6.

[29] Dominguez-Valentin M, Sampson JR, Seppälä TT, Ten Broeke SW, Plazzer JP, Nakken S, Engel C, Aretz S, Jenkins MA, Sunde L, Bernstein I, Capella G, Balaguer F, Thomas H, Evans DG, Burn J, Greenblatt M, Hovig E, de Vos Tot Nederveen Cappel WH, Sijmons RH, Bertario L, Tibiletti MG, Cavestro GM, Lindblom A, Della Valle A, Lopez-Köstner F, Gluck N, Katz LH, Heinimann K, Vaccaro CA, Büttner R, Görgens H, Holinski-Feder E, Morak M, Holzapfel S, Hüneburg R, Knebel Doeberitz MV, Loeffler M, Rahner N, Schackert HK, Steinke-Lange V, Schmiegel W, Vangala D, Pylvänäinen K, Renkonen-Sinisalo L, Hopper JL, Win AK, Haile RW, Lindor NM, Gallinger S, Le Marchand L, Newcomb PA, Figueiredo JC, Thibodeau SN, Wadt K, Therkildsen C, Okkels H, Ketabi Z, Moreira L, Sánchez A, Serra-Burriel M, Pineda M, Navarro M, Blanco I, Green K, Lalloo F, Crosbie EJ, Hill J, Denton OG, Frayling IM, Rødland EA, Vasen H, Mints M, Neffa F, Esperon P, Alvarez K, Kariv R, Rosner G, Pinero TA, Gonzalez ML, Kalfayan P, Tjandra D, Winship IM, Macrae F, Möslein G, Mecklin JP, Nielsen M, Møller P. Cancer risks by gene, age, and gender in 6350 carriers of pathogenic mismatch repair variants: findings from the Prospective Lynch Syndrome Database. Genet Med. 2020;22(1):15-25.

[30] Kim SR, Pina A, Albert A, McAlpine JN, Wolber R, Gilks B, Carey MS, Kwon JS. Mismatch repair deficiency and prognostic significance in patients with low-risk endometrioid endometrial cancers. Int J Gynecol Cancer. 2020;30(6):783-8.

[31] Son J, Carr C, Yao M, Radeva M, Priyadarshini A, Marquard J, Michener CM, AlHilli M. Endometrial cancer in young women: prognostic factors and treatment outcomes in women aged ≤40 years. Int J Gynecol Cancer. 2020; 30(5): 631-9.

[32] Bogani G, Tibiletti MG, Ricci MT, Carnevali I, Liberale V, Paolini B, Milione M, Vitellaro M, Murgia F, Chiappa V, Ditto A, Ghezzi F, Raspagliesi F. Lynch syndromerelated non-endometrioid endometrial cancer: analysis of outcomes. Int J Gynecol Cancer. 2020;30(1):56-61.

# 第9章　卵巢透明细胞癌的分子图谱
## Molecular Landscape in Ovarian Clear Cell Carcinoma

Nozomu Yanaihara　Aikou Okamoto　著

## 摘　要

卵巢透明细胞癌（ovarian clear cell carcinoma，OCCC）是上皮性卵巢癌的五大组织学类型之一，具有独特的临床和分子特征。目前 OCCC 尚无特异性靶向治疗方法，其发病机制相关的翻译基因组学研究仍在进行中。本章将重点介绍 OCCC 的肿瘤分子图谱及其微环境。我们的研究结果将有助于 OCCC 患者的分层，并筛选出可能从独特组织学亚型 EOC 的精准医疗中获益的人群。

## 关键词

临床试验；卵巢透明细胞癌；分子图谱；靶向治疗

卵巢透明细胞癌是上皮性卵巢癌（epithelial ovarian cancer，EOC）的 5 种主要组织类型之一。OCCC 的临床病理和生物学特征包括高钙血症、血栓栓塞、与子宫内膜异位症密切相关，并且在东亚女性中发病率较高[1, 2]。此外，与其他组织学类型相比，OCCC 发病年龄较轻、期别较早[3]。Ⅰ期 OCCC 的 5 年生存率约为 90%，但不同亚分期存在差异，Ⅰ A 期或 Ⅰ $C_1$ 期患者的临床预后较好，而 Ⅰ $C_2$ 期或 Ⅰ $C_3$ 期患者在统计学上预后更差[4-6]。此外，晚期 OCCC 对传统以铂类为基础的一线化疗耐药，导致患者预后较差[6, 7]。

由于西方国家 OCCC 的患病率较低，目前缺乏针对 OCCC 的化学治疗，也包括分子药物的大型随机对照临床试验。当前的标准治疗仍是"一刀切"的方法，即减瘤术与铂类药物联合紫杉醇化疗。日本妇科肿瘤学会进行了一项随机的Ⅲ期临床试验，对比伊立替康联合顺铂（CPT-P）与紫杉醇联合卡铂（TC）在Ⅰ～Ⅳ期 OCCC 患者中的疗效，显示 CPT-P 组患者无显著生存获益[8]。此外，OCCC 发病机制的翻译基因组学研究正在进行中[1, 9-12]。相关研究强调指出其他治疗方法可能改善 OCCC 患者的生存情况。

在本章，我们将回顾与 OCCC 的致癌机制和分子靶点有关的分子图谱的最新进展。

## 一、突变图谱

关于 OCCC 的大规模全基因组的研究分析报道了可靶向的基因改变，这将有助于 OCCC 治疗靶点的开发（表 9–1）[13–20]。ARID1A 和 PIK3CA 是 OCCC 中最常见的突变，并且经常共同存在[19]。这种共存的突变在基因工程小鼠模型中可以诱导 OCCC 瘤体的形成[28]。由于 OCCC 癌细胞易受到 ARID1A 缺陷的影响，利用 ARID1A 突变的合成致死方法具有极大的临床意义[1, 12]。PIK3CA 和 PTEN 突变可高度激活 PI3K/Akt/mTOR 信号通路[14–16, 18–20]。此外，KRAS 和 PPP2R1A 突变在 OCCC 患者中分别占 5%～20% 和 10%～20%[14–16, 18, 19]。值得注意的是，这些基因的突变中，丝裂原活化蛋白激酶信号通路可能是一个候选靶标，也经常共存[18]。与上皮性卵巢癌最常见的类型，高级别浆液性卵巢癌相比，OCCC 患者中 BRCA1 和 BRCA2 胚系突变并不常见，仅为 2%～6%[21, 22]，这表明只有一小部分 OCCC 患者可能受益于多聚腺苷二磷酸 – 核糖聚合酶抑制剂的治疗。

## 二、拷贝数图谱

一些分子技术，例如单核苷酸多态性、比较基因组杂交（comparative genomic hybridization, CGH）及外显子组测序均已揭示 OCCC 中存在拷贝数改变（copy number alteration, CNA）。在

| 基因改变 | 频率（%） | 影响的通路 | 参考文献 |
|---|---|---|---|
| **表 9–1 卵巢透明细胞癌的基因改变** | | | |
| 基因改变 | 频率（%） | 影响的通路 | 参考文献 |
| **体系突变** | | | |
| ARID1A | 40～70 | SWI/SNF 染色质重塑复合物 | [13–19] |
| PIK3CA | 40～50 | PI3K/Akt/mTOR | [14–16, 18–20] |
| PPP2R1A | 10～20 | Akt/MAPK | [16–19] |
| KRAS | 5～20 | Akt/MAPK | [14–16, 18, 19] |
| TP53 | 5～15 | P53 通路 | [15, 17–20] |
| PTEN | 5～10 | PI3K/Akt/mTOR | [15, 16, 19] |
| **胚系突变** | | | |
| BRCA1/2 | 2～6 | DNA 修复 | [21, 22] |
| **拷贝数变异** | | | |
| ZNF217（20q13.2 扩增） | 20～40 | ZNF217 | [23, 24] |
| MET（7q31.31 扩增） | 30 | Akt/MAPK | [25] |
| AKT2（19q3.2 扩增） | 20 | Akt/mTOR | [25] |
| HER2（17q12～q21 扩增） | 14 | HER | [26] |
| PPM1D（17q23.2 扩增） | 10 | p53 介导的细胞凋亡 | [27] |
| CDKN2A/2B（9q21.3 缺失） | 9 | CDK 抑制剂（p15/p16） | [24] |

chr8q、chr17q 和 chr20q 位点经常存在拷贝数的频繁扩增，而在 chr9q、chr13q、chr18q 和 chr19p 位点则观察到拷贝数缺失[16, 23, 29]。值得注意的是，尽管 OCCC 患者中存在的 CNA 较少，但与 HGSOC 相比，OCCC 的全臂 –CNA 比例却更高[29]。有趣的是，与韩国或德国 OCCC 患者相比，包括锌指蛋白 217（ZNF217）在内的整个 chr8q 和 chr20q13.2 位点的扩增在日本 OCCC 患者中更普遍[23]。含有几种癌症相关基因的某些位点的扩增或缺失可能影响细胞内信号传递，可作为潜在的治疗靶点（表 9–1）。

## 三、信号通路图谱

### （一）IL-6/STAT3 通路

人们经通过全基因表达分析技术获得 OCCC 特异性表达特征。与 HGSOC 相比，OCCC 表现为 IL-6/STAT3 通路的增强[30-32]。此外，肿瘤和血清中高 IL-6 水平与 OCCC 患者不良预后显著相关[5, 31]。IL-6 是一种多效促炎细胞因子，可影响细胞增殖、血管生成和化疗耐药等关键过程。抑制 OCCC 中 IL-6 信号通路具有抗肿瘤作用，表明该通路是一个潜在的治疗靶点[33]。一项针对 18 例铂耐药卵巢癌（1 例 OCCC 患者）的 II 期临床试验中，尽管抗 IL-6 抗体（Siltuximab，西妥昔单抗）显示临床活性[34]，但目前尚无专门靶向针对 OCCC IL-6/STAT3 信号通路相关的临床试验。

### （二）血管生成

恶性肿瘤中普遍存在低氧诱导因子 1-α（HIF-1α）高表达，其可诱导瘤内缺氧，进而导致各种血管生成相关信号的活性增加。OCCC 中 HIF-1α 的表达增加使得细胞内糖原含量增加，导致癌细胞化疗耐药[35]。此外，OCCC 中 IL-6 可通过 STAT3 激活下游基因（如 HIF1A）的表达[31]。

因此，在 90% 的 OCCC 患者中存在 HIF-1α 诱导的血管内皮生长因子（vascular endothelial growth factor，VEGF）过表达，并且 VEGF 的表达水平与患者的生存预后相关[36]。值得关注的是，贝伐单抗（单克隆人 VEGF 抗体）在体外和体内对 OCCC 都有抗肿瘤作用。

OCCC 和肾脏 CCC 具有相似的基因表达谱，其中一个特征便是 HIF 通路的激活[37]。基于这一发现，研究者将重点放在 OCCC 的抗血管生成治疗上（表 9–2）。针对复发性或持续性 OCCC，一项靶向作用于血管内皮生长因子受体（VEGFR）和血小板衍生生长因子受体（PDGFR）的舒尼替尼（Sunitinib）的 GOG-254 II 期研究显示，其治疗患者的中位无进展生存期和总生存期（overall survival，OS）分别为 2.7 个月和 12.8 个月[38]。卡博替尼（Cabozantinib）治疗复发或持续性 OCCC 的 NRG-GY001 II 期研究（靶点为 VEGFR、MET 和 RET）称，卡博替尼单药后的中位 PFS 和 OS 分别为 3.6 个月和 8.1 个月[39]。此外，一项针对 Aurora A 和 VEGFR 靶点的 ENMD-2076 的 II 期研究结果显示，复发性 OCCC 的中位 PFS 为 3.7 个月，22% 的可评估患者的 PFS 为 6 个月，未能达到预设疗效标准[40]。这些试验大多显示疗效有限。另一项靶向 VEGFR、PDFGR 及成纤维细胞生长因子受体（fibroblast growth factor receptor，FGFR）的尼达尼布（BIBF 1120）对比化疗治疗复发性或持续性 OCCC 的随机 II 期国际 NiCCC（ENGOT-GYN1）研究目前正在进行中[41]。

### （三）PI3K/Akt/mTOR 信号通路

PI3K/Akt/mTOR 通路在人类恶性肿瘤中起着至关重要的作用，并通过频繁的基因改变参与 OCCC 的发病[14-16, 18-20]。值得注意的是，OCCC 的全基因组图谱分析显示，约 70% 的 OCCC 存在 PI3K/Akt/mTOR 通路中至少一个组成成分的突变[46]。此外，PI3K/Akt/mTOR 通路抑制剂对于具有高信号通路活性的 OCCC 细胞有抗肿瘤作用[47]。这些发现表明，OCCC 患者对 PI3K/Akt/mTOR 通路的靶向治疗可能有潜在获益。

GOG-268 Ⅱ期研究是坦罗莫司（Temsirolimus，靶向 mTOR 复合物 1）与紫杉醇和卡铂联合治疗后，使用坦罗莫司作为Ⅲ～Ⅳ期 OCCC 患者的一线治疗。与历史对照组相比，未显示 PFS 的改善（表 9–2）（NCT01196429）[42]。

### （四）HNF-1β 通路

HNF-1β 是 OCCC 中一种常见表达的转录因子，因此可用作 OCCC 的诊断标志物[1, 9, 11, 12]。

HNF-1β 低表达与 OCCC 患者良好的临床预后相关[48]。通过低甲基化导致表观遗传沉默是 HNF-1β 高表达的潜在机制之一[30]。HNF-1β 通过调节糖代谢和内部氧化应激在 OCCC 癌细胞存活和化疗耐药中发挥重要作用[49, 50]。

## 四、ARID1A 合成致死通路

如前所述，*ARID1A* 缺失的癌细胞具有易感性。因此，可开发靶向 OCCC 细胞 *ARID1A* 缺失脆弱性的合成致死方法。由于 *ARID1A* 和 *EZH2* 对负调控 PI3K/Akt 信号通路促进细胞凋亡的 PI3K 相互作用蛋白 1（PIK3IP1）表达具有拮抗作用，因

| 表 9–2 基于卵巢透明细胞癌分子图谱的临床试验 | | | | | | | |
|---|---|---|---|---|---|---|---|
| 题 目 | 药 物 | 靶 点 | 条 件 | 是否随机 | 试验期别 | NCT 号 | 参考文献 |
| 抗血管生成 | | | | | | | |
| GOG-254 | 舒尼替尼 | VEGFR、PDGFR | 反复或持续 | 否 | Ⅱ | NCT00979992 | [38] |
| NRG-GY001 | 卡博替尼 | VEGFR2、MET、RET | 反复或持续 | 否 | Ⅱ | NCT02315430 | [39] |
| ENMD-2076 研究 | ENMD-2076 | VEGFR、Aurora A | 反复 | 否 | Ⅱ | NCT01104675 | [40] |
| NiCCC（ENGOTGYN1） | 尼达尼布 | VEGFR、PDGFR、FGFR | 反复或持续 | 是 | Ⅱ | NCT02866370 | [41] |
| 抗 PI3K/Akt/mTOR 通路 | | | | | | | |
| GOG-268 | 坦罗莫司 | mTOR | Ⅲ期或Ⅳ期 | 否 | Ⅱ | NCT01196429 | [42] |
| ARID1A 合成致死途径 | | | | | | | |
| GOG-283 | 达沙替尼 | Abl、Src、c-Kit | 反复或持续 | 否 | Ⅱ | NCT02059265 | [43] |
| 免疫检查点阻滞 | | | | | | | |
| MOCCA | 德瓦鲁单抗 | PD-L1 | 反复或持续 | 是 | Ⅱ | NCT03405454 | [44] |
| BrUOG 354 | 纳武利尤单抗伊匹单抗 | PD-1、CTLA4 | 反复或持续 | 是 | Ⅱ | NCT03355976 | [45] |

VEGFR. 血管内皮生长因子受体；PDGER. 血小板衍生生长因子受体；FGFR. 成纤维细胞生长因子受体；mTOR. 哺乳动物雷帕霉素靶点；PD-L1. 程序性死亡配体；PD-1. 程序性死亡

此，组氨酸同源物 2（EZH2）、甲基转移酶增强子（GSK126）的小分子抑制剂可抑制 *ARID1A* 突变的卵巢癌细胞生长[51]。另一种 *ARID1A* 缺失的表观遗传学观念认为，使用组蛋白去乙酰化酶 6（HDAC6）抑制剂（ACY1215）调节 HDAC6 活性对 *ARID1A* 突变肿瘤也有治疗作用[52]。*ARID1A* 可抑制 HDAC6 的转录活性，因此 *ARID1A* 突变通过上调 HADC6 使 P53 的促凋亡功能失活。如免疫组化（immunohistochemistry，IHC）检测所示，HDAC6 高表达与伴有 *ARID1A* 缺失的 OCCC 不良预后相关[53]。此外，在 *ARID1A* 缺失的基因 OCCC 小鼠模型中，抑制 HDAC6 与抗 PD-L1 免疫检查点抑制剂有协同作用[54]。

　　*ARID1A* 缺失肿瘤对 PARP 抑制剂治疗敏感[55]。通过与共济失调毛细血管扩张 Rad3 相关蛋白（ATR）的相互作用，*ARID1A* 被募集到双链 DNA 断裂位点，通过促进 DNA-DSB 末端处理和 ATR 持续的激活以维持 DNA 损伤信号所需的转导。因此，受损的 DNA 损伤检查点使 *ARID1A* 缺失肿瘤对 PARP 抑制剂更敏感。此外，高通量 RNA 干扰（RNA interference，RNAi）化学敏感性筛选技术显示 *ARID1A* 是 ATR 抑制剂的合成致死伴侣[56]。由于无法将拓扑异构酶 Ⅱ 招募到染色质，*ARID1A* 缺失导致延长细胞周期，从而增加对 ATR 检查点活性的依赖。因此，在 *ARID1A* 缺失的肿瘤中抑制 ATR 可诱导有丝分裂提前，触发基因组不稳定和癌细胞死亡。

　　针对 *ARID1A* 合成致死效应的高通量药物筛选显示，达沙替尼（Dasatinib，多靶点激酶抑制剂）可作为临床上 *ARID1A* 突变 OCCC 细胞株的选择性药物[57]。对达沙替尼敏感的 *ARID1A* 突变癌细胞表现为 $G_1$ 细胞周期阻滞，随后发生 p21 和 Rb 相关的细胞凋亡。一项将细胞代谢作为合成致死通路新的重点研究表明，*ARID1A* 缺失肿瘤易受谷胱甘肽（glutathione，GSH）代谢的影响[58]。*ARID1A* 通过调节 SLC7A11（一种半胱氨酸的转运体，GSH 的重要来源）的表达来维持 GSH 的内稳态，进而维持谷胱甘肽和活性氧之间的复杂平衡。使用 APR-246 或丁硫氨酸亚砜胺（BSO，GSH 合成的速率限制酶）可抑制 *ARID1A* 缺失肿瘤中 GSH 代谢途径，从而破坏 GSH-ROS 平衡，进而 ROS 引起细胞的凋亡。

　　*ARID1A* 缺失状态可用于 OCCC 相关临床应用和试验研究中患者的分层管理。具有 *ARID1A* 突变的 OCCC 对吉西他滨选择性敏感，但其潜在的分子机制尚不清楚[59]。吉西他滨通常用于 EOC 的治疗，因此这一发现可能有助于 OCCC 的精准治疗。此外，一项评估 *ARID1A* 表达状态与达沙替尼治疗复发或持续性卵巢和子宫内膜透明细胞癌抗肿瘤效应的 Ⅱ 期回顾性研究正在进行中（NCT02059265）[43]。

## 五、免疫图谱

　　帕博利珠单抗是一种针对程序性死亡蛋白 –1 的人源化单克隆抗体，被批准用于任何不可切除或伴有微卫星不稳定（microsatellite instability，MSI）转移性实体肿瘤。高肿瘤突变负荷的 MSI 是由 Lynch 综合征患者的 *MMR* 基因成分的种系突变或肿瘤中 MLH1 启动子区的体细胞超甲基化导致的错配修复缺陷引起。EOC 组织学亚型（如子宫内膜样癌和 OCCC）与 Lynch 综合征有关[60]。免疫组化检测显示，OCCC 中 *MMR* 异常表达的频率为 6%～13%[61-63]，其表达与 MSI 状态相关[63, 64]。

　　帕博利珠单抗治疗 376 例复发性 EOC 患者的 KEYNOTE-100 Ⅱ 期研究数据显示，患者总体客观缓解率（objective response rate，ORR）为 8%，而 OCCC 的 ORR 为 15.8%[65]。重要的是，本研究还表明肿瘤中 PD-L1 的高表达与较高的 ORR 相关，无论 MMR 状态如何，约 50% 的 OCCC 患者 PD-L1 表达阳性[62, 63]，这表明很大比例的 OCCC 患者可能从免疫检查点阻滞的新治疗方法受益。在同基因卵巢癌小鼠模型中，*ARID1A* 缺失与 *MSH2* 相互作用导致 MMR 受损，进而 PD-L1 表达增加[66]。另一项纳武利尤单抗（Nivolumab，抗 PD-1 抗体）治疗 20 例耐铂 EOC 患者的 II 期研究中，2 名患者出现持久的完全缓解（其中 1 例为 OCCC）[67]。其他靶向 OCCC 免疫检查点抑制剂相关的临床试验正在进行中，如以 PD-L1 为靶点的德瓦鲁单抗（Durvalumab）对比化疗的 MOCCA II 期随机研究（NCT03405454）[44] 和以 CTLA4 为靶点的纳武利尤单抗（Nivolumab）联合伊匹单抗（Ilimumab）的 BrUOG 354 II 期随机研究（NCT03355976）[44]（表 9–2）。

## 结论

目前的 OCCC 治疗方案未满足临床需求。基于 OCCC 分子特征的靶向治疗可能显著改善 OCCC 患者的临床结局。鉴于 OCCC 的低发病率，为了开发 OCCC 的精准医疗方法，需要从 OCCC 的分子视角出发，通过设计合理的临床试验和国际合作来进行验证。

**利益冲突声明**：所有作者均无任何利益冲突需要披露。

## 参考文献

[1] Khalique S, Lord CJ, Banerjee S, Natrajan R. Translational genomics of ovarian clear cell carcinoma. Semin Cancer Biol. 2020;61:121-31. https://doi.org/10.1016/j.semcancer.2019.10.025.

[2] Takahashi K, Takenaka M, Kawabata A, Yanaihara N, Okamoto A. Rethinking of treatment strategies and clinical management in ovarian clear cell carcinoma. Int J Clin Oncol. 2020;25:425-31. https://doi.org/10.1007/s10147-020-01625-w.

[3] Chan JK, Teoh D, Hu JM, Shin JY, Osann K, Kapp DS. Do clear cell ovarian carcinomas have poorer prognosis compared to other epithelial cell types? A study of 1411 clear cell ovarian cancers. Gynecol Oncol. 2008;109:370-6. https://doi.org/10.1016/j.ygyno.2008.02.006.

[4] Suzuki K, Takakura S, Saito M, Morikawa A, Suzuki J, Takahashi K, et al. Impact of surgical staging in stage I clear cell adenocarcinoma of the ovary. Int J Gynecol Cancer. 2014;24:1181-9. https://doi.org/10.1097/IGC.0000000000000178.

[5] Kawabata A, Yanaihara N, Nagata C, Saito M, Noguchi D, Takenaka M, et al. Prognostic impact of interleukin-6 expression in stage I ovarian clear cell carcinoma. Gynecol Oncol. 2017;146:609-14. https://doi.org/10.1016/j.ygyno.2017.06.027.

[6] Shu CA, Zhou Q, Jotwani AR, Iasonos A, Leitao MM Jr, Konner JA, et al. Ovarian clear cell carcinoma, outcomes by stage: the MSK experience. Gynecol Oncol. 2015;139:236-41. https://doi.org/10.1016/j.ygyno.2015.09.016.

[7] Takano M, Kikuchi Y, Yaegashi N, Kuzuya K, Ueki M, Tsuda H, et al. Clear cell carcinoma of the ovary: a retrospective multicentre experience of 254 patients with complete surgical staging. Br J Cancer. 2006;94:1369-74. https://doi.org/10.1038/sj.bjc.6603116.

[8] Sugiyama T, Okamoto A, Enomoto T, Hamano T, Aotani E, Terao Y, et al. Randomized phase III trial of irinotecan plus cisplatin compared with paclitaxel plus carboplatin as first-line chemotherapy for ovarian clear cell carcinoma: JGOG3017/GCIG trial. J Clin Oncol. 2016;34:2881-7. https://doi.org/10.1200/JCO.2016.66.9010.

[9] Mabuchi S, Sugiyama T, Kimura T. Clear cell carcinoma of the ovary: molecular insights and future therapeutic perspectives. J Gynecol Oncol. 2016;27:e31. https://doi.org/10.3802/jgo.2016.27.e31.

[10] Jang JYA, Yanaihara N, Pujade-Lauraine E, Mikami Y, Oda K, Bookman M, et al. Update on rare epithelial ovarian cancers: based on the Rare Ovarian Tumors Young Investigator Conference. J Gynecol Oncol. 2017;28:e54. https://doi.org/10.3802/jgo.2017.28.e54.

[11] Oda K, Hamanishi J, Matsuo K, Hasegawa K. Genomics to immunotherapy of ovarian clear cell carcinoma: Unique opportunities for management. Gynecol Oncol. 2018;151:381-9. https://doi.org/10.1016/j.ygyno.2018.09.001.

[12] Kuroda T, Kohno T. Precision medicine for ovarian clear cell carcinoma based on gene alterations. Int J Clin Oncol. 2020;25:419-24. https://doi.org/10.1007/s10147-020-01622-z.

[13] Wiegand KC, Shah SP, Al-Agha OM, Zhao Y, Tse K, Zeng T, et al. ARID1A mutations in endometriosis-associated

ovarian carcinomas. N Engl J Med. 2010;363:1532-43. https://doi. org/10.1056/NEJMoa1008433.

[14] Jones S, Wang TL, Shih IeM, Mao TL, Nakayama K, Roden R, et al. Frequent mutations of chromatin remodeling gene ARID1A in ovarian clear cell carcinoma. Science. 2010;330:228-31. https://doi.org/10.1126/science.1196333.

[15] Itamochi H, Oishi T, Oumi N, Takeuchi S, Yoshihara K, Mikami M, et al. Whole-genome sequencing revealed novel prognostic biomarkers and promising targets for therapy of ovarian clear cell carcinoma. Br J Cancer. 2017;117:717-24. https://doi.org/10.1038/bjc.2017.228.

[16] Murakami R, Matsumura N, Brown JB, Higasa K, Tsutsumi T, Kamada M, et al. Exome sequencing landscape analysis in ovarian clear cell carcinoma shed light on key chromosomal regions and mutation gene networks. Am J Pathol. 2017;187:2246-58. https://doi. org/10.1016/j.ajpath.2017.06.012.

[17] Wang YK, Bashashati A, Anglesio MS, Cochrane DR, Grewal DS, Ha G, et al. Genomic consequences of aberrant DNA repair mechanisms stratify ovarian cancer histotypes. Nat Genet. 2017;49:856-65. https://doi.org/10.1038/ng.3849.

[18] Shibuya Y, Tokunaga H, Saito S, Shimokawa K, Katsuoka F, Bin L, et al. Identification of somatic genetic alterations in ovarian clear cell carcinoma with next generation sequencing. Genes Chromosomes Cancer. 2018;57:51-60. https://doi.org/10.1002/gcc.22507.

[19] Kim SI, Lee JW, Lee M, Kim HS, Chung HH, Kim JW, et al. Genomic landscape of ovarian clear cell carcinoma via whole exome sequencing. Gynecol Oncol. 2018;148:375-82. https://doi.org/10.1016/j.ygyno.2017.12.005.

[20] Takenaka M, Saito M, Iwakawa R, Yanaihara N, Saito M, Kato M, et al. Profiling of actionable gene alterations in ovarian cancer by targeted deep sequencing. Int J Oncol. 2015;46:2389-98. https://doi.org/10.3892/ijo.2015.2951.

[21] Alsop K, Fereday S, Meldrum C, deFazio A, Emmanuel C, George J, et al. BRCA mutation frequency and patterns of treatment response in BRCA mutation-positive women with ovarian cancer: a report from the Australian Ovarian Cancer Study Group. J Clin Oncol. 2012;30:2654-63. https://doi.org/10.1200/JCO.2011.39.8545.

[22] Enomoto T, Aoki D, Hattori K, Jinushi M, Kigawa J, Takeshima N, et al. The first Japanese nationwide multicenter study of BRCA mutation testing in ovarian cancer: CHARacterizing the cross-sectionaL approach to Ovarian cancer geneTic TEsting of BRCA (CHARLOTTE). Int J Gynecol Cancer. 2019;29:1043-9. https://doi.org/10.1136/ijgc-2019-000384.

[23] Okamoto A, Sehouli J, Yanaihara N, Hirata Y, Braicu I, Kim BG, et al. Somatic copy number alterations associated with Japanese or endometriosis in ovarian clear cell adenocarcinoma. PLoS One. 2015;10:e0116977. https://doi.org/10.1371/journal.pone.0116977.

[24] Kuo KT, Mao TL, Chen X, Feng Y, Nakayama K, Wang Y, et al. DNA copy numbers profiles in affinity-purified ovarian clear cell carcinoma. Clin Cancer Res. 2010;16:1997-2008. https://doi.org/10.1158/1078-0432.CCR-09-2105.

[25] Yamashita Y, Akatsuka S, Shinjo K, Yatabe Y, Kobayashi H, Seko H, et al. Met is the most frequently amplified gene in endometriosis-associated ovarian clear cell adenocarcinoma and correlates with worsened prognosis. PLoS One. 2013;8:e57724. https://doi.org/10.1371/journal.pone.0057724.

[26] Tan DS, Iravani M, McCluggage WG, Lambros MB, Milanezi F, Mackay A, et al. Genomic analysis reveals the molecular heterogeneity of ovarian clear cell carcinomas. Clin Cancer Res. 2011;17:1521-34. https://doi.org/10.1158/1078-0432.CCR-10-1688.

[27] Tan DS, Lambros MB, Rayter S, Natrajan R, Vatcheva R, Gao Q, et al. PPM1D is a potential therapeutic target in ovarian clear cell carcinomas. Clin Cancer Res. 2009;15:2269-80. https://doi.org/10.1158/1078-0432.CCR-08-2403.

[28] Chandler RL, Damrauer JS, Raab JR, Schisler JC, Wilkerson MD, Didion JP, et al. Coexistent ARID1A-PIK3CA mutations promote ovarian clear-cell tumorigenesis through pro-tumorigenic inflammatory cytokine signalling. Nat Commun. 2015;6:6118. https://doi. org/10.1038/ncomms7118.

[29] Uehara Y, Oda K, Ikeda Y, Koso T, Tsuji S, Yamamoto S, et al. Integrated copy number and expression analysis identifies profiles of whole-arm chromosomal alterations and subgroups with favorable outcome in ovarian clear cell carcinomas. PLoS One. 2015;10:e0128066. https://doi.org/10.1371/journal.pone.0128066.

[30] Yamaguchi K, Mandai M, Oura T, Matsumura N, Hamanishi J, Baba T, et al. Identification of an ovarian clear cell carcinoma gene signature that reflects inherent disease biology and the carcinogenic processes. Oncogene. 2010;29:1741-52. https://doi.org/10.1038/onc.2009.470.

[31] Anglesio MS, George J, Kulbe H, Friedlander M, Rischin D, Lemech C, et al. IL6-STAT3-HIF signaling and therapeutic response to the angiogenesis inhibitor sunitinib in ovarian clear cell cancer. Clin Cancer Res. 2011;17:2538-48. https://doi.org/10.1158/1078-0432.CCR-10-3314.

[32] Yanaihara N, Anglesio MS, Ochiai K, Hirata Y, Saito M, Nagata C, et al. Cytokine gene expression signature in ovarian clear cell carcinoma. Int J Oncol. 2012;41:1094-100. https://doi.org/10.3892/ijo.2012.1533.

[33] Yanaihara N, Hirata Y, Yamaguchi N, Noguchi Y, Saito M, Nagata C, et al. Antitumor effects of interleukin-6 (IL-6)/interleukin-6 receptor (IL-6R) signaling pathway inhibition in clear cell carcinoma of the ovary. Mol Carcinog. 2016;55:832-41. https://doi.org/10.1002/mc.22325.

[34] Coward J, Kulbe H, Chakravarty P, Leader D, Vassileva V, Leinster DA, et al. Interleukin-6 as a therapeutic target in human ovarian cancer. Clin Cancer Res. 2011;17:6083-96. https://doi. org/10.1158/1078-0432.CCR-11-0945.

[35] Iida Y, Aoki K, Asakura T, Ueda K, Yanaihara N, Takakura

S, et al. Hypoxia promotes glycogen synthesis and accumulation in human ovarian clear cell carcinoma. Int J Oncol. 2012;40:2122-30. https://doi.org/10.3892/ijo.2012.1406.

[36] Mabuchi S, Kawase C, Altomare DA, Morishige K, Hayashi M, Sawada K, et al. Vascular endothelial growth factor is a promising therapeutic target for the treatment of clear cell carcinoma of the ovary. Mol Cancer Ther. 2010;9:2411-22. https://doi.org/10.1158/1535-7163. MCT-10-0169.

[37] Ji JX, Wang YK, Cochrane DR, Huntsman DG. Clear cell carcinomas of the ovary and kidney: clarity through genomics. J Pathol. 2018;244:550-64. https://doi.org/10.1002/path.5037.

[38] Chan JK, Brady W, Monk BJ, Brown J, Shahin MS, Rose PG, et al. A phase II evaluation of sunitinib in the treatment of persistent or recurrent clear cell ovarian carcinoma: An NRG Oncology/Gynecologic Oncology Group Study (GOG-254). Gynecol Oncol. 2018;150:247-52. https://doi.org/10.1016/j.ygyno.2018.05.029.

[39] Konstantinopoulos PA, Brady WE, Farley J, Armstrong A, Uyar DS, Gershenson DM. Phase II study of single-agent cabozantinib in patients with recurrent clear cell ovarian, primary peritoneal or fallopian tube cancer (NRG-GY001). Gynecol Oncol. 2018;150:9-13. https://doi.org/10.1016/j.ygyno.2018.04.572.

[40] Lheureux S, Tinker A, Clarke B, Ghatage P, Welch S, Weberpals JI, et al. A clinical and molecular phase II trial of oral ENMD-2076 in ovarian clear cell carcinoma (OCCC): a study of the Princess Margaret Phase II Consortium. Clin Cancer Res. 2018;24:6168-74. https://doi.org/10.1158/1078-0432.CCR-18-1244.

[41] https://clinicaltrials.gov/ct2/show/NCT02866370

[42] https://clinicaltrials.gov/ct2/show/study/NCT01196429

[43] https://clinicaltrials.gov/ct2/show/NCT02059265

[44] https://clinicaltrials.gov/ct2/show/NCT03405454

[45] https://clinicaltrials.gov/ct2/show/NCT03355976

[46] Elvin JA, Chura J, Gay LM, Markman M. Comprehensive genomic profiling (CGP) of ovarian clear cell carcinomas (OCCC) identifies clinically relevant genomic alterations (CRGA) and targeted therapy options. Gynecol Oncol Rep. 2017;20:62-6. https://doi.org/10.1016/j. gore.2017.02.007.

[47] Mabuchi S, Kawase C, Altomare DA, Morishige K, Sawada K, Hayashi M, et al. mTOR is a promising therapeutic target both in cisplatin-sensitive and cisplatin-resistant clear cell carci-noma of the ovary. Clin Cancer Res. 2009;15:5404-13. https://doi.org/10.1158/1078-0432. CCR-09-0365.

[48] Takenaka M, Köbel M, Garsed DW, Fereday S, Pandey A, Etemadmoghadam D, et al. Survival following chemotherapy in ovarian clear cell carcinoma is not associated with pathological misclassification of tumor histotype. Clin Cancer Res. 2019;25:3962-73. https://doi.org/10.1158/1078-0432.CCR-18-3691.

[49] Okamoto T, Mandai M, Matsumura N, Yamaguchi K, Kondoh H, Amano Y, et al. Hepatocyte nuclear factor-1β (HNF-1β) promotes glucose uptake and glycolytic activity in ovarian clear cell carcinoma. Mol Carcinog. 2015;54:35-49. https://doi.org/10.1002/mc.22072.

[50] Amano Y, Mandai M, Yamaguchi K, Matsumura N, Kharma B, Baba T, et al. Metabolic alterations caused by HNF1β expression in ovarian clear cell carcinoma contribute to cell survival. Oncotarget. 2015;6:26002-17. https://doi.org/10.18632/oncotarget.4692.

[51] Bitler BG, Aird KM, Garipov A, Li H, Amatangelo M, Kossenkov AV, et al. Synthetic lethality by targeting EZH2 methyltransferase activity in ARID1A-mutated cancers. Nat Med. 2015;21:231-8. https://doi.org/10.1038/nm.3799.

[52] Bitler BG, Wu S, Park PH, Hai Y, Aird KM, Wang Y, et al. ARID1A-mutated ovarian cancers depend on HDAC6 activity. Nat Cell Biol. 2017;19:962-73. https://doi.org/10.1038/ncb3582.

[53] Yano M, Katoh T, Miyazawa M, Miyazawa M, Ogane N, Miwa M, et al. Clinicopathological correlation of ARID1A status with HDAC6 and its related factors in ovarian clear cell carcinoma. Sci Rep. 2019;9:2397. https://doi.org/10.1038/s41598-019-38653-0.

[54] Fukumoto T, Fatkhutdinov N, Zundell JA, Tcyganov EN, Nacarelli T, Karakashev S, et al. HDAC6 Inhibition Synergizes with Anti-PD-L1 Therapy in ARID1A-Inactivated Ovarian Cancer. Cancer Res. 2019;79:5482-9. https://doi.org/10.1158/0008-5472.CAN-19-1302.

[55] Shen J, Peng Y, Wei L, Zhang W, Yang L, Lan L, et al. ARID1A deficiency impairs the DNA damage checkpoint and sensitizes cells to PARP inhibitors. Cancer Discov. 2015;5:752-67. https://doi.org/10.1158/2159-8290.CD-14-0849.

[56] Williamson CT, Miller R, Pemberton HN, Jones SE, Campbell J, Konde A, et al. ATR inhibitors as a synthetic lethal therapy for tumours deficient in ARID1A. Nat Commun. 2016;7:13837. https://doi.org/10.1038/ncomms13837.

[57] Miller RE, Brough R, Bajrami I, Williamson CT, McDade S, Campbell J, et al. Synthetic lethal targeting of ARID1A-mutant ovarian clear cell tumors with dasatinib. Mol Cancer Ther. 2016;15:1472-84. https://doi.org/10.1158/1535-7163. MCT-15-0554.

[58] Ogiwara H, Takahashi K, Sasaki M, Kuroda T, Yoshida H, Watanabe R, et al. Targeting the vulnerability of glutathione metabolism in ARID1A-deficient cancers. Cancer Cell. 2019;35:177-90.e8. https://doi.org/10.1016/j.ccell.2018.12.009.

[59] Kuroda T, Ogiwara H, Sasaki M, Takahashi K, Yoshida H, Kiyokawa T, et al. Therapeutic preferability of gemcitabine for ARID1A-deficient ovarian clear cell carcinoma. Gynecol Oncol. 2019;155:489-98. https://doi.org/10.1016/j.ygyno.2019.10.002.

[60] Vierkoetter KR, Ayabe AR, VanDrunen M, Ahn HJ, Shimizu DM, Terada KY. Lynch Syndrome in patients with clear cell and endometrioid cancers of the ovary.

Gynecol Oncol. 2014;135:81-4. https://doi.org/10.1016/j.ygyno.2014.07.100.

[61] Bennett JA, Morales-Oyarvide V, Campbell S, Longacre TA, Oliva E. Mismatch repair protein expression in clear cell carcinoma of the ovary: incidence and morphologic associations in 109 cases. Am J Surg Pathol. 2016;40:656-63. https://doi.org/10.1097/PAS.0000000000000602.

[62] Willis BC, Sloan EA, Atkins KA, Stoler MH, Mills AM. Mismatch repair status and PD-L1 expression in clear cell carcinomas of the ovary and endometrium. Mod Pathol. 2017;30:1622-32. https://doi.org/10.1038/modpathol.2017.67.

[63] Howitt BE, Strickland KC, Sholl LM, Rodig S, Ritterhouse LL, Chowdhury D, et al. Clear cell ovarian cancers with microsatellite instability: A unique subset of ovarian cancers with increased tumor-infiltrating lymphocytes and PD-1/PD-L1 expression. Oncoimmunology. 2017;6:e1277308. https://doi.org/10.1080/2162402X.2016.1277308.

[64] Cai KQ, Albarracin C, Rosen D, Zhong R, Zheng W, Luthra R, et al. Microsatellite instability and alteration of the expression of hMLH1 and hMSH2 in ovarian clear cell carcinoma. Hum Pathol. 2004;35:552-9. https://doi.org/10.1016/j.humpath.2003.12.009.

[65] Matulonis UA, Shapira-Frommer R, Santin AD, Lisyanskaya AS, Pignata S, Vergote I, et al. Antitumor activity and safety of pembrolizumab in patients with advanced recurrent ovarian cancer: results from the phase II KEYNOTE-100 study. Ann Oncol. 2019;30:1080-7. https://doi.org/10.1093/annonc/mdz135.

[66] Shen J, Ju Z, Zhao W, Wang L, Peng Y, Ge Z, et al. ARID1A deficiency promotes mutability and potentiates therapeutic antitumor immunity unleashed by immune checkpoint blockade. Nat Med. 2018;24:556-62. https://doi.org/10.1038/s41591-018-0012-z.

[67] Hamanishi J, Mandai M, Ikeda T, Minami M, Kawaguchi A, Murayama T, et al. Safety and antitumor activity of anti-PD-1 antibody, nivolumab, in patients with platinum-resistant ovarian cancer. J Clin Oncol. 2015;33:4015-22. https://doi.org/10.1200/JCO.2015.62.3397.

# 第 10 章　子宫内膜癌的分子病理学及临床病理意义

## Molecular Pathology and Clinicopathological Significance of Endometrial Carcinoma

Munekage Yamaguchi　Hidetaka Katabuchi　著

**摘　要**

子宫内膜癌（endometrial carcinoma，EC）在全球范围内呈快速增长趋势。在 20 世纪，人们认为内分泌和代谢紊乱可能影响 EC 的生物学特征和临床进程。1983 年，根据病理类型提出的子宫内膜癌二元发病模式为这个复杂的异质性疾病提供了一种新的理解。即此，根据激素受体的免疫组化结果将 EC 分为两种具有代表性的组织学类型，即子宫内膜样癌和浆液性癌。20 世纪 90 年代分子学的进展则揭示了 EC 二元分类的基因改变：子宫内膜样癌以 *KRAS* 突变、微卫星不稳定性和 *PTEN* 突变为主要特征，浆液性癌以 *TP53* 突变为主要特征。2013 年，综合基因组转录学和蛋白质组学分析又将 EC 分为四个类型：*POLE* 超突变型、微卫星不稳定型、低拷贝型和高拷贝型。重新分类有助于更全面地了解 EC 的分子改变和信号通路，从而为 EC 的个体化治疗提供新的潜在治疗靶点。

**关键词**

子宫内膜癌；二元发病模式；基因改变；癌变；靶向治疗

## 一、子宫内膜癌发病趋势

EC 被定义为主要发生在子宫内膜的子宫体癌。EC 是全球女性第六大最常见的癌，仅次于乳腺癌、结直肠癌、肺癌、子宫颈癌和甲状腺癌，2018 年，统计全球新增病例可达 382 069 例，新增死亡 89 929 例[1]。EC 的患病率正在迅速增加，估计到 2040 年全球患病率将增加 50% 以上[2]。EC 的发病率和死亡率在不同国家存在差异，发达国家的发病率普遍较高[3]。据统计，美国 2020 年约有 65 620 例新发子宫体癌和 12 590 例新增死亡[4]。生育率的持续下降及肥胖人数的增加导致了子宫体癌发病率持续上升（2007—2016 年，每年发病率增加 1.3%）[4]。此外，由于美国总人口的增加和老年女性比例的上升，EC 的发病率在未来 10 年仍会继续增加[5]。相比之下，EC 发病率的增加在一些亚洲国家更为显著，包括日本[6]。在日本，EC 的发病率在半个世纪以来增加了 16 倍，从 20 世纪 70 年代约 1000 例增加到 2019 年的超过 16 000 例，EC 已成为日本目前最常见的女性生殖道肿瘤[7, 8]。生活方式的急剧变化，包括西化饮食、晚婚、生育率降低及人口老龄化，是导致日本 EC 发病率飞速增长的原因[7]。宫颈癌和卵巢癌中并未呈现同样的增加趋势，这提示 EC 发病率的增加可能与其为激素依赖型癌有关。其他激素依赖型癌，包括乳腺癌和前列腺癌，在日本也有类似的增加趋势[9, 10]，这些证据支持了上述的理论。因此，在讨论 EC 的分子病理和临床病理意义时，内分泌因素是十分重要的。

## 二、子宫内膜癌的二元发病模式

20 世纪，人们普遍认为内源性或外源性雌激素在子宫内膜增生发展成子宫内膜癌的过程中起着重要作用[11]。也有人认为，晚绝经、复发性子宫内膜息肉和子宫内膜增生、分泌雌激素卵巢肿瘤的高发、子宫肌瘤、肥胖和糖尿病也与 EC 有关[12]，这可能由下丘脑 - 垂体轴的过度亢进引起[13]。长期的内分泌及代谢功能障碍可能决定了 EC 的生物学特征、临床过程和预后。此后，经过对 366 例组织学分类为子宫内膜样癌的 EC 患者的组织病理学结果、临床背景和结局的分析，为 EC 的二元发病模式奠定了基础。第一种病理类型（Ⅰ型）发生于有肥胖、高脂血症和高雌激素血症（包括无排卵性子宫出血、不孕症、晚绝经、卵巢和子宫内膜间质增生等）的女性。第二

种病理类型（Ⅱ型）发生于没有Ⅰ型 EC 相关合并症的女性[14]。Ⅰ型 EC 占 65%，多为高、中分化子宫内膜样癌、子宫浅肌层浸润、对孕激素敏感且预后良好；Ⅱ型 EC 约为 35%，多为低分化子宫内膜癌、子宫深肌层侵犯、高发淋巴结转移、对孕激素敏感性差且预后不良（表 10-1）。自 20 世纪 90 年代以来，随着免疫组织化学、分子学和基因学的进步，以及对非子宫内膜样癌（主要是浆液性癌）分子病理学方面的分析，使得 EC 二元发病模式发展为 EC 的现代分类。

## 三、激素受体

通过免疫组织化学的方法对 EC 中的激素受体进行评估，可有助于更好地理解二元发病模式。已有研究表明，EC 中雌激素受体和孕激素受体的表达增加与肿瘤高分化、肌层侵犯浅和低转移率有关，激素受体能作为独立因素来预测患者的预后[15, 16]。这一结果表明，激素受体阳性与 Bokhman 提出的Ⅰ型子宫内膜样癌的病理特征一致，即分化好，肌层浸润少，预后好。相反，ER 和 PgR 表达的缺失与非子宫内膜样癌相关，而与子宫内膜样癌无关[17]。浆液性癌往往表现为激素受体阴性[18]，其激素受体缺失可能与 P53 的过度表达有关[19]。即使在子宫内膜样癌中，ER 和 PgR 表达缺失也与肿瘤的病理分级和分期增加相关[20]。ER/PgR 缺失是 EC 复发[21]、淋巴结转移和疾病特异性生存期缩短的独立预测因素[22]。因此，尽管与二元发病模式有重叠部分，激素受体仍被认为是 EC 预后相关的标志物[23]。此外，了解激素受体状态对选择接受内分泌治疗的患者具有重要价值。

## 四、基因改变和内分泌

基于对激素受体在 EC 中表达的进一步研究，

| 临床特征 | | I 型 | II 型 |
|---|---|---|---|
| 高雌激素表现 | • 无排卵性子宫出血<br>• 不孕<br>• 晚绝经 | 是 | 否 |
| 代谢紊乱 | • 肥胖<br>• 高脂血症<br>• 糖尿病<br>• 高血压 | 有 | 无 |
| 其他器官状态 | 子宫肌层 | 子宫肌瘤、子宫内膜异位症 | 无 |
| | 卵巢 | 卵泡膜组织增生、多囊卵巢综合征、高雌激素分泌肿瘤 | 纤维化 |
| 组织学特征 | 子宫内膜背景 | 过度增生 | 萎缩 |
| | 子宫内膜分化程度 | 高分化 | 低分化 |
| | 子宫肌层侵犯 | 表浅 | 深 |
| | 淋巴结转移 | 低 | 不高 |
| 激素反应 | 对孕激素的敏感性 | 高 | 不高 |
| 临床结局 | 预后 | 好 | 差 |

表 10-1 子宫内膜癌的二元发病模式

组织学类型和发病特征也被整合到 I 型 EC 和 II 型 EC 的二元分类中。因此，I 型 EC 包括子宫内膜样癌，而 II 型包括以浆液性癌为代表的非子宫内膜样癌。此后的分子学研究主要集中在子宫内膜样癌和浆液性癌的差异。

## （一）KRAS 突变

自 1982 年 v-Ki-ras2 Kirsten 大鼠肉瘤病毒致癌基因同源基因（v-Ki-ras2 Kirsten rat sarcoma viral oncogene homolog，KRAS）作为致癌基因被成功测序[24]，KRAS 突变在多种恶性肿瘤中均被发现有表达。在 EC 领域，KRAS 突变作为 EC 遗传学研究的起点，具有重要的地位。1990 年，Enomoto 等首次在 22%（2/9）的子宫内膜癌患者中检测到 KRAS，但在 7 例宫颈癌和 4 例

卵巢癌中却无 KRAS 表达[25]。有研究表明，12%（6/49）的子宫内膜癌中存在 KRAS 突变，其中 5 例为子宫内膜样癌[26]。另有研究称，在 26%（15/58）的子宫内膜样癌中存在 KRAS 突变，这表明 KRAS 突变在子宫内膜样癌中很常见，但在浆液性癌中却不常见[27]。

## （二）微卫星不稳定

家族性癌症综合征的发现确定了抑癌基因在 EC 中的重要性，包括错配修复基因、PTEN 缺失及 TP53 均参与子宫内膜癌的发生。在遗传性非息肉性结肠癌（hereditary nonpolyposis colon cancer，HNPCC）中，EC 是仅次于结直肠癌第二常见的癌症，也被称为 Lynch 综合征，与微卫星不稳定相关。除了遗传性病例外，10%～30%

散发性结直肠癌中也存在 MSI[28-30]。17%（6/36）的散发性 EC 亦存在 MSI，并且均为子宫内膜样癌[31]。另一项研究显示，20%（9/45）的散发性 EC 可检测到 MSI，并且 KRAS 突变可能发生在 MSI 之后[32]。因此，错配修复基因与 MSI 相关散发性 EC 和 HNPCC 相关遗传性 EC 有关。此后，Katabuchi 等分析了散发性 EC 与 MSI 及 MMR 基因的关系，发现只有 22%（2/9）的患者存在体细胞 MMR 基因突变，这表明 MMR 基因突变可能不是散发性 EC 发生 MSI 的主要原因[33]。有研究显示，在免疫组化 MLH1 阴性的结直肠癌病例及结直肠癌和 EC 的细胞系中发现 MLH1 启动子区域胞嘧啶的甲基化[34]。另据报道，92%（12/13）的 MSI 阳性 EC 中存在 MLH1 高甲基化，但未观察到 MSH2 的高甲基化，这表明 MLH1 的高甲基化与散发性 EC 的 MSI 表型有关[35]。目前认为，MLH1 基因的高甲基化，而非 MMR 基因突变，是 MSI 的主要原因。74%（102/138）伴有 MSI 的子宫内膜样癌均存在 MLH1 启动子的甲基化[36]。33%（147/446）的子宫内膜样癌患者中存在 MSI[36]，表明 MSI 在 I 型子宫内膜癌中很常见。肿瘤淋巴细胞浸润为伴有 MSI 的 EC 的特征性表现，提示具有该临床特征表现的 EC 患者需进一步做 MSI 的检测[37]。

## （三）PTEN 突变

1986 年发现的抑癌基因 Rb 是遗传性视网膜母细胞瘤的病因，人们对不同肿瘤中特定位点的杂合性缺失（loss of heterozygosity，LOH）进行研究[38]，LOH 的存在证实了相应肿瘤中抑癌基因的存在。LOH 可由正常拷贝的抑癌基因组 DNA 区域缺失引起，40% 的 EC 存在 10 号染色体 10q 上的 LOH[39]。此外，1997 年 Cowden 病被确定为一种常染色体显性遗传癌症相关综合征，并发现该疾病所致的乳腺癌、甲状腺癌和皮肤癌的风险增加与抑癌基因 PTEN 的胚系突变有关[40]。此后，

Tashiro 等报道 61%（16/26）的子宫内膜样 EC 存在 PTEN 突变，而 6 例浆液性 EC 中却未发现该突变。这提示 PTEN 突变在子宫内膜样癌的发病中起重要作用[41]。长期随访发现，25% 的子宫内膜非典型增生（atypical endometrial hyperplasia，AEH）可进展为 EC[42]，AEH 可认为是 EC 的癌前病变。这一发现为后续对 PTEN 突变的研究所证实。83%（25/30）的子宫内膜样癌和 55%（16/29）的癌前病变均存在 PTEN 和表达缺失[43]，在基因表型为 PTEN +/- 的雌性小鼠中，100%（65/65）有子宫内膜增生，而 22%（14/65）发生了子宫内膜癌[44]，提示 PTEN 缺失是子宫内膜样癌的早期事件。最近的一项研究表明，PTEN 突变多与 PI3K/Akt 通路的其他突变相关，包括 PIK3CA 和 PIK3R1 突变[45]。

## （四）雌激素的作用

"缺乏雌激素拮抗"为 I 型 EC 高危因素的假说。该假说认为，I 型 EC 是由雌激素的促有丝分裂作用和孕激素缺乏所致[46]。因此研究者用小鼠模型进行了实验，以阐明雌激素和 PTEN 缺失在 EC 发生发展中的相互作用。然而，结果却与预期相反，新生 PTEN +/- 雌性小鼠的雌激素暴露抑制 EC 发生[47]。在子宫内膜细胞中特定位点敲除 PTEN（PTEN loxP/loxP）的雌性小鼠中也观察到了类似的结果[48]。这些结果表明，由 AEH 发展而来 PTEN 突变的 I 型 EC 发生可能不仅仅依赖于雌激素的作用[5, 49]。

## （五）催乳素的作用

持续的高雌激素和孕激素不足被认为与 I 型 EC 的发病有关，但小鼠实验表明，单纯的雌激素不能导致 PTEN 突变的 I 型 EC 发生。高催乳素血症是常见的不孕或无排卵的诱因，这些疾病与 I 型 EC 的高危因素存在叠加。免疫组化分析表明，子宫内膜腺体中催乳素受体（prolactin receptor，PRLR）的表达在月经周期增殖期明显高于分泌期，并与月经周期中 ER 的表达相关，提示雌激素和催乳素的持续分泌可能导致无排卵高催乳素血症患者的子宫内膜异常增生[50]。近期研究发现，EC 患者的血清催乳素水平较正常人升高[51, 52]。在 41 岁以下的早期 EC 患者中，约有半数女性有高催乳素血症[53]。高催乳素血症较多见于无多囊卵巢综合征的女性[54]。一项针对所有年龄组 I 型 EC 患者的分析数据显示，合并高催乳素血症的患者更年轻，她们的胰岛素抵抗显著低于非高催乳素血症的患者[55]。催乳素的暴露可使子宫内膜腺体和低级别子宫内膜样癌的细胞中的 PRLR 和 ER 表达增加，而催乳素和雌激素可促进细胞增殖[50]。在 I 型 EC 的癌组织中，高催乳素血症患者的 PRLR 表达显著高于非高催乳素血症的患者，而高催乳素血症患者的 PTEN 缺失率却显著低于非高催乳素血症的患者[55]。综上所述，高催乳素血症可能是年轻 I 型 EC 患者的独立危险因素，对于不合并肥胖或胰岛素抵抗的这些患者，催乳素 –PRLR 信号通路可能在无 PTEN 突变的 I 型 EC 进展中发挥了关键作用。

### （六）TP53 的改变

TP53 是 1989 年发现的一种抑癌基因[56]，胚系 TP53 突变主要存在于 Li-Fraumeni 综合征患者中。Li-Fraumeni 综合征是 1990 年发现的一种复杂的遗传性癌症易感性疾病，与不同组织来源的早期癌症有关[57]。p53 在非子宫内膜样癌组织中免疫组化过表达率为 38%（12/32），显著高于子宫内膜样癌组织的 13%（10/75）。p53 的过表达在晚期 EC 更常见，与腹膜细胞学阳性、子宫外转移和 PgR 阴性相关[58]。这些结果提示，TP53 突变可能与非子宫内膜样癌，主要是与浆液性癌的发生有关。为了确定 TP53 基因的改变是否是 EC 的早期事件，研究者检测了子宫内膜增生中的 TP53 基因表达，因为普遍认为子宫内膜增生是 EC 的癌前病变。然而，在 117 例子宫内膜增生中，没有一例发现 TP53 基因突变[59]，这表明子宫内膜增生可能不是非子宫内膜样癌的早期表现。相比之下，89%（34/38）的浆液性癌和 6%（7/113）的子宫内膜样癌中发现了子宫内膜上皮内癌（endometrial intraepithelial carcinoma，EIC），提示 EIC 可能是浆液性癌的癌前病变[60]。浆液性癌中 p53 的异常免疫染色阳性率为 86%（24/28），EIC 中阳性率为 79%（27/34），而子宫内膜样癌中为 20%（9/45）。为了确定 p53 的异常免疫染色是否与 TP53 基因突变相关，Tashiro 等随后进行基因分析。结果显示，76%（16/21）的浆液性癌存在 TP53 突变，89%（8/9）的 EIC 存在 TP53 突变。EIC 中存在 TP53 基因突变的证据进一步表明，TP53 基因突变在浆液性癌的早期发病机制中起重要作用，并可解释其侵袭性生物学行为[62]。

## 五、癌症基因组图谱分类

20 世纪 90 年代和 21 世纪初进行的测序研究仅限于基于 I 型和 II 型二元分类的 DNA 测序。2013 年，癌症基因组图谱对包括低级别子宫内膜样癌、高级别子宫内膜样癌和浆液性癌在内的 373 例 EC 进行了新的分类。通过基因组和蛋白质组的综合分析，对外显子进行测序后，根据综合体细胞核苷酸替换、MSI 和广泛的体细胞拷贝数改变（somatic copy number alterations，SCNA）将 EC 分为四组：①具有高突变率和独特的核苷酸变化谱的超突变组（POLE 超突变型）；②具有 MSI 的肿瘤高突变组，其中大多数表现为 MLH1 启动子甲基化（MSI 高突变型）；③突变频率较低且大多数微卫星稳定（microsatellite stable，MSS）的子宫内膜样癌（低拷贝型）；④具有广泛的 SCNA 和低突变率（高拷贝型）的由浆液性癌组成[63]。

## （一）POLE（超突变型）

参与核 DNA 复制和修复的 Polε-DNA 聚合酶复合物的主要催化和校对亚单位是由 *POLE* 编码的[64]。最近研究发现，TCGA 中 7%（17/232）的子宫内膜样癌亚型，其特点是 C-A 转换频率增加，都有 *POLE* 外切酶区域的突变，无进展生存期延长。该亚型的特点还包括强烈的肿瘤内 T 细胞反应，这可能与新生抗原富集相关[65]。EC 中 *POLE* 突变的比率和突变的位置因种族而异[66]。这一亚型与高级别子宫内膜样癌密切相关[67-69]，常伴有 AEH[66, 70, 71]。尽管 POLE 型的预后良好，但 35% 该亚型中还存在 *TP53* 突变[72]。然而，该亚型经常表现出多个 *TP53* 突变和 p53 亚克隆性异常的免疫组织化学特征，反映了其异质性[73]。在癌变过程中 *POLE* 突变可能起到驱动的作用，而之后发生的 *TP53* 突变无法影响其生物学特征，成为伴随过程[66, 73]（尽管 *TP53* 在浆液性癌发生中起着驱动基因的作用[61]）。因此，在临床实践中，在确定 p53 表达异常的高级别子宫内膜样癌患者的治疗方法时，最好区分 *POLE* 超突变型和高拷贝型的患者，因为这两种亚型患者的预后截然不同[66]。

## （二）微卫星不稳定型（高突变）

TCGA 显示，40% 的子宫内膜样癌（包括 1～3 级）和 2% 的浆液性癌存在 MSI。28%（65/232）的 EC 属于微卫星不稳定型，因其 MLH1 启动子甲基化导致 MLH1 的 mRNA 表达降低。如前所述，这些结果与以前的研究结果是相符的。MSI 型子宫内膜样癌的突变频率约为 MSS 子宫内膜样癌的 10 倍，SCNA 很少，*TP53* 基因突变也很少。*ARID5B* 与 *ARID1A* 同属富含 AT 的相互作用结构域（A T-rich interaction domain，ARID）家族，其在 MSI 组的突变频率（23%）高于其他组。此外，在 MSI 亚型中，

PI(3)K/AKT 通路中的 *PIK3CA* 和 *PIK3R1* 突变与 *PTEN* 突变往往共同发生[63]。

## （三）低拷贝型（子宫内膜样癌）

38%（90/232）的 EC 被归类为低拷贝型，表现为 MSS，包括一半以上的低级别子宫内膜样癌。该亚型还表现为 PgR 增加，从而提示对激素治疗敏感。*CTNNB1* 基因在该亚型中突变频率最高，约 52% 该型有 CTNNB1 基因的突变并且，包含 *CTNNB1*、*KRAS* 和 *SOX17* 的基因网络的互斥模式，表明 WNT 信号通路在该亚型中激活。此外，在该亚型和 MSI 亚型中也可同时观察到 *PTEN* 和与 PI3K/Akt 通路相关基因的突变，这说明在二元分类中，这两种亚型大约等同于 I 型 EC[63]。

## （四）高拷贝型（浆液性癌）

25%（60/232）的 EC 病例被归入高拷贝型，其中包含浆液性癌和 25% 的 3 级子宫内膜样癌。除了 *TP53* 的高频突变外，也经常检测到 *FBXW7* 和 *PPP2R1A* 的突变，这与已报道的浆液性癌而非子宫内膜样癌的突变模式一致[74]。在该亚型中发现磷酸化 Akt 的水平下降，与 Akt 通路的下调相一致。该亚型还表现为低 DNA 甲基化，低表达激素受体，其预后在四个亚组中最差，这表明高拷贝型大致等同于二元分类中的 II 型 EC。

# 六、可能的靶向治疗

在过去的 30 年里，通过分子病理学方法进行的临床病理研究极大帮助了区分 EC 的多样性，这是组织学方法无法做到的。近些年来，随着对 EC 的分子改变和信号通路更全面的了解，新的靶向治疗方法使 EC 患者个性化治疗成为可能（图 10-1）。

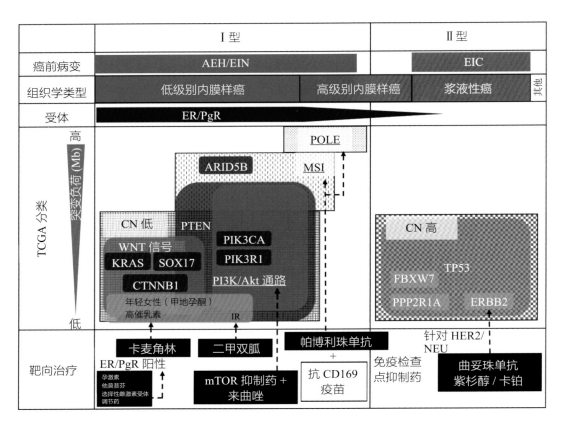

▲ 图 10-1 子宫内膜癌的二元分类、TCGA 分类和可能的靶向治疗

下划线表示治疗靶点。AEH. 子宫内膜非典型增生；EIN. 子宫内膜上皮内瘤变；EIC. 子宫内膜上皮内癌；ER. 雌激素受体；PgR. 孕激素受体；CN. 拷贝数；IR. 胰岛素抵抗；TCGA. 癌症基因组图谱；POLE. 聚合酶 – ε；MSI. 微卫星不稳定

（一）免疫检查点抑制剂

MMR 缺陷和 MSI-high 的肿瘤与体细胞突变增加和较高的新抗原负荷有关，导致肿瘤浸润细胞毒性 T 细胞的增加。同样，由于 MMR 缺陷导致的大量体细胞突变能够更易被免疫检查点阻断[75]。有报道称，在 MMR 缺陷的肿瘤（不论肿瘤的类型）中存在很高比例的新生抗原，故对免疫检查点阻断敏感[76]。2017 年，FDA 批准抗 PD-1 药物帕博利珠单抗（Pembrolizumab）用于治疗复发性 MMR 缺陷或 MSI-high 肿瘤。该药的批准为 EC 患者提供了独特的益处，因为与其他各种类型的肿瘤相比，EC 患者的 MMR 缺陷率最高[76]。由于超高的突变负荷，预计 POLE 超突变型的 EC 也会有类似的反应[77]。

肿瘤浸润淋巴细胞是具有 MSI 的 EC 的特征表现，其与盆腔淋巴结中 CD169 阳性的窦巨噬细胞数量增加呈正相关，这些巨噬细胞可作为抗原呈递细胞刺激抗肿瘤免疫反应[78]。CD169 的疫苗可能诱导肿瘤抗原特异性 T 细胞反应，这种疫苗结合免疫检查点抑制剂有望成为一种有潜力的临床治疗方案[79]。

（二）内分泌疗法

激素疗法包括孕激素、他莫昔芬和选择性雌激素受体调节剂，已常规用于治疗晚期 EC，尤其是对于低级别且 ER 和（或）PgR 阳性的患者。一项系统回顾和 Meta 分析认为，晚期 EC 对于激素疗法有中等的客观反应率，而 ER 和（或）PgR 阳性的 EC 患者获益最大[80]。

年轻女性 EC 的发病率的持续增高是另一

个有待解决的问题，而这部分女性又希望保留子宫。据报道，渴望保留生育能力的年轻的早期 EC 患者对孕激素治疗，包括醋酸甲羟孕酮（medroxy progesterone acetate，MPA）是有效的，但在观察期内疾病复发和进展增加的风险仍然较高[81, 82]。因此，急需制定新的治疗策略。地诺孕素（Dienogest）是治疗子宫内膜异位症的第四代孕激素，在小鼠 EC 模型中也显示出与 MPA 相当的抗子宫内膜肿瘤的活性[83]。已发现二甲双胍通过激活 AMP- 活化蛋白激酶，抑制哺乳动物雷帕霉素靶蛋白，成为干预 EC 细胞增殖的有效抑制剂[84]。目前，评估孕激素与二甲双胍对于保留生育力 EC 治疗疗效的临床试验正在全世界范围内进行[85, 86]。一项回顾性研究显示，MPA 和卡麦角林（一种抗催乳素药物）的联合使用有助于延长早期且合并高催乳素血症的年轻 EC 患者接受子宫切除的时间[53]，但还需要进一步研究以确定该疗法的疗效。

## （三）其他靶向疗法

mTOR 通路与 PI(3)K/AKT 通路在子宫内膜癌的发生中协同起着关键作用。因此，相关 mTOR 抑制剂，包括依维莫司、替米罗莫司和地磷莫司的疗效仍在研究之中。最近，一项多中心、单臂、Ⅱ 期研究报道了联合依维莫司、来曲唑和二甲双胍对复发性子宫内膜样 EC 的有效性，尤其是有 PgR 表达的 EC 的疗效更显著[87]。

TCGA 显示，编码人类表皮生长因子受体 2（human epidermal growth factor receptor 2，HER2/neu）的 ERBB2 原癌基因，因局部扩增导致该蛋白在 25% 的浆液性或浆液样肿瘤中过表达。一项多机构的前瞻性随机 Ⅱ 期临床试验表明，卡铂 - 紫杉醇治疗中联合曲妥珠单抗（一种与 HER2 结合的人源化重组单克隆抗体）可延长晚期或复发性子宫浆液性癌患者的无进展生存期[88]。

# 参考文献

[1] Bray F, Ferlay J, Soerjomataram I, Siegel RL, Torre LA, Jemal A. Global cancer statistics 2018: GLOBACAN estimates of incidence and mortality worldwide for 36 cancers in 185 countries. CA Cancer J Clin. 2018;68:394-424. https://doi.org/10.3322/caac.21492.

[2] Zhang S, Gong TT, Liu FH, Jiang YT, Sun H, Ma XX, Zhao YH, Wu QJ. Global, regional, and national burden of endometrial cancer, 1990-2017: results from the global burden of disease study, 2017. Front Oncol. 2019;9:1440. https://doi.org/10.3389/fonc.2019.01440.

[3] Ferlay J, Soerjomataram I, Dikshit R, Eser S, Mathers C, Rebelo M, Parkin DM, Forman D, Bray F. Cancer incidence and mortality worldwide: sources, methods and major patterns in GLOBOCAN 2012. Int J Cancer. 2015;136:E359-86. https://doi.org/10.1002/ijc.29210.

[4] Siegel RL, Miller KD, Jemal A. Cancer statistics, 2020. CA Cancer J Clin. 2020;70:7-30. https://doi.org/10.3322/caac.21590.

[5] Felix AS, Yang HP, Bell DW, Sherman ME. Epidemiology of endometrial carcinoma: etiologic importance of hormonal and metabolic influences. In: Ellenson LH, editor. Molecular genetics of endometrial carcinoma. Advances in experimental medicine and biology, vol. 943. Cham: Springer; 2017. p. 3-46. https://doi.org/10.1007/978-3-319-43139-0_1.

[6] Lortet-Tieulent J, Ferlay J, Bray F, Jemal A. International patterns and trends in endometrial cancer incidence, 1978-2013. J Natl Cancer Inst. 2018;110:354-61. https://doi.org/10.1093/jnci/djx214.

[7] Yamagami W, Nagase S, Takahashi F, Ino K, Hachisuga T, Aoki D, Katabuchi H. Clinical statistics of gynecologic cancers in Japan. J Gynecol Oncol. 2017;28:e32. https://doi.org/10.3802/jgo.2017.28.e32.

[8] Cancer Registry and Statistics. Cancer Information Service, National Cancer Center, Japan.

[9] Torre LA, Islami F, Siegel RL, Ward EM, Jemal A. Global cancer in women: burden and trends. Cancer Epidemiol Biomarkers Prev. 2017;26:444-57. https://doi.org/10.1158/1055-9965. EPI-16-0858.

[10] Ito K, Oki R, Sekine Y, Arai S, Miyazawa Y, Shibata Y, Suzuki K, Kurosawa I. Screening for prostate cancer: History, evidence, controversies and future perspectives toward individualized screening. Int J Urol. 2019;26:956-

70. https://doi.org/10.1111/iju.14039.

[11] Gusberg SB. Precursors of corpus carcinoma estrogens and adenomatous hyperplasia. Am J Obstet Gynecol. 1947;54:905-27. https://doi.org/10.1016/s0002-9378(16)39706-x.

[12] Way S. The aetiology of carcinoma of the body of the uterus. J Obstet Gynaecol Br Emp. 1954;61:46-58. https://doi.org/10.1111/j.1471-0528.1954.tb07443.x.

[13] Dilman VM, Berstein LM, Bobrov YF, Bohman YV, Kovaleva IG, Krylova NV. Hypothalamopituitary hyperactivity and endometrial carcinoma. Qualitative and quantitative disturbances in hormone production. Am J Obstet Gynecol. 1968;102:880-9. https://doi.org/10.1016/0002-9378(68)90517-6.

[14] Bokhman JV. Two pathogenetic types of endometrial carcinoma. Gynecol Oncol. 1983;15:10-7. https://doi.org/10.1016/0090-8258(83)90111-7.

[15] Chambers JT, MacLusky N, Eisenfield A, Kohorn EI, Lawrence R, Schwartz PE. Estrogen and progestin receptor levels as prognosticators for survival in endometrial cancer. Gynecol Oncol. 1988;31:65-81. https://doi.org/10.1016/0090-8258(88)90270-3.

[16] Creasman WT. Prognostic significance of hormone receptors in endometrial cancer. Cancer. 1993;71(Suppl):1467-70. https://doi.org/10.1002/cncr.2820710411.

[17] Sivridis E, Giatromanolaki A, Koukourakis M, Anastasiadis P. Endometrial carcinoma: association of steroid hormone receptor expression with low angiogenesis and bcl-2 expression. Virchows Arch. 2001;438:470-7. https://doi.org/10.1007/s004280000361.

[18] Umpierre SA, Burke TW, Tornos C, Ordonez N, Levenback C, Morris M. Immunocytochemical analysis of uterine papillary serous carcinomas for estrogen and progesterone receptors. Int J Gynecol Pathol. 1994;13:127-30. https://doi.org/10.1097/00004347-199404000-00004.

[19] Moll UM, Chalas E, Auguste M, Meaney D, Chumas J. Uterine papillary serous carcinoma evolves via a p53-driven pathway. Hum Pathol. 1996;27:1295-300. https://doi.org/10.1016/s0046-8177(96)90340-8.

[20] Jongen V, Briët J, de Jong R, ten Hoor K, Boezen M, van der Zee A, Nijman H, Hollema H. Expression of estrogen receptor-alpha and -beta and progesterone receptor-A and -B in a large cohort of patients with endometrioid endometrial cancer. Gynecol Oncol. 2009;112:537-42. https://doi.org/10.1016/j.ygyno.2008.10.032.

[21] Gehrig PA, Van Le L, Olatidoye B, Geradts O. Estrogen receptor status, determined by immunohistochemistry, as a predictor of the recurrence of stage I endometrial carcinoma. Cancer. 1999;86:2083-9.

[22] Trovik J, Wik E, Werner HM, Krakstad C, Helland H, Vandenput I, et al. Hormone receptor loss in endometrial carcinoma curettage predicts lymph node metastasis and poor outcome in prospective multicentre trial. Eur J Cancer. 2013;49:3431-41. https://doi.org/10.1016/j.ejca.2013.06.016.

[23] Salvesen HB, Haldorsen IS, Trovik J. Markers for individualised therapy in endometrial carcinoma. Lancet Oncol. 2012;13:e353-61. https://doi.org/10.1016/S1470-2045(12)70213-9.

[24] Tsuchida N, Ryder T, Ohtsubo E. Nucleotide sequence of the oncogene encoding the p21 transforming protein of Kirsten murine sarcoma virus. Science. 1982;217:937-9. https://doi.org/10.1126/science.6287573.

[25] Enomoto T, Inoue M, Perantoni AO, Terakawa N, Tanizawa O. Rice JM. K-ras activation in neoplasms of the human female reproductive tract. Cancer Res. 1990;50:6139-45.

[26] Mizuuchi H, Nasim S, Kudo R, Silverberg SG, Greenhouse S, Garrett CT. Clinical implications of K-ras mutations in malignant epithelial tumors of the endometrium. Cancer Res. 1992;52:2777-81.

[27] Lax SF, Kendall B, Tashiro H, Slebos RJ, Hedrick L. The frequency of p53, K-ras mutations, and microsatellite instability differs in uterine endometrioid and serous carcinoma: evidence of distinct molecular genetic pathways. Cancer. 2000;88:814-24.

[28] Aaltonen LA, Peltomäki P, Leach FS, Sistonen P, Pylkkänen L, Mecklin JP, et al. Clues to the pathogenesis of familial colorectal cancer. Science. 1993;260:812-6. https://doi.org/10.1126/science.8484121.

[29] Thibodeau SN, Bren G, Schaid D. Microsatellite instability in cancer of the proximal colon. Science. 1993;260; 8I6-9. https://doi.org/10.1126/science.8484122.

[30] Ionov Y, Peinado MA, Malkhosyan S, Shibata D, Perucho M. Ubiquitous somatic mutations in simple repeated sequences reveal a new mechanism for colonie carcinogenesis. Nature. 1993;363:558-61. https://doi.org/10.1038/363558a0.

[31] Risinger JI, Berchuck A, Kohler MF, Watson P, Lynch HT, Boyd J. Genetic instability of microsatellites in endometrial carcinoma. Cancer Res. 1993;53:5100-3.

[32] Duggan BD, Felix JC, Muderspach LI, Tourgeman D, Zheng J, Shibata D. Microsatellite instability in sporadic endometrial carcinoma. J Natl Cancer Inst. 1994;86:1216-21. https://doi.org/10.1093/jnci/86.16.1216.

[33] Katabuchi H, van Rees B, Lmbers AR, Ronnett BM, Blazes MS, Leach FS, et al. Mutations in DNA mismatch repair genes are not responsible for microsatellite instability in most sporadic endometrial carcinomas. Cancer Res. 1995;55:5556-60.

[34] Kane MF, Loda M, Gaida GM, Lipman J, Mishra R, Goldman H, et al. Methylation of the hMLH1 promoter correlates with lack of expression of hMLH1 in sporadic colon tumors and mismatch repair-defective human tumor cell lines. Cancer Res. 1997;57:808-11.

[35] Esteller M, Levine R, Baylin SB, Ellenson LH, Herman JG. MLH1 promoter hypermethylation is associated with the microsatellite instability phenotype in sporadic endometrial carcinomas. Oncogene. 1998;17:2413-7. https://doi.org/10.1038/sj.onc.1202178.

[36] Zighelboim I, Goodfellow PJ, Gao F, Gibb RK, Powell MA, Rader JS, et al. Microsatellite instability and epigenetic inactivation of MLH1 and outcome of patients with endometrial carcinomas of the endometrioid type. J Clin Oncol. 2007;25:2042-8. https://doi.org/10.1200/JCO.2006.08.2107.

[37] Shia J, Black D, Hummer AJ, Boyd J, Soslow RA. Routinely assessed morphological features correlate with microsatellite instability status in endometrial cancer. Hum Pathol. 2008;39:116-25. https://doi.org/10.1016/j.humpath.2007.05.022.

[38] Friend SH, Bernards R, Rogelj S, Weinberg RA, Rapaport JM, Albert DM, et al. A human DNA segment with properties of the gene that predisposes to retinoblastoma and osteosarcoma. Nature. 1986;323:643-6. https://doi.org/10.1038/323643a0.

[39] Peiffer SL, Herzog TJ, Tribune DJ, Mutch DG, Gersell DJ, Goodfellow PJ. Allelic loss of sequences from the long arm of chromosome 10 and replication errors in endometrial cancers. Cancer Res. 1995;55:1922-6.

[40] Liaw D, Marsh DJ, Li J, Dahia PL, Wang SI, Zheng Z, et al. Germline mutations of the PTEN gene in Cowden disease, an inherited breast and thyroid cancer syndrome. Nat Genet. 1997;16:64-7. https://doi.org/10.1038/ng0597-64.

[41] Tashiro H, Blazes MS, Wu R, Cho KR, Bose S, Wang SI, et al. Mutations in PTEN are frequent in endometrial carcinoma but rare in other common gynecological malignancies. Cancer Res. 1997;57:3935-40.

[42] Kurman RJ, Kaminski PF, Norris HJ. The behavior of endometrial hyperplasia. A long-term study of "untreated" hyperplasia in 170 patients. Cancer. 1985;56:403-12. https://doi.org/10.1002/1097-0142(19850715)56:2<403::aid-cncr2820560233>3.0.co;2-x.

[43] Mutter GL, Lin MC, Fitzgerald JT, Kum JB, Baak JP, Lees JA, et al. Altered PTEN expression as a diagnostic marker for the earliest endometrial precancers. J Natl Cancer Inst. 2000;92:924-30. https://doi.org/10.1093/jnci/92.11.924.

[44] Stambolic V, Tsao MS, Macpherson D, Suzuki A, Chapman WB, Mak TW. High incidence of breast and endometrial neoplasia resembling human Cowden syndrome in pten+/-mice. Cancer Res. 2000;60:3605-11.

[45] Cheung LW, Hennessy BT, Li J, Yu S, Myers AP, Djordjevic B, et al. High frequency of PIK3R1 and PIK3R2 mutations in endometrial cancer elucidates a novel mechanism for regulation of PTEN protein stability. Cancer Discov. 2011;1:170-85. https://doi.org/10.1158/2159-8290.CD-11-0039.

[46] Kaaks R, Lukanova A, Kurzer MS. Obesity, endogenous hormones, and endometrial cancer risk: a synthetic review. Cancer Epidemiol Biomarkers Prev. 2002;11:1531-43.

[47] Begum M, Tashiro H, Katabuchi H, Suzuki A, Kurman RJ, Okamura H. Neonatal estrogenic exposure suppresses PTEN-related endometrial carcinogenesis in recombinant mice. Lab Invest. 2006;86:286-96. https://doi.org/10.1038/labinvest.3700380.

[48] Saito F, Tashiro H, To Y, Ohtake H, Ohba T, Suzuki A, et al. Mutual contribution of Pten and estrogen to endometrial carcinogenesis in a PtenloxP/loxP mouse model. Int J Gynecol Cancer. 2011;21:1343-9. https://doi.org/10.1097/IGC.0b013e31822d2a8a.

[49] Tashiro H, Katabuchi H. The relationship between estrogen and genes in the molecular pathogenesis of endometrial carcinoma. Curr Obstet Gynecol Rep. 2014;3:9-17. https://doi.org/10.1007/s13669-013-0074-3.

[50] Yamaguchi M, Erdenebaatar C, Saito F, Honda R, Ohba T, Kyo S, et al. Prolactin enhances the proliferation of proliferative endometrial glandular cells and endometrial cancer cells. J Endocr Soc. 2020;4:1-13. https://doi.org/10.1210/jendso/bvz029.

[51] Yurkovetsky Z, Ta'asan S, Skates S, Rand A, Lomakin A, Linkov F, et al. Development of multimarker panel for early detection of endometrial cancer. High diagnostic power of prolactin. Gynecol Oncol. 2007;107:58-65. https://doi.org/10.1016/j.ygyno.2007.05.041.

[52] Levina VV, Nolen B, Su Y, Godwin AK, Fishman D, Liu J, et al. Biological significance of prolactin in gynecologic cancers. Cancer Res. 2009;69:5226-33. https://doi.org/10.1158/0008-5472.CAN-08-4652.

[53] Erdenebaatar C, Yamaguchi M, Saito F, Monsur M, Honda R, Tashiro H, et al. Administration of cabergoline contributes to preserving fertility in young hyperprolactinemic patients with endometrial cancer treated with medroxyprogesterone acetate. Int J Gynecol Cancer. 2018;28:539-44. https://doi.org/10.1097/IGC.0000000000001196.

[54] Okamura Y, Saito F, Takaishi K, Motohara T, Honda R, Ohba T, et al. Polycystic ovary syndrome: early diagnosis and intervention are necessary for fertility preservation in young women with endometrial cancer under 35 years of age. Reprod Med Biol. 2017;16:67-71. https://doi.org/10.1002/rmb2.12012.

[55] Erdenebaatar C, Yamaguchi M, Monsur M, Saito F, Honda R, Tashiro H, et al. Serum prolactin contributes to enhancing prolactin receptor and pJAK2 in type I endometrial cancer cells in young women without insulin resistance. Int J Gynecol Pathol. 2019;38:318-25. https://doi.org/10.1097/PGP.0000000000000527.

[56] Finlay CA, Hinds PW, Levine AJ. The p53 proto-oncogene can act as a suppressor of transformation. Cell. 1989;57:1083-93. https://doi.org/10.1016/0092-8674(89)90045-7.

[57] Malkin D, Li FP, Strong LC, Fraumeni JF Jr, Nelson CE, Kim DH, et al. Germ line p53 mutations in a familial syndrome of breast cancer, sarcomas, and other neoplasms. Science. 1990;250:1233-8. https://doi.org/10.1126/science.1978757.

[58] Kohler MF, Berchuck A, Davidoff AM, Humphrey PA, Dodge RK, Iglehart JD, et al. Overexpression and mutation of p53 in endometrial carcinoma. Cancer Res.

1992;52:1622-7.

[59] Kohler MF, Nishii H, Humphrey PA, Sasaki H, Marks J, Bast RC, et al. Mutation of the p53 tumor-suppressor gene is not a feature of endometrial hyperplasia. Am J Obstet Gynecol. 1993;169:690-4. https://doi.org/10.1016/0002-9378(93)90644-x.

[60] Ambros RA, Sherman ME, Zahn CM, Bitterman P, Kurman RJ. Endometrial intraepithelial carcinoma: a distinctive lesion specifically associated with tumors displaying serous differentiation. Hum Pathol. 1995;26:1260-7. https://doi.org/10.1016/0046-8177(95)90203-1.

[61] Sherman ME, Bur ME, Kurman RJ. p53 in endometrial cancer and its putative precursors: evidence for diverse pathways of tumorigenesis. Hum Pathol. 1995;26:1268-74. https://doi.org/10.1016/0046-8177(95)90204-x.

[62] Tashiro H, Isacson C, Levine R, Kurman RJ, Cho KR. Hedrick L. p53 gene mutations are common in uterine serous carcinoma and occur early in their pathogenesis. Am J Pathol. 1997;150:177-85.

[63] Kandoth C, Schultz N, Cherniack AD, Akbani R, Liu Y, Shen H, et al. Integrated genomic characterization of endometrial carcinoma. Nature. 2013;497:67-73. https://doi.org/10.1038/nature12113.

[64] Pursell ZF, Isoz I, Lundström EB, Johansson E, Kunkel TA. Yeast DNA polymerase epsilon participates in leading-strand DNA replication. Science. 2007;317:127-30. https://doi.org/10.1126/science.1144067.

[65] van Gool IC, Eggink FA, Freeman-Mills L, Stelloo E, Marchi E, de Bruyn M, et al. POLE proofreading mutations elicit an antitumor immune response in endometrial cancer. Clin Cancer Res. 2015;21:3347-55. https://doi.org/10.1158/1078-0432.CCR-15-0057.

[66] Monsur M, Yamaguchi M, Tashiro H, Yoshinobu K, Saito F, Erdenebaatar C, et al. Endometrial cancer with a POLE mutation progresses frequently through the type I pathway despite its high grade endometrioid morphology: a cohort study at a single institution in Japan. Med Mol Morphol. 2021. (in press) https://doi.org/10.1007/s00795-020-00273-3.

[67] Church DN, Briggs SE, Palles C, Domingo E, Kearsey SJ, Grimes JM, et al. DNA polymerase ε and δ exonuclease domain mutations in endometrial cancer. Hum Mol Genet. 2013;22:2820-8. https://doi.org/10.1093/hmg/ddt131.

[68] Meng B, Hoang LN, McIntyre JB, Duggan MA, Nelson GS, Lee CH, et al. POLE exonuclease domain mutation predicts long progression-free survival in grade 3 endometrioid carcinoma of the endometrium. Gynecol Oncol. 2014;134:15-9. https://doi.org/10.1016/j.ygyno.2014.05.006.

[69] Wong A, Kuick CH, Wong WL, Tham JM, Mansor S, Loh E, et al. Mutation spectrum of POLE and POLD1 mutations in South East Asian women presenting with grade 3 endometrioid endometrial carcinomas. Gynecol Oncol. 2016;141:113-20. https://doi.org/10.1016/j.ygyno.2015.

[70] Bakhsh S, Kinloch M, Hoang LN, Soslow RA, Köbel M, Lee CH, et al. Histopathological features of endometrial carcinomas associated with POLE mutations: implications for decisions about adjuvant therapy. Histopathology. 2016;68:916-24. https://doi.org/10.1111/his.12878.

[71] Temko D, Van Gool IC, Rayner E, Glaire M, Makino S, Brown M, et al. Somatic POLE exonuclease domain mutations are early events in sporadic endometrial and colorectal carcinogenesis, determining driver mutational landscape, clonal neoantigen burden and immune response. J Pathol. 2018;245:283-96. https://doi.org/10.1002/path.5081.

[72] Hussein YR, Weigelt B, Levine DA, Schoolmeester JK, Dao LN, Balzer BL, et al. Clinicopathological analysis of endometrial carcinomas harboring somatic POLE exonuclease domain mutations. Mod Pathol. 2015;28:505-14. https://doi.org/10.1038/modpathol.2014.143.

[73] León-Castillo A, Gilvazquez E, Nout R, Smit VT, McAlpine JN, McConechy M, et al. Clinicopathological and molecular characterisation of 'multiple-classifier' endometrial carcinomas. J Pathol. 2020;250:312-22. https://doi.org/10.1002/path.5373.

[74] Kuhn E, Wu RC, Guan B, Wu G, Zhang J, Wang Y. et a. Identification of molecular pathway aberrations in uterine serous carcinoma by genome-wide analyses. J Natl Cancer Inst. 2012;104:1503-13. https://doi.org/10.1093/jnci/djs345.

[75] Le DT, Uram JN, Wang H, Bartlett BR, Kemberling H, Eyring AD, et al. PD-1 blockade in tumors with mismatch-repair deficiency. N Engl J Med. 2015;372:2509-20. https://doi.org/10.1056/NEJMoa1500596.

[76] Le DT, Durham JN, Smith KN, Wang H, Bartlett BR, Aulakh LK, et al. Mismatch repair deficiency predicts response of solid tumors to PD-1 blockade. Science. 2017;357:409-13. https://doi.org/10.1126/science.aan6733.

[77] Mehnert JM, Panda A, Zhong H, Hirshfield K, Damare S, Lane K, et al. Immune activation and response to pembrolizumab in POLE-mutant endometrial cancer. J Clin Invest. 2016;126:2334-40. https://doi.org/10.1172/JCI84940.

[78] Ohnishi K, Yamaguchi M, Erdenebaatar C, Saito F, Tashiro H, Katabuchi H, et al. Prognostic significance of CD169-positive lymph node sinus macrophages in patients with endometrial carcinoma. Cancer Sci. 2016;107:846-52. https://doi.org/10.1111/cas.12929.

[79] van Dinther D, Lopez Venegas M, Veninga H, Olesek K, Hoogterp L, Revet M, et al. Activation of CD8+ T cell responses after melanoma antigen targeting to CD169+ antigen presenting cells in mice and humans. Cancers. 2019;11(2):183. https://doi.org/10.3390/cancers11020183.

[80] Ethier JL, Desautels DN, Amir E. MacKay H. Is hormonal therapy effective in advanced endometrial cancer? A systematic review and meta-analysis. Gynecol Oncol. 2017;147:158-66. https://doi.org/10.1016/j.ygyno.2017.

07.002.

[81] Gunderson CC, Fader AN, Carson KA, Bristow RE. Oncologic and reproductive outcomes with progestin therapy in women with endometrial hyperplasia and grade 1 adenocarcinoma: a systematic review. Gynecol Oncol. 2012;125:477-82. https://doi.org/10.1016/j. ygyno. 2012.01.003.

[82] Gallos ID, Yap J, Rajkhowa M, Luesley DM, Coomarasamy A, Gupta JK. Regression, relapse, and live birth rates with fertility-sparing therapy for endometrial cancer and atypical complex endometrial hyperplasia: a systematic review and metaanalysis. Am J Obstet Gynecol. 2012;207:266.e1-12. https://doi.org/10.1016/j.ajog.2012.08.011.

[83] Saito F, Tashiro H, Yamaguchi M, Honda R, Ohba T, Suzuki A, et al. Development of a mouse model for testing therapeutic agents: the anticancer effect of dienogest on endometrial neoplasms. Gynecol Endocrinol. 2016;32:403-7. https://doi.org/10.3109/09513590.201 5.1124411.

[84] Cantrell LA, Zhou C, Mendivil A, Malloy KM, Gehrig PA, Bae-Jump VL. Metformin is a potent inhibitor of endometrial cancer cell proliferation—implications for a novel treatment strategy. Gynecol Oncol. 2010;116:92-8. https://doi.org/10.1016/j.ygyno.2009.09.024.

[85] Mitsuhashi A, Sato Y, Kiyokawa T, Koshizaka M, Hanaoka H, Shozu M. Phase II study of medroxyprogesterone acetate plus metformin as a fertility-sparing treatment for atypical endometrial hyperplasia and endometrial cancer. Ann Oncol. 2016;27:262-6. https://doi. org/10.1093/annonc/mdv539.

[86] Acosta-Torres S, Murdock T, Matsuno R, Beavis AL, Stone RL, Wethington SL, et al. The addition of metformin to progestin therapy in the fertility-sparing treatment of women with atypical hyperplasia/endometrial intraepithelial neoplasia or endometrial cancer: Little impact on response and low live-birth rates. Gynecol Oncol. 2020;157:348-56. https://doi. org/10.1016/j.ygyno.2020.02.008.

[87] Soliman PT, Westin SN, Iglesias DA, Fellman BM, Yuan Y, Zhang Q, et al. Everolimus, letrozole, and metformin in women with advanced or recurrent endometrioid endometrial cancer: a multi-center, single arm, phase II study. Clin Cancer Res. 2020;26:581-7. https://doi. org/10.1158/1078-0432.CCR-19-0471.

[88] Fader AN, Roque DM, Siegel E, Buza N, Hui P, Abdelghany O, et al. Randomized phase II trial of carboplatin-paclitaxel versus carboplatin-paclitaxel-trastuzumab in uterine serous carcinomas that overexpress human epidermal growth factor receptor 2/neu. J Clin Oncol. 2018;36:2044-51. https://doi. org/10.1200/JCO.2017.76.5966.

# 第 11 章　基于宫颈 HPV 相关致癌机制的宫颈癌新疗法

## Novel Approach for Therapeutics of Cervical Cancer Based on HPV-Associated Carcinogenesis at the Cervix

Kei Kawana　Osamu Kobayashi　Takahiro Nakajima　Takehiro Nakao　Yuji Ikeda

Mikiko Asai-Sato　Fumihisa Chishima　著

**摘　要**

高危型人乳头瘤病毒（high-risk human papillomavirus，HR-HPV）不仅与宫颈癌的发生有关，也与肛门癌、阴茎癌、外阴癌、阴道癌和咽喉癌的发生有关。尽管对 HR-HPV 相关致癌机制的分子生物学研究已经很多，但 HPV 相关癌症中为何宫颈癌最常见仍原因不明。主要原因可能有两方面：一是子宫颈是病毒感染的易感部位，因其缺乏在生殖功能中保护同种异体精子的免疫力；二是宫颈癌高发的鳞柱交界部位由具有自我更新性和多能性的组织干细胞组成。宫颈细胞的特殊性使得 HPV 可持续地感染子宫颈上皮，而被 HPV 感染的细胞会发生永生化。我们在本章讨论将宫颈癌特有的致癌机制作为其治疗的新策略，包括以肿瘤干细胞为靶点的治疗和黏膜免疫治疗。

**关键词**

宫颈癌；人乳头瘤病毒；肿瘤干细胞；鳞柱交界；黏膜免疫；HPV 治疗性疫苗

## 一、HPV 相关恶性肿瘤的流行病学和预防

宫颈癌是全世界女性中第二高发肿瘤。95%以上的宫颈癌是由高危型人乳头瘤病毒（high-risk HPV，HR-HPV）感染引起的。据报道，HR-HPV 也是约 90% 肛门癌、40% 阴道癌、60% 咽喉癌、40% 外阴癌和 50% 阴茎癌的致病因素[1]。

在日本，各种癌症（包括五大主要癌症）经年龄调整后的死亡率在过去 20 年里持续下降，只有宫颈癌呈上升趋势。每年约有 1 万名女性罹患宫颈癌，2500 名女性死于宫颈癌。尽管 HPV 疫苗已被纳入国家免疫计划，但日本的宫颈癌发病率仍在增加。HPV 疫苗可以防止 HPV16 和

HPV18 的性传播，这两种 HPV 是致癌性最高的类型，预防 HR-HPV 感染是宫颈癌最基本的预防手段。HPV 疫苗于 2007 年开始在全球范围内接种，有报道称 HPV 疫苗已经对预防 HPV 相关癌症产生了广泛的影响 [2]。一项 4 价 HPV 疫苗的临床研究称，从 2007 年开始的 14 年间，接种对象均未发现早期宫颈癌或癌前病变 [3]。世界卫生组织（World Health Organization，WHO）在 2019 年的董事会上宣布，将在 2060 年前消除全世界范围内的宫颈癌 [4]。然而，即使在全球范围内推广接种 HPV 疫苗，距离宫颈癌被消除仍需要 40 年的时间。由于经济的限制，低收入国家仍无法实行 HPV 疫苗接种。

此外，在日本，因为接种 HPV 疫苗后出现了各种不良事件，卫生、劳动和福利部门已经暂停 HPV 疫苗的主动接种。由于政府的这一政策，日本公民对接种 HPV 疫苗犹豫不决。尽管日本的流行病学研究已经证实了 HPV 疫苗的安全性和有效性，但其并没有改变日本政府对 HPV 疫苗接种的立场 [5]。

综上所述，即使在推广 HPV 疫苗接种后，针对宫颈癌的前期病变 – 宫颈上皮内瘤变（cervical intraepithelial neoplasia，CIN）开发新的治疗方法，是全世界范围内的一个医学需求。

## 二、HPV 相关致癌机制和特点

HPV 可通过性传播感染生殖器的各种黏膜部位，包括宫颈、阴茎、阴道、外阴、肛门和咽喉，并在全世界范围内广泛流行，不分性别。在 HPV 中约有 13 个基因型属于高危型（致癌性），可使被感染细胞转变为恶性细胞 [6]。因此，HPV 相关癌症可在任何受感染部位发生，包括宫颈癌、阴茎癌、阴道癌、外阴癌、肛门癌和咽喉癌。

大量的分子生物学研究已经阐明了 HPV 感染上皮细胞发生癌变的机制 [6]。当 HR-HPV 的 E6 和 E7 致癌基因在感染细胞中极高表达时，p53 和 Rb 抑癌蛋白的功能被抑制，hTERT 失活，细胞周期加速。这些过程抑制了细胞凋亡，促进感染细胞永生化。这些永生化细胞在组织学上被定义为高级别上皮内瘤变，是一种癌前病变，表现为细胞极性紊乱和细胞的未分化增殖。永生化的细胞可通过染色体不稳定性获得恶性特征，最终发展为浸润癌。HPV 相关癌变的特点之一为上皮细胞的分子生物学变化与病理变化相关联。

在 HR-HPV 中，HPV16 和 HPV18 是宫颈癌致病风险最高的病毒类型。与 HPV 阴性女性比较，感染 HPV16 和 HPV18 的女性患宫颈癌风险分别是 HPV 阴性的 434 倍和 248 倍 [7]。70%～90% 的 HPV 相关癌症是由 HPV16 或 HPV18 型所致。值得注意的是，20—40 岁的宫颈癌患者中有 90% 是由 HPV16 或 HPV18 型引起 [8]，这意味着 HPV16 和 HPV18 感染的细胞会迅速永生化，并容易转化为恶性细胞。我们曾使用 Markov 模型（一种流行病学预测模拟模型）和大型 CIN 患者回顾性队列来预测 CIN 患者的预后，与其他 HR-HPV 相比，HPV16 阳性的 CIN 患者最易发展为浸润性癌症 [9]。

## 三、宫颈 HPV 相关致癌作用特征

尽管宫颈、外阴、阴道、阴茎、肛门和咽喉的上皮都会暴露于 HR-HPV，但在 HPV 相关癌症中，宫颈癌发病率最高、发展速度最快。这表明宫颈在 HPV 相关的致癌过程中具有独特的生物学特征，如允许 HPV 持续感染，并导致感染细胞更易发生癌变。如图 11-1 所示，CIN 和宫颈癌均起源于宫颈转化区（transformation zone，TZ），包括鳞柱交界（squamocolumnar junction，SCJ）。

SCJ 是由组织干细胞组成的独特部位，也被称为"储备细胞"，它保留了胚胎干细胞的特征，例如自我更新和多能性。Herfs 和 Crum 等对 16 周、18 周和 20 周的胎儿宫颈进行了免疫组化检测，结果显示整个 TZ 中强烈表达干细胞标志性分子 p63、角蛋白 5 和角蛋白 7。与胎儿宫颈相似，成年女性宫颈的 SCJ 区域也依然表达此类标志性分子 [10]。这表明即使在成年后 SCJ 仍保留着胚胎干细胞的特性，并具有分化为鳞状上皮和柱状上皮的能力（多能性）和自我更新的能力（图 11-1B）。有趣的是，HPV 最易感、最偏爱的部位也是 TZ 和 SCJ。HPV 的增殖感染依赖于柱状上皮鳞状化 [11]。SCJ 中组织干细胞可自发地分化为鳞状上皮，这被称为鳞状上皮化生，而 HPV 感染又可促进干细胞的这种分化 [10]。反过来，鳞状细胞分化有助于 HPV 基因组的 DNA 复制 [11]，因此 SCJ 是一个适合 HPV 增殖的部位。

由于位于 SCJ 的组织干细胞具有自我更新能力，一旦感染 HR-HPV，SCJ 区域干细胞中 HR-HPV 可持续地保留病毒基因组。当 SCJ 向鳞状上皮化生分化进行增殖时，即表达 HPV 病毒基因。这些机制导致 HPV 持续感染宫颈，表现为潜伏感染和增殖性感染交替。HPV 通过这种方式以逃避免疫学清除。

上述 HPV 相关致癌机制是发生在增殖感染过程中，致癌基因偶然整合到宿主基因组中，并出现无序地过度表达 [6]。有趣的是，Hu 等通过全基因组测序证明，在某些情况下致癌基因的过度表达，并没有整合入宿主基因组 [12]。这证实了 HR-HPV 持续性感染和 HR-HPV DNA 的持续阳性是宫颈癌发生最关键的风险因素，而 SCJ 是利于这种感染和向癌症转化的独特部位。

# 四、靶向宫颈癌干细胞的潜在治疗策略

"异质性"是解释所有癌症行为和癌症生物学的重要理论，已在各种妇科肿瘤的组织及细胞

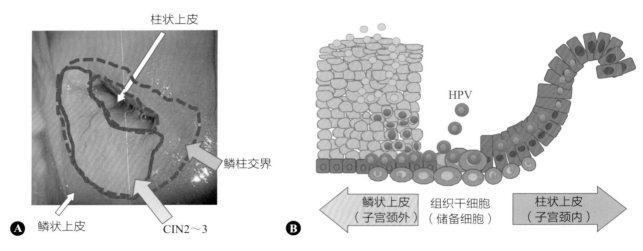

▲ 图 11-1　A. 鳞柱交界和宫颈上皮内瘤样病变，图片显示了 SCJ 区的一个典型 CIN（白色上皮）。SCJ 是宫颈黏膜的鳞状上皮与柱状上皮之间的交界区域。CIN 往往起源于 SCJ。B. SCJ 中的组织干细胞（称为储备细胞）和 HPV 感染：SCJ 中的一组细胞群（即储备细胞）保留着自胚胎期开始表达的干细胞特征 [5]。储备细胞具有多能性，可以分化成鳞状上皮（子宫颈外）和柱状（子宫颈内）上皮，还可自我更新。SCJ 区是 HPV 易感部位，原因是 HPV 可利用干细胞的特点来维持自身的持续感染

SCJ. 鳞柱交界；CIN. 宫颈上皮内瘤样病变；HPV. 人乳头瘤病毒

层面中得到证实[13, 14]。另外，肿瘤干细胞（cancer stem cell, csc）在多种癌症中得到关注。大量关于 CSC 的研究表明，CSC 具有不同于癌细胞的特定特征：干细胞样特征，如自我更新和多能性；恶性特征，如转移 / 复发、治疗抗性、抗凋亡性和特殊的代谢[14]。CSC 被认为是癌症"异质性"中的一个独特群体。在宫颈癌的 CSC 研究中，一些干细胞标志物（ALDH1 和 CD44 变体 6 等）阳性的宫颈癌细胞或球体培养细胞（球样细胞）常被用来替代 CSC 或肿瘤干细胞样细胞。我们已经证明球体培养的宫颈癌细胞中 ALDH1 表达阳性[15]。如上所述，我们重点研究了起源于 SCJ 处宫颈癌的发生发展（图 11-2）。为研究宫颈癌 CSC，我们首先通过诱导多能干细胞（induced pluripotency stem，iPS）得到了一种位于 SCJ 的新型宫颈组织干细胞，称之"储备细胞"[16, 17]。这种由 iPS 细胞衍生的储备细胞 [ 称

为诱导储备细胞（induced reserve cell，iRC）] 具有多能性，可分化为鳞状和柱状上皮，并表达 SCJ 宫颈干细胞的分子标志物。此外，将 HPV16 或 HPV18 型的致癌基因 E6 和 E7 转染入 iRC 细胞，iRC 通过这些致癌基因得以永生化（称为 16E6/E7-iRC 和 18E6/E7-iRC）。由于 iRC 模拟的 SCJ 干细胞可能通过表达 HPV 致癌基因而转化为宫颈癌 CSC，所以我们诱导得到的 E6/E7-iRC 可能仅表现来自 SCJ 的 CSC 的原始特征（图 11-2）。后续，我们计划通过针对 HPV16/18 E6/E7-iRC，找出靶向宫颈癌原始 CSC 的候选治疗药物。众所周知，HPV18 导致宫颈癌的风险比率最高，并且最易导致 HR-HPV 相关腺癌[7]。HPV18 相关癌症的这些临床特征可能是由 HPV18 与其他 HR-HPV（包括 HPV16）不同所导致的。我们正在尝试使用 HPV16 和 HPV18 的 E6/E7-iRC 及其干细胞样的特征来研究 HPV16 和 HPV18 的致癌

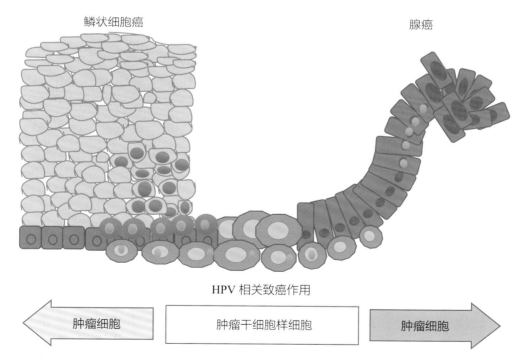

▲ 图 11-2　假说：宫颈癌的肿瘤干细胞来源于 HR-HPV 感染的储备细胞

当 HR-HPV 感染的储备细胞发生永生化并转化为恶性细胞时，就成为具有干细胞特征的肿瘤细胞。
与癌细胞 CSC 形成的过程不同，HR-HPV 直接形成的 CSC 可能与宫颈癌快速发生有关
HR-HPV. 高危型人乳头瘤病毒；CSC. 肿瘤干细胞

差异。E6/E7-iRC 为探索靶向宫颈癌干细胞的治疗提供了新的方法。

我们已通过 RNA 测序方法对 E6/E7-iRC 进行全面的基因检测，并发现有些在 HPV18 E6/E7-iRC 中过度表达的基因，其在 HPV16 E6/E7-iRC 中则无表达。此外，TCGA 数据库显示，与 HPV16 相关宫颈癌相比，HPV18 相关的宫颈癌中一些基因表达增高（未发表的数据）。有趣的是，这些基因在 HPV18 E6/E7 永生化的人类角质细胞中几乎没有表达，这表明 HPV18 E6/E7 只在干细胞样细胞中具有增强这些基因的作用。用 siRNA 方法降低这些基因的表达，可抑制 E6/E7-iRC 的细胞增殖，提示这些基因可能是宫颈癌干细胞的靶基因。

## 五、宫颈癌癌前病变的治疗仍在路上

预防 HR-HPV 感染是最基本的癌症预防方法，用于预防感染的 HPV 疫苗具有重要意义。虽然预期随着 HPV 疫苗的推广和接种未来宫颈癌能够被根除，但目前在许多国家和地区，HPV 疫苗的接种率依然很低（由于成本问题），距离在全球范围内根除宫颈癌还需要一段时间。即便现在已在世界范围内实施了 HPV 疫苗接种，但研究癌前病变的治疗方法仍是十分必要的。

手术切除是治疗早期宫颈癌及癌前病变（CIN2～3）的唯一方法，这些病变在 20 多岁和 30 多岁的女性中发生率最高。目前尚无有效的药物治疗手段。子宫切除术会导致丧失生育能力，而宫颈锥切术会导致妊娠结局不良，锥切术使早产风险增加约 3 倍，剖宫产和低出生体重的比率也增加了约 3 倍[18]。由于 CIN2～3 在女性中高发的年龄与生育年龄段相仿，故宫颈部分切除引起的宫颈功能不全，进而导致的不良产科结局，是年

轻女性生殖健康的一个主要问题。因此，开发治疗 CIN2～3 的药物以取代手术治疗，是亟待解决的医学需求。

## 六、靶向 HPV 分子的免疫疗法带来新希望

HR-HPV 致癌蛋白 E6 和 E7 在宫颈上皮细胞中普遍存在且过度表达，可导致 CIN2～3 发展成宫颈癌。E6 和 E7 是 CIN 向宫颈癌发展和维持 HPV 相关癌症发生所必需的病毒蛋白[6]。已知 E7 在人体中具有高抗原性，而 E6 则基本不诱导人体的免疫反应。因此，HR-HPV E7 不仅是一种病毒蛋白，同时也是 HPV 相关癌症的"肿瘤抗原"，表明在 HPV 相关癌症（包括宫颈癌）中，E7 是最明确的肿瘤抗原和免疫治疗靶标。

既往对 CIN 的前瞻性队列研究表明，CIN 在宿主免疫反应的作用下可自行消退。Matsumoto 等研究显示，大约 70% 的 CIN1 和 50%～60% 的 CIN2 会在随访 2 年内自行消退[19]。另一项研究则显示，约 20% 的 CIN3 也可在随访 2 年内无须干预自行消退[20]。CIN1 表达 HPV E2 蛋白，而 CIN2～3 表达 HPV E7，并且 E2 和 E7 均对人体具有免疫抗原性，这些抗原被宿主免疫细胞识别，产生 TH1 免疫反应，然后被免疫清除。可针对这种 CIN 自行消退的现象开发一种新型无创的 CIN 疗法，即癌症免疫疗法或 HPV 治疗性疫苗。用表达 HPV 分子（E7、E6 和 E2）的各种疫苗载体对 CIN 患者进行免疫，以诱导 HPV 特异性 TH1 细胞免疫，从而消除 CIN 或宫颈癌。

自 20 世纪 90 年代以来，已开展了多项 HPV 治疗性疫苗的临床试验（Ⅰ～Ⅲ期试验），以治疗 CIN2～3。其中大多数采用 HPV E7 作为靶分子（表 11-1）[21]。免疫学家和妇科专家认为，基于 CIN 的发展过程，以 HPV E7 为靶点的免疫疗

| 表 11-1　既往和正在进行的 HPV 治疗性疫苗的临床试验 | | | | | |
|---|---|---|---|---|---|
| 试验阶段 | 靶向分子 | 疫苗载体 | 用　法 | 疾病类型 | 研发者 |
| Ⅰ/Ⅱ 期 | L1、E7 | Chimera-VLP | 皮下注射 | CIN 2～3 | NCI |
| Ⅱ 期 | E7 | 热休克融合蛋白 | 皮下注射 | CIN 2～3 | Stressgen |
| Ⅰ/Ⅱ 期 | E6、E7 | 牛痘病毒 | 皮下注射 | 宫颈癌 | Xenova |
| Ⅱ 期 | L2、E6、E7 | L2E6E7 融合蛋白 | 肌内注射 | CIN 2～3 | Xenova |
| Ⅱb 期 | E6、E7 | 质粒 DNA | 肌内注射 | CIN 2～3 | Zycos |
| Ⅱb 期 | E7 | 牛痘病毒 | 肌内注射 | CIN 2～3 | Roche |
| Ⅰ 期 | E6、E7 | 质粒 DNA | 肌内注射 | CIN 2～3 | VGX |
| Ⅱb 期 | E6、E7 | 质粒 DNA | 肌内注射 | CIN 2～3 | Inovio |
| **Ⅲ 期** | **E6、E7** | **质粒 DNA：VGX-3100** | **肌内注射** | **CIN 2～3** | **Inovio** |
| Ⅰ/Ⅱa 期 | E7 | 乳杆菌：GLBL101c | 口服 | CIN 3 | 本文作者 |
| Ⅱb 期 | E7 | 乳杆菌：GLBL101c | 口服 | CIN 2 | 本文作者 |
| **Ⅰ/Ⅱ 期** | **E7** | **乳杆菌：IGMKK16E7** | **口服** | **CIN 2～3** | **本文作者** |

自 20 世纪 90 年代以来，已经进行了许多 HPV 治疗性疫苗的临床试验，但目前均还未能用于临床。2020 年开始的两项临床试验正在进行
CIN. 宫颈上皮内瘤样病变；HPV. 人乳头瘤病毒

法是一种有希望的 CIN 治疗手段。早期试验通过肌内注射或皮下注射疫苗抗原，可在患者外周血中诱导 E7 特异性细胞介导免疫（E7-specific cell-mediated immunity，E7-CMI）。遗憾的是，受试者的免疫反应并不总是与临床疗效相关，故目前无相关疫苗用于临床。美国的一项 Ⅲ 期试验（VGX-3100，Invio）和我们的一项 Ⅰ/Ⅱ 期试验（IGMKK16E7）均正在进行中（表 11-1 中加粗项）。Trimble 等报道了一项 DNA 质粒疫苗的随机对照试验，167 名 HPV16 阳性的 CIN2～3 患者进行了 DNA 疫苗 VGX-3100 肌内注射[22]。观察到 48% 的 VGX-3100 组和 30% 的安慰剂组患者 HPV 恢复正常，VGX-3100 组的恢复率明显更高（$P$=0.034）。然而，在这项试验中，CIN2 患者在 VGX-3100 组中占 30%，安慰剂组中占 26%。因与 CIN3 相比，CIN2 更易自行消退，故因患者

病程的差异可能影响试验结果。虽然疗效有显著差异，但 98% 的病例也出现了肌内注射接种部位的不良事件。VGX-3100 目前正在美国进行 Ⅲ 期临床试验。

## 七、基于黏膜免疫靶向 HPV E7 的新型药物研制

由于 CIN 是位于子宫颈黏膜的上皮内病变，我们推测必须诱导黏膜对 HPV E7 产生免疫反应，从而消除黏膜病变。在黏膜免疫系统中，已知潘氏斑 [肠道相关淋巴组织（gut-associated lymphoid tissue，GALT）] 或肠系膜淋巴结，包括宫颈黏膜在内的生殖器黏膜是免疫反应的诱导部位（图 11-3）。其原理为肠道来源的黏膜淋巴

细胞在 GALT 和肠系膜淋巴结被招募和激活，然后通过外周血回到生殖器黏膜。黏膜淋巴细胞中有一种称为整合素 β7 的独特表面抗原，它可与黏膜血管内皮细胞表达的天然配体（MadCAM）结合，并浸润黏膜。整合素 β7 还可与表达在子宫颈上皮的 E- 钙黏蛋白结合，使得黏膜淋巴细胞积聚在子宫颈上皮。我们先前发现，CIN 患者子宫颈上皮中 20%～40% 的 CD3+T 细胞是肠道来源的整合素 β7 阳性 T 细胞。我们还发现，当整合素 β7 阳性 T 细胞含量高时，CIN 更易消退[23]。因此，我们认为肠道黏膜中的辅助型和杀伤型 T 细胞浸润到 CIN 2～3 病变中，由 HPV E7 抗原激活的 TH1 免疫细胞再识别 CIN 2～3 细胞并诱导 TH1 免疫反应以消除病变。

我们开发了一种新型靶向 HPV16 E7 疫苗，该疫苗采用对 TH1 免疫反应有辅助作用的乳杆菌（Lactobacillus casei，L.casei）作为载体。这种治疗性疫苗的作用机制为，通过口服该制剂，在 GALT 诱导对 HPV16 E7 的黏膜 TH1 免疫反应，黏膜 T 细胞可浸润到 CIN 2～3 病变中，随后激活 E7 特异性 TH1 免疫反应（包括自然杀伤活性）进行免疫清除（图 11-3）。L.casei 是安全的，它已经被用于制作乳酸类饮料，并且其治疗途径是口服胶囊，这与上述其他 HPV 治疗性疫苗的给药途径完全不同。

第一代基于乳杆菌的治疗性疫苗是 GLBL101c，它通过细胞表面表达的 HPV16 E7 基因发挥作用[24]，但 E7 分子在细胞表面的表达数量不占优势。然后，我们又研发了第二代基于乳杆菌的疫苗，其表达最大数量的 HPV16E7 分子，称为 IGMKK16E7。用这两种疫苗对小鼠进行口服免疫，结果证明 IGMKK16E7 诱导产生 IFNγ 的细胞数量大约是 GLBL101c 的 4 倍[25]。

继这些临床前试验之后，我们在研究伦理审

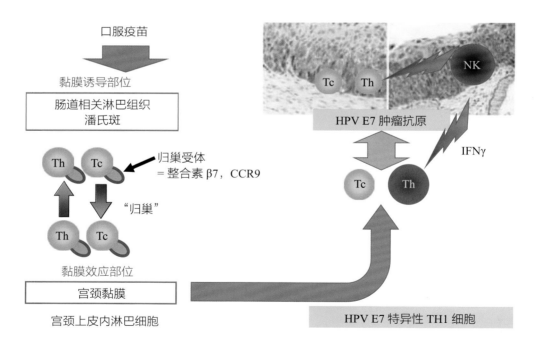

▲ 图 11-3　HPV E7 靶向黏膜免疫治疗 CIN 2～3 的机制
口服乳杆菌为载体、含 E7 抗原的治疗性疫苗，在黏膜诱导部位（潘氏斑等）激活 E7 特异性黏膜 Th1 细胞。E7 特异性 TH1 细胞通过外周血回到黏膜效应部位（宫颈黏膜），浸润黏膜上皮，识别并激活 E7 高表达的 CIN 2～3，从而导致 E7 特异性TH1 免疫反应和 CIN 2～3 的免疫清除
CIN. 宫颈上皮内瘤样病变；HPV. 人乳头瘤病毒；IFNγ. 干扰素 γ

查（Research Ethics Review，IRB）委员会的批准下进行了一项探索性的Ⅰ/Ⅱa期临床研究。采用GLBL101c治疗HPV16阳性CIN3患者，每天1次，每周5天，持续1周、2周、4周和8周。研究显示所有17名患者无2级或以上的不良事件出现，1级不良事件也均与GLBL101c不存在因果关系。治疗12个月后，CIN3回归至CIN1或正常的比率为38.4%，明显高于自然恢复率（约每年10%）。此外，与未回归组相比，回归至CIN2或更低级别组存在更高的黏膜E7特异性IFNγ生成细胞诱导宫颈上皮内淋巴细胞[26]。接下来，我们进行了GLBL101c治疗HPV16阳性CIN2的随机对照双盲Ⅱb期临床试验。与安慰剂组相比，虽然试验没有显示出对CIN2有显著的临床回归疗效，但两者的不良事件概率无差异，疫苗的安全性得到了肯定（正在准备提交结果）。

在这两项探索性临床研究中，由于第一代GLBL101c药效有限，我们进而开发了上述的第二代药物IGMKK16E7[25]。2019年6月，一项由研究者发起针对HPV16阳性CIN 2～3患者，IGMKK16E7疗效研究的Ⅰ/Ⅱ期临床试验正在进行中，所有CIN 2～3患者被分为四组：安慰剂组、低剂量组、中剂量组和高剂量组（1:1:1:1）。这是我院和其他大学医院合作进行的一项多中心临床研究，目标是招募164名患者（124名CIN3患者和40名CIN2患者）。主要终点以病理学缓解为主（CR=恢复正常，PR=CIN1，SD=CIN 2～3，PD=癌症进展），治疗16周后进行疗效评估[27]。在证明IGMKK16E7的疗效后，我们计划开始进行Ⅲ期试验。

声明：感谢富田直子女士对我们的研究，包括对临床试验的支持和贡献。

# 参考文献

[1] Cutts FT, Franceschi S, Goldie S, Castellsague X, de Sanjose S, Garnett G, et al. Human papillomavirus and HPV vaccines: a review. Bull World Health Organ. 2007;85:719-26., https://www.who.int/bulletin/volumes/85/9/06-038414/en/. https://doi.org/10.2471/blt.06.038414.

[2] Lei J, Ploner A, Elfstrom KM, Wang J, Roth A, Fang F, et al. HPV vaccination and the risk of invasive cervical cancer. N Engl J Med. 2020;383:1340-8. https://doi.org/10.1056/NEJMoa1917338.

[3] Kjaer S, MariNygard S, Sundstrom K, Dillner J, Tryggvadottir L, Munk C, et al. Final analysis of a 14-year long-term follow-up study of the effectiveness and immunogenicity of the quadrivalent human papillomavirus vaccine in women from four Nordic countries. EClinicalMedicine. 2020;100401:1-11. https://doi.org/10.1016/j.eclinm.2020.100401.

[4] World Health Organization (WHO). Health topic, Cervical cancer, eliminating cervical cancer, January 2019. https://www.who.int/health-topics/cervical-cancer#tab=tab_1

[5] Iwata S, Okada K, Kawana K, On behalf of the Expert Council on Promotion of Vaccination. Consensus statement from 17 relevant Japanese academic societies on the promotion of the human papillomavirus vaccine. Vaccine. 2007;35:2291-2. https://doi.org/10.1016/j. vaccine.2017.03.015.

[6] zur Hausen H. Papillomavirus and cancer: from basic studies to clinical application. Nat Rev Cancer. 2002;2:342-50. https://doi.org/10.1038/nrc798.

[7] Bosch FX, de Sanjose S, Human papillomavirus and cervical cancer—burden and assessment of causality. J Natl Cancer Inst Monogr, 2003; 31: 3-13. doi: https://doi.org/10.1093/oxfordjournals. jncimonographs.a003479.

[8] Matsumoto K, Yaegashi N, Iwata T, Yamamoto K, Aoki Y, Okadome M, et al. Reduction in HPV16/18 prevalence among young women with high-grade cervical lesions following the Japanese HPV vaccination program. Cancer Sci. 2019;110:3811-20. https://doi.org/10.1111/cas.14212.

[9] Taguchi A, Hara K, Tomio J, Kawana K, Tanaka T, Baba S, et al. Multistate Markov model to predict the prognosis of high-risk human papillomavirus-related cervical lesions. Cancers. 2020;12(2):270. https://doi.org/10.3390/cancers12020270.

[10] Herfs M, Vargas SO, Yamamoto Y, Howitt BE, Nucci MR, Hornick JL, et al. A novel blueprint for 'top down' differentiation defines the cervical squamocolumnar junction during development, reproductive life, and neoplasia. J Pathol. 2013;229:460-8. https://doi.org/10.1002/path.4110.

[11] Kukimoto I, Mori S, Sato H, Takeuchi T, Kanda T. Transcription factor human Skn-1a enhances replication of human papillomavirus DNA through the direct binding to two sites near the viral replication origin. FEBS J.

2008;275:3123-35. https://doi. org/10.1111/j.1742-4658. 2008.06468.x.

[12] Hu Z, Zhu D, Wang W, Li W, Jia W, Zeng X, et al. Genome-wide profiling of HPV integration in cervical cancer identifies clustered genomic hot spots and a potential microhomology-mediated integration mechanism. Nat Genet. 2015;47:158-63. https://doi.org/10.1038/ng.3178.

[13] Curley MD, Therrien VA, Cummings CL, Sergent PA, Koulouris CR, Friel AM, et al. CD133 expression defines a tumor initiating cell population in primary human ovarian cancer. Stem Cells. 2009;27:2875-83. https://doi. org/10.1002/stem.236.

[14] Reya T, Morrison SJ, Clarke MF, Weissman IL. Stem cells, cancer, and cancer stem cells. Nature. 2001;1(414):105-1011. https://doi.org/10.1038/35102167.

[15] Fujimoto A, Kawana K, Taguchi A, Adachi K, Sato M, Nakamura H, et al. Inhibition of endoplasmic reticulum (ER) stress sensors sensitizes cancer stem-like cells to ER stress-mediated apoptosis. Oncotarget. 2016;7:51854-64. https://doi.org/10.18632/oncotarget.10126.

[16] Sato M, Kawana K, Adachi K, Fujimoto A, Yoshida M, Nakamura H, et al. Targeting glutamine metabolism and focal adhesion kinase additively inhibits the mammalian target of the rapamycin pathway in spheroid cancer stem-like properties of ovarian clear cell carcinoma in vitro. Int J Oncol. 2017;50:1431-8. https://doi.org/10.3892/ijo.2017. 3891.

[17] Sato M, Kawana K, Adachi K, Fujimoto A, Yoshida M, Nakamura H, et al. Regeneration of cervical reserve cell-like cells from human induced pluripotent stem cells (iPSCs): A new approach to finding targets for cervical cancer stem cell treatment. Oncotarget. 2017;8:40935-45. https://doi. org/10.18632/oncotarget.16783.

[18] Kyrgiou M, Koliopoulos G, Martin-Hirsch P, Arbyn M, Prendiville W, Paraskevaidis E. Obstetric outcomes after conservative treatment for intraepithelial or early invasive cervical lesions: systematic review and meta-analysis. Lancet. 2006;367:489-98. https://doi. org/10.1016/S0140-6736(06)68181-6.

[19] Matsumoto K, Oki A, Furuta R, Maeda H, Yasugi T, Takatsuka N, et al. Predicting the progression of cervical precursor lesions by human papillomavirus genotyping: a prospective cohort study. Int J Cancer. 2011;128:2898-910. https://doi.org/10.1002/ijc.25630.

[20] Holowaty P, Miller AB, Rohan T. Natural history of dysplasia of the uterine cervix. J Natl Cancer Inst. 1999;91:252-8. https://doi.org/10.1093/jnci/91.3.252.

[21] Kawana K, Yasugi T, Taketani Y. Human papillomavirus vaccines: current issues and future: Review. Indian J Med Res. 2009;130:341-7.

[22] Trimble CL, Morrow MP, Kraynyak KA, Shen X, Dallas M, Yan J, et al. Safety, efficacy, and immunogenicity of VGX-3100, a therapeutic synthetic DNA vaccine targeting human pap-illomavirus 16 and 18 E6 and E7 proteins for cervical intraepithelial neoplasia 2/3: a randomised, double-blind, placebo-controlled phase 2b trial. Lancet. 2015;386:2078-88. https://doi.org/10.1016/S0140-6736(15)00239-1.

[23] Kojima S, Kawana K, Fujii T, Yokoyama T, Miura S, Tomio K, et al. Characterization of gut-derived intraepithelial lymphocyte (IEL) residing in human papillomavirus (HPV)-infected intraepithelial neoplastic lesions. Am J Reprod Immunol. 2011;66:435-43. https://doi. org/10.1111/j.1600-0897.2011.01041.x.

[24] Adachi K, Kawana K, Yokoyama T, Fujii T, Tomio A, Miura S, et al. Oral immunization with Lactobacillus casei vaccine expressing human papillomavirus (HPV) type 16 E7 is an effective strategy to induce mucosal cytotoxic lymphocyte against HPV16 E7. Vaccine. 2010;28:2810-7. https://doi.org/10.1016/j.vaccine.2010.02.005.

[25] Komatsu A, Igimi S, Kawana K. Optimization of human papillomavirus (HPV) type 16 E7-expressing lactobacillus-based vaccine for induction of mucosal E7-specific IFNγ-producing cells. Vaccine. 2018;36:3423-6. https://doi.org/10.1016/j.vaccine.2018.05.009.

[26] Kawana K, Adachi K, Kojima S, Taguchi A, Tomio K, Yamashita A, et al. Oral vaccination against HPV E7 for treatment of cervical intraepithelial neoplasia grade 3 (CIN3) elicits E7-specific mucosal immunity in the cervix of CIN3 patients. Vaccine. 2014;32:6233-9. https://doi.org/10.1016/j.vaccine.2014.09.020.

[27] Ikeda Y, Uemura Y, Asai-Sato M, Nakao T, Nakajima T, Kawana K, et al. Safety and efficacy of mucosal immunotherapy using human papillomavirus (HPV) type 16 E7-expressing Lactobacillus-based vaccine for the treatment of high-grade squamous intraepithelial lesion (HSIL): the study protocol of a randomized placebo-controlled clinical trial (MILACLE study). Jpn J Clin Oncol. 2019;49:877-80. https://doi.org/10.1093/jjco/hyz095.

# 第 12 章　遗传性妇科恶性肿瘤及其分子特征

## Hereditary Gynecological Malignancy and Molecular Features

Hideki Yamamoto　Akira Hirasawa　著

**摘　要**

遗传性妇科恶性肿瘤是由遗传物质变异引起的一组女性癌症综合征，表现为某些盆腔上皮恶性肿瘤的遗传易感性，如子宫内膜癌和卵巢癌，以及同步或非同步发病的原发性腹膜癌和输卵管癌。遗传性乳腺癌和卵巢癌综合征是最常见的遗传性妇科恶性肿瘤，它会增加乳腺癌和卵巢癌的终身发病风险，也会增加其他恶性肿瘤的发病风险，如胰腺癌、男性乳腺癌和前列腺癌。另一个主要的遗传性妇科恶性肿瘤是 Lynch 综合征，此类疾病使个人易患多器官恶性肿瘤，包括妇科肿瘤（子宫内膜最为常见）和非妇科肿瘤（结肠或结肠外），例如胃癌、尿道癌、脑癌、小肠癌、肝胆癌和胰腺癌。Lynch 统合征（Lynch sydrome，LS）发病原因是 *MLH1*、*MSH2*、*MSH6* 或 *PMS2* 基因的胚系紊乱或 EPCAM（一种基因上皮细胞黏附分子）的缺失，导致肿瘤的 DNA 错配修复受损。遗传性乳腺癌和卵巢癌综合征（hereditary breast and ovarian cancer syndrom，HBOC）LS 有一定共同点，可为有症状患者的治疗、高危家庭成员或亲属的监测和恶性肿瘤的预防提供有效信息。息肉综合征或者遗传性错构瘤（如 Cowden 综合征和 Peutz-Jeghers 综合征）也均与妇科恶性肿瘤有关。由于 Cowde 综合征和 Peutz-Jeghers 综合征较为罕见，恶性肿瘤风险较低，本章将 HBOC 和 LS 作为遗传性妇科恶性肿瘤易感性综合征的代表进行讨论。

**关键词**

遗传性乳腺癌和卵巢癌综合征；*BRCA1BRCA2*；Lynch 综合征（LS）；DNA 错配修复；胚系癌症易感性

## 一、卵巢癌的流行病学和遗传易感性风险：遗传性乳腺癌和卵巢癌综合征

传统观念认为卵巢癌与遗传因素相关[1, 2]。卵巢癌最重要的高危因素是存在乳腺癌或卵巢癌的家族史，近 1/4 的卵巢癌由遗传因素导致[3]。*BRCA1/2* 胚系致病变异是最具代表性的遗传因素，可导致患卵巢癌的终身发病风险增加，*BRCA1* 突变为 39%～63%，而 *BRCA2* 突变为 16.5%～27%，两者的卵巢癌发病风险均明显高于普通人群。*BRCA1/2* 变异的乳腺癌累积风险为 38%

或更高，预计到 70 岁时风险将超过 80%[4-8]（表 12-1 和表 12-2）。在总体人群中 BRCA1/2 变异率为 1/800~1/400，这一比例因种族而异，其中德系犹太人的变异率更高，为 1/40[7]。一项多中心队列研究显示，80 岁后 BRCA1 变异携带者的卵巢癌累积风险为 44%，BRCA2 变异携带者为 17%，是一般人群的 35~40 倍（图 12-1）[9]。Hirasawa 等证实，BRCA1/2 是日本卵巢癌患者中最常见的胚系致病变异，其中 BRCA1 变异率为 8.3%，BRCA2 变异率为

3.5%[10]。另外一项多中心研究也显示，日本的卵巢癌患者中胚系 BRCA1/2 总体变异率约为 15%，其中胚系 BRCA1 变异为 9.9%，BRCA2 变异为 4.7%[11]。

## 二、子宫内膜癌的流行病学和遗传易感性风险：Lynch 综合征

Lynch 综合征又称遗传性非息肉性结直肠

### 表 12-1　妇科和其他恶性肿瘤的终身发病风险

| | BRCA1 变异（%） | BRCA2 变异（%） | Lynch 综合征（%） | 一般人群（%） |
|---|---|---|---|---|
| 乳腺癌 | 46~87 | 38~84 | — | >12 |
| 卵巢癌 | 39~63 | 16.5~27 | 4~12 | 1~2 |
| 子宫内膜癌 | — | — | 25~60 | 2.7 |
| 男性乳腺癌 | 1.2 | 最高 8.9 | — | 0.1 |
| 前列腺癌 | 8.6（直到 65 岁），20（终身） | 15（直到 65 岁） | — | 6（直到 69 岁） |
| 胰腺癌 | 1~3 | 2~7 | — | 0.5 |

改编自 GENEReviews®（http://www.genereviews.org）[Internet]Bookshelf ID:NBK1211（https://www.ncbi.nlm.nih.gov/books/NBK1211）and [Internet] Bookshelf ID:1247（https://www.ncbi.nlm.nih.gov/books/NBK1247）accessed in August 2020.©1993-2020 University of Washington

### 表 12-2　妇科和其他恶性肿瘤的发病风险

| | 80 岁之前累计诊断风险 | | | | 终身累计诊断风险 |
|---|---|---|---|---|---|
| | MLH1（%） | MSH2（%） | MSH6（%） | PMS2（%） | 一般人群（%） |
| 结直肠癌 | 46~61 | 33~52 | 10~44 | 8.7~20 | 4.2 |
| 子宫内膜癌 | 34~54 | 21~57 | 16~49 | 13~26 | 3.1 |
| 卵巢癌 | 4~20 | 8~38 | ≤1~13 | 3 | 1.3 |
| 前列腺癌 | 4.4~11.6 | 3.9~15.9 | 2.5~11.6 | 4.6~11.6 | 11.6 |
| 乳腺癌（女性） | 10.6~18.6 | 1.5~12.8 | 11.1~12.8 | 8.1~12.8 | 12.8 |

经 NCCN Clinical Practice Guidelines in Oncology (NCCN Guidelines®) 许可改编，用于 Genetic/Familial High Risk Assessment: Colorectal Version.1.2020。©2020 National Comprehensive Cancer Network, Inc. 版权所有。未经 NCCN 明确书面许可，不得出于任何目的以任何形式复制 NCCN 指南® 和本文插图。要查看 NCCN 指南的最新完整版本，请在线访问 NCCN.org。NCCN 指南是一项正在进行的工作，可能会随着新的重要数据的出现而不断完善

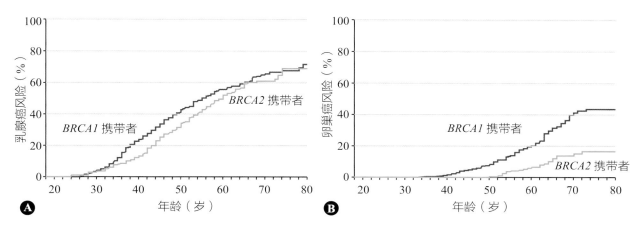

▲ 图 12-1　*BRCA1* 和 *BRCA2* 变异携带者中估计的乳腺癌（A）和卵巢癌（B）的累积发病风险

改编自 Kuchenbaecker et al., JAMA.2017; 317(23):2402-2416.doi:10.1001/jama.2017.7112©2017, American Medical Association.

癌，是一种常染色体显性遗传性多器官恶性肿瘤综合征，由四个 DNA 错配修复基因：*MSH2*、*MLH1*、*MSH6* 或 *PMS2* 的胚系变异或 *EPCAM* 缺失引起。据估计，一般人群中的患病率为 1/3000～1/250，发病率与国家和种族、个体是否携带变异基因相关[13]。LS 患者中结直肠癌最常见，其次是子宫内膜癌。在美国，3% 的结直肠癌新病例可归因于 LS[14]。研究表明，LS 女性患者的子宫内膜癌的风险高于结直肠癌[15-17]。2%～4% 的 70 岁内子宫内膜癌患者有 LS 或有 LS 相关家族史，而在 20—54 岁发生子宫内膜癌的患者，近 5% 有 LS 或有 LS 相关家族史[18-20]。任何一种 *MMR* 基因功能的丧失都与微卫星不稳定（一种基因组不稳定性）有关，也与 LS 相关癌症的发生风险增加有关。LS 女性患子宫内膜癌的终身风险为 25%～60%，这与 LS 女性患结肠直肠癌的终身风险相当[16, 21]。LS 女性终生卵巢癌的累积外显率为 6%～13%，显著高于一般人群的 1%～2%[22, 23]。LS 女性终身子宫内膜癌的风险取决于致病基因。据报道，对于 *MLH1* 或 *MSH2* 变异的女性，*MLH1* 变异的终生子宫内膜癌患病风险为 34%～54%，*MSH2* 变异的子宫内膜癌终生患病风险为 21%～57%。*MLH1* 变异的卵巢癌终生患病风险为 4%～20%，*MSH2* 变异的卵巢癌

终生患病风险为 8%～38%[24-26]。

国际胃肠遗传肿瘤学会（International Society for Gastrointestinal Hereditary Tumors，InSiGHT）数据库记录的 3000 多例 LS 病例的变异情况显示，*MLH1* 和 *MSH2* 是 LS 的主要变异基因，而其余基因，如 *MSH6* 和 *PMS2*，较少见于 LS 病例。LS 的致病基因变异比例 *MLH1* 为 42%，*MSH2* 为 33%，而 *MSH6* 和 *PMS2* 分别为（18%）和（7.5%）[27]。1%～3% 的 LS 中存在 *EPCAM* 缺失[28, 29]。尽管与 *MLH1* 或 *MSH2* 变异相比，在 LS 中较少观察到 *MSH6* 变异，但 *MSH6* 依然是 LS 相关子宫内膜癌和年龄较大 LS 相关结肠癌的主要致病变异基因[17]。80 岁后，存在 *MSH6* 变异的女性发生子宫内膜癌的累积风险为 17%～44%[17, 30]，而携带 *PMS2* 变异或 *EPCAM* 缺失的女性子宫内膜癌的发病风险分别小于 15% 和 12%[31, 32]。

LS 人群的癌症发病年龄比一般人群年轻；LS 患者诊断子宫内膜癌时的平均年龄为 48—62 岁，卵巢癌的平均年龄为 42.5 岁[8]。

Win 等的一项队列研究通过对子宫内膜癌患者的 20 年随访发现，携带 *MMR* 变异的子宫内膜癌的女性发生其他癌症的风险明显更高，例如结直肠癌、乳腺癌或泌尿系统癌症（输尿管癌、膀胱癌、肾癌和肾盂癌）[33, 34]。因此，子宫内膜癌

被称之"前哨癌"，是 LS 女性发生的一系列原发癌症中首发的癌症。

## 三、BRCA 相关遗传性妇科恶性肿瘤分子特征和诊断

*BRCA1/2* 的胚系致病变异是大多数遗传性乳腺癌和卵巢癌的主要原因，表现出此类疾病的常染色体显性易感性[7]。20 世纪 90 年代通过基因位点克隆确认 *BRCA1* 和 *BRCA2* 为乳腺癌和卵巢癌易感性的相关基因[35, 36]。*BRCA1* 的核心是一个可编码 1863 个氨基酸组成的预测蛋白，位于 17 号染色体长臂（OMIN#113705）的 17q21.31 处。*BRCA1* 在许多组织中都有表达，包括睾丸、胸腺、乳腺和卵巢[35]。*BRCA2* 位于第 13 号染色体长臂（OMIN#600185）的 13q13.1 处，可编码 3418 个氨基酸组成的蛋白[36]。虽然 *BRCA1* 和 *BRCA2* 在结构上没有同源性，但在双链断裂的 DNA 损伤修复过程中，这两个基因在维护基因组完整性和同源重组（homologous recombination，HR）方面具有共同的功能[37]。*BRCA1* 或 *BRCA2* 任何一个功能的丧失都会导致转录单元开放阅读框的严重破坏。*BRCA1* 蛋白通过与几种蛋白质相互作用发挥功能。*BRCA1* 相关的环结构域 1（BARD1）与 *BRCA1* N 端附近的环指结构域结合，这两个环指结构域都携带核输出信号（NES）。*BRCA1* 通过 *BRCA1* C 端附近的 BRCT 结构域与磷酸化 Abraxas（ABRA1）、BRCA1 相关的 C 端解旋酶（BACH1）或 CtBP 相互作用蛋白（CtIP）形成三种不同类型的复合体[38, 39]。与不同蛋白质相互作用后，*BRCA1* 在 DNA 损伤抵抗、泛素化、基因转录和细胞周期进程中发挥着不同的作用，例如 G（2）–M 检查点控制[40]。*BRCA2* 通过 DNA 修复过程在基因组完整性维护中发挥作用，并促进 HR。通过在 DNA 断裂和间隙上加载 RAD51，BRCA2 蛋白具有防止新生 DNA 降解和促进 HR 介导的复制分叉停滞的预防功能[41, 42]。BRCA2 可通过 PALB2 介导与 BRCA1 形成复合体（图 12-2）。

在 *BRCA1* 和 *BRCA2* 中已经鉴定出超过 1600 个或 1800 个变异，这些变异会由于移码缺失、插入或转录本过早截断而导致功能丧失，这表明 *BRCA1* 和 *BRCA2* 作为抑癌基因具有重要功能[7, 43, 44]。*BRCA1* 或 *BRCA2* 功能的丧失增加对聚（ADP- 核糖）聚合酶的敏感性，称之为合成致死性，导致对 PARP 抑制剂的敏感[45, 46]。众所周知，*BRCA1* 和 *BRCA2* 的变异位点也会影响癌症发生风险。对 400 多例携带 *BRCA2* 变异的卵巢癌和其他恶性肿瘤的一项家族分析发现，相比较 *BRCA2* 其他位点突变，卵巢癌或乳腺癌的家族更易发生卵巢癌集群区域的 *BRCA2* 外显子 11 突变[47]。

## 四、*BRCA1/2* 的基因检测

使用血液样本的基因检测不仅适用于有症状的乳腺癌和（或）卵巢癌患者（渊源者）的临床诊断，也适用于高危亲属的易感性检测。Myriad 遗传实验室（Salt Lake City，UT，USA）提供不同的检测策略，例如靶点分析、综合分析或大基因组重排测试。靶点分析可用于人群特异性起始变异的检测，如 *BRCA1* c.6_69delAG（185delAG）、*BRCA1* c.566dupC（5382insC）或 *BRCA2* c.546delT（6174delT），这些位点在阿什肯纳兹系犹太人后裔中检测到的频率高达 1/40[48]。通过联合方法检测常见的 *BRCA1/2* 突变和 *BRCA1* 的种族特异性或家族特异性突变的 5 种特定大基因组重排及其综合分析，有助于评估高危个体的易感性，进一步补充分析是对上述及 *BRCA1* 常见的 5 个重排以外的大型重排检验，例如 *BRCA1/2* 中的大基因组重排（表 12-3）[7]。

2020 年迄今为止，日本的社会保险服务将临

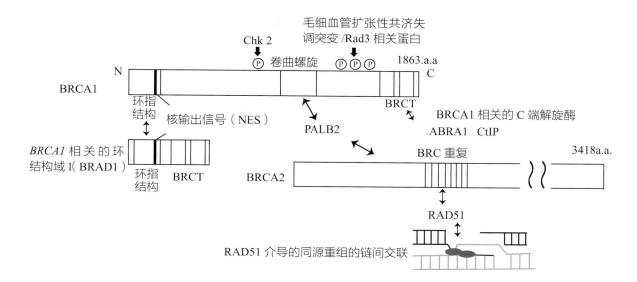

▲ 图 12-2 *BRCA1* 和 *BRCA2* 在 DNA 双链断裂上的结构和功能

BRCA1（1863a.a.）含有几个可识别的蛋白图案，如 N 端附近的环指结构域与 BRAD1 结合，发挥核输出信号（NES）的功能，外显子 11 上的卷曲螺旋结构域与 PALB2 相互作用，以及 C 端为 BRCT 结构域。BRCA2（3418a.a.）在外显子 11 中含有 8 个 BRC 重复的 30～40 个残基序，它介导 BRCA2 与 RAD51 的结合。RAD51 通过链间交联在同源重组中发挥作用［引自 Sedukhina A et al.Seikagaku 84(7), 529-538, 2012.©2012, The Japanese Biochemical Society.］

床 *BRCA1/2* 检测作为确定 PARP 抑制剂适应证的伴随诊断，以及仅用于有症状乳腺癌和（或）卵巢癌患者的 HBOC 诊断。另外几家诊断公司提供 *BRCA1/2* 在内的其他综合或特异性胚系癌症分析，例如 LabCorp（Burlington，NC，USA）、Ambry Genetics Corporation（Aliso Viejo，CA，USA）和 ACT Genomics（台北市，中国台湾）。这些可用于渊源者其他相关疾病的检测，以及高危亲属和鉴别诊断。

基因检测的分析报告分为三种变异类别，即阳性、阴性或不确定性，称为临床致病性意义不明的变异（variant of uncertain significance，VUS）。据估计，高达 20% 的 *BRCA1/2* 变异被报道为 VUS[49-52]。在大型重排检测和高危亲属的家族特异性变异检测中，检测结果显示为两种类型：不存在（阴性）或存在（阳性）。即使得到阴性结

| 方　法 | 人　群 | 突变检测 | 突变检测频率（%） |
|---|---|---|---|
| 综合分析 | 个人风险 | *BRCA1* 和 *BRCA2* 序列变体和 5 个特殊的大基因组 *BRCA1* 重排 | 约 88 |
| 大重排检测 | 个人风险 | *BRCA1* 和 *BRCA2* 中的大基因组重排 | 3～4 |
| 靶点突变分析 | 阿什肯纳兹犹太人遗传 | • *BRCA1*：185delAG<br>• *BRCA1*：5382insC<br>• *BRCA2*：6174delT | 90 |

表 12-3 *BRCA1* 和 *BRCA2* 的基因检测方法

改编自 Petrucelli et al. *Genet Med* 2010:12(5):245-259. doi:10.1097/GIM.0b013e3181d38f2f.©2010, The American College of Medical Genetics.

果，详细解释必不可少，因为阴性结果并不能完全消除存在癌症遗传易感性的可能性。还有一种可能性，即家族中的癌症可能与无法检测到的未知遗传因素有关。当获得 VUS 结果时，使用其他家族成员的样本进一步分析，以提供线索去检测 VUS 是否与家族中的癌症共分离[7]。

## 五、*BRCA1/2* 变异与妇科恶性肿瘤遗传组织学特征的关联

胚系 *BRCA1/2* 变异的流行与特定组织学类型的肿瘤发病率有关[11]。高级别浆液性卵巢癌是携带 *BRCA* 变异最常见的组织学类型，占携带 *BRCA1/2* 变异女性的 70%～80%，而在散发对照或无 *BRCA1/2* 变异的女性中约为 50%[53-58]。携带 *BRCA1/2* 变异的卵巢子宫内膜样癌和黏液性癌占比较小，其携带 *BRCA1/2* 变异的最高比例为 6%～12%。相比之下，有 10%～20% 的卵巢子宫内膜样癌和黏液性癌与野生型胚系 *BRCA* 有关。据估计，10%～15% 的盆腔浆液性癌女性患者存在致病性胚系 *BRCA* 变异。

盆腔恶性肿瘤的浆液性癌通常为高级别，是一种具有侵袭性的肿瘤，归类为 Ⅱ 型肿瘤，常为双侧，在诊断时常见于腹膜表面[7, 59]。不同于散发性卵巢癌，*BRCA* 相关的卵巢癌具有独特的致癌分子通路，并且与独特的组织病理学亚型相关[60]。根据对妇科遗传性恶性肿瘤组织病理学的累积研究分析，例如对携带 *BRCA* 胚系变异的卵巢癌患者进行预防性输卵管 - 卵巢切除术，我们提出了一种假设，即远端输卵管伞末端可能是早期输卵管癌（包括原发性腹膜癌）的潜在部位，亦可导致晚期盆腔恶性肿瘤的发生[61-65]。许多研究已经证实，发生在输卵管的非侵袭性癌有可能在不侵犯远端输卵管实质性间质的情况下发生转

移，这一特性类似于子宫内膜浅表浆液性癌[66]。这种浆液性癌的早期阶段被称为伞部浆液性输卵管上皮内癌（serous tubal intraepithelial carcinoma, STIC），可见于 70% 以上散发性卵巢和腹膜的高级别浆液性癌[67]。因此，无论 *BRCA1/2* 胚系状态如何，在输卵管伞端组织中检测到的 STIC 都可能是盆腔恶性肿瘤中高级别浆液性癌的来源。

隐匿性恶性肿瘤是一种小型原位癌，最初由 Colgan 等在输卵管 - 卵巢切除术标本的研究中报道，60 例携带 *BRCA1/2* 变异的高危女性中有 5 例隐匿性恶性肿瘤，患病率为 8.3%[61]。隐匿性恶性肿瘤的发病率在不同研究组中存在一定程度的差异。Leeper 等报道，在 *BRCA1/2* 突变阳性的女性中，17%（30 例中 5 例）出现了隐匿性癌[68]。Paley 等研究了 2 例 *BRCA1* 阳性的输卵管隐匿性癌和腹膜细胞学恶性患者，提示恶性细胞对腹膜存在微植入潜力[69]。Agoff 等的另一项研究显示，4 例早期输卵管癌中有 2 例腹膜细胞学阳性[70]。这引发了一个重要假设，即遗传的 *BRCA* 状态是 STIC 相关癌症谱的一部分，可发展为具有高转移潜力的输卵管癌[66]。根据肿瘤的位置和生长速度，该肿瘤可能被错误地认为是原发性卵巢、腹膜或输卵管癌[60]。这些重要研究结果都是通过对致病性 *BRCA1/2* 变异阳性女性切除的输卵管 - 卵巢标本的分析得出。另一项发现也支持这些结果，即几乎所有的 STIC 均显示 p53 阳性，这与高级别浆液性癌相似。在 *BRCA* 突变阳性的女性和散发性早期输卵管癌患者的远端输卵管中普遍检测到小的线性 p53 阳性病灶，称为 p53 特征[71]。另一项分析 29 例盆腔浆液性癌的研究显示，STIC 和高级别浆液性癌与卵巢癌的 *TP53* 变异大致相同，这支持 STIC 和 *TP53* 之间的克隆关系[72]。尽管这些数据与 *BRCA1/2* 的胚系状态不一定相关，这表明 p53 特征可能是高级别浆液性癌的早期前兆[66]。对 *BRCA* 突变阳性女性的输卵管分析所获得的累积证据进一步证明输

卵管伞端可能是盆腔恶性肿瘤的起源。这些证据中更显而易见的是，*BRCA* 变异是浆液性癌的易感因素，而浆液性癌与输卵管远端有密切联系。

## 六、伴 LS 的妇科恶性肿瘤的分子特征与诊断

微卫星不稳定性（microsatellite instability，MSI）和 DNA 错配修复缺陷（MMR-D）是 LS 筛查的基本方法。Latham 等报道称，16.3% 的 MSI-high（MSI-H）患者检测出 LS。LS 阳性 MSI-H[ 包括 MSI-intermediate（MSH-I） 肿瘤 ] 的免疫组化染色显示，98% 的患者存在 MMR-D[74]。MSI-H 状态通常与高肿瘤突变负荷（高 TMB）相一致，但反过来并不总是正确的。Chalmers 等的研究显示，16% 的高 TMB（>20 个突变 /Mb）被归为 MSI-H，而 MSI-H 的一致性取决于恶性肿瘤类型[73]。高 TMB 和 MSI-H 很少见于肺癌和皮肤癌，而这两个位点却经常见于妇科恶性肿瘤（如包括子宫内膜样癌在内的子宫内膜癌）[73]（图 12-3）。临床筛查伴有 LS 的妇科恶性肿瘤的第一步是根据修订的 Amsterdam 标准 Ⅱ 选择患者和家系，该标准是遗传性非息肉性结直肠癌（hereditary nonpolyposis colorectal cancer，HNPCC）相关恶性肿瘤的临床诊断标准，包括结直肠癌、子宫内膜癌、肾盂癌、输尿管癌和小肠癌[12]（表 12-4）。在修订后的 Bethesda 指南中，子宫内膜癌和卵巢癌也被列为 LS 相关肿瘤，这是 HNPCC 患者应进行微卫星不稳定检测的临床筛查标准[75]。MSI 是由错配修复缺陷引起的，其特征是 DNA 内重复区域的插入 / 缺失或长度改变。基于聚合酶链式反应的 Bethesda 模板已广泛用于 MSI 筛查，Bethesda 模板是一种由两个单核苷酸重复序列 BAT25、BAT26 和 D2S123、D5S346 和 D17S250 的 3 个二核苷酸重

复序列组成的 5 个标记物的模板，已经得到美国国家癌症研究所推荐[76, 77]。例如，如果 5 个标记物中有 2 个或更多的标志物显示出不稳定性，同时肿瘤和未受影响的组织的荧光辅助和扩增片段的毛细管电泳显示其波型也发生变化，这些微卫星状态被称为高频 MSI。相反，如果 5 个标志物中只有 1 个或没有显示不稳定，则被称为低频 MSI（low-frequency MSI，MSI-L）或微卫星状态稳定[76]。近年来，基于 PCR 方法开发出利用五个单核苷酸标记（BAT25、BAT26、MONO27、NR21 和 NR24，而不是 Bethesda panel）法及第二代测序技术，因其具有高灵敏度和特异性也已应用于检测 MSI 状态。准单态变异范围（quasi-monomorphic variation range，QMVR），即来自正常 DNA 的 PCR 产物几乎不受种族限制，使用五个单核苷酸标记应用于 MSI 检测。因此，使用单核苷酸标志物可以确定 MSI 状态，而无须进行正常 DNA 分析[78]。NGS 技术是由 FoundationOne®CDx（Foundation Medicine, Inc., Cambridge, MA, USA）开发的一种用于精准医学的肿瘤测序技术，MSI 状态是基于对 95 个微卫星位点的全基因组分析确定。据估计，约 90% 的 LS 相关子宫膜癌表现为 MSI-H[79]，近 30% 的散发子宫内膜癌病例被认定为 MSI-H[80]。相比之下，卵巢癌中 MSI-H 人群比例在 3%～13% 之间，而 LS 在卵巢癌中的患病率估计几乎相同或更低，为 0.9%～2.7%[74, 81-83]。

MMR 蛋白表达的免疫组织化学（immunohis-tochemical, IHC）分析已作为 LS 诊断的第二步常规操作。IHC 分析有利于直接可视化检测 MMR 的改变。MSH2 作为与 MSH6 形成主要 MutSα 复合物的异二聚体，也可与 MSH3 形成次要 MutSβ 复合物。MLH1 和 PMS2 蛋白作为稳定的异质二聚体，通过形成一个 MutLβ 复合体来检测失配结构的插入 - 删除短环。MSH2 和 MSH6 的表达缺失通常由胚系变异引起。相比之下，散发性癌

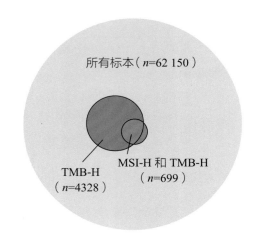

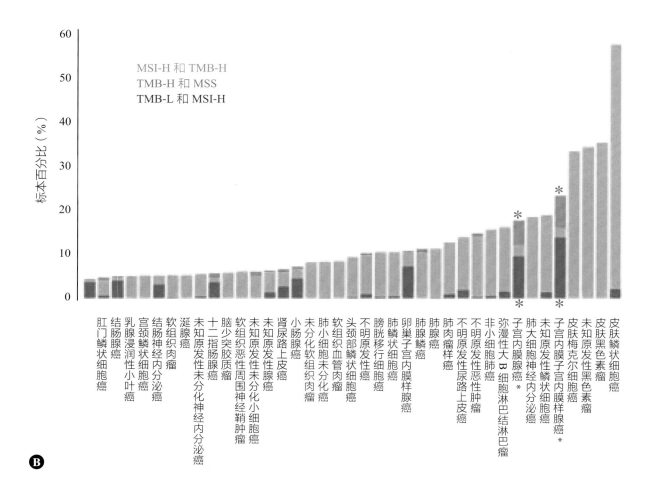

▲ 图 12-3　肿瘤突变负荷与微卫星不稳定性之间的关系

A. 大多数（83%）MSI-H 的样本也有高 TMB（TMB-H），而 TMB-H 中较少的人群（16%）被归为 MSI-H；B. MSI-H 和 TMB-H 在妇科恶性肿瘤（如子宫内膜癌）中的发病率较高（＊）[ 改编自 Chalmers et al., Genome Medicine (2017) 9:34.doi:10.1186/s13073-017-0424-2©Zachary R. Chalmers et al.]

MSI-H. 高频微卫星不稳定；TMB. 肿瘤突变负荷；MSS. 微卫星稳定

表 12-4　修订的 ICG-HNPCC 标准（Amsterdam 标准 II，1999）[12]

至少应有 3 名亲属患有 Lynch 综合征 / 遗传性非息肉性结肠癌（HNPCC）相关癌症（结直肠癌、子宫内膜癌、小肠癌、输尿管癌或肾盂癌），应符合以下标准

1. 其中一个人应是另外两个人的一级亲属
2. 至少连续两代人应受到影响
3. 至少有一个亲属应在 50 岁之前诊断与 HNPCC 相关的癌症
4. 如果有家族性腺瘤性息肉病，应排除结直肠癌病例
5. 肿瘤诊断应通过组织病理学检查确认

症中 MLH1 和 PMS2 的表达缺失提示 MLH1 胚系改变或 MLH1 启动子的体细胞甲基化[14, 84]。基于 BRAF V600E 在约 40% 的散发性 MSI-H 结直肠癌中呈阳性，而在 LS 相关结直肠癌中很少阳性的证据，BRAF V600E 检测被应用于排除携带 MLH1 表观遗传甲基化的散发性 MSI-H[85-87]。必须注意的是，在临床实践中，BRAF V600E 检测适用于结直肠癌，而不适用于子宫内膜癌[88, 89]。还应注意的是，大多数妇科恶性肿瘤中的 MSI-H 是由 MLH1 启动子的高甲基化所致，而非 MMR 基因的胚系变异。

大多数与 LS 相关的子宫内膜癌为子宫内膜样癌，并且多为国际妇产科联合会（International Federation of Gynecology and Obstetrics，FIGO）分期 1 级。其他也有关于非子宫内膜样癌包括透明细胞癌、浆液性癌和癌肉瘤 [ 也称为恶性混合米勒瘤（malignant mixed Mullerian tumor，MMMT]] 的 LS 报道[90]。间充质肿瘤与 LS 无关，例如平滑肌瘤、平滑肌肉瘤和其他间质肿瘤。LS 患者发生子宫内膜癌的位置很可能在子宫下段，而这是散发性子宫内膜癌的罕见部位[91, 92]。

## 七、遗传性妇科恶性肿瘤的 风险评估、监测和预防

卵巢癌是一种相对罕见的恶性肿瘤类型，根据美国的统计，其在一般人群中的患病率低至 1.3%（1/78）。美国一项研究表明，携带胚系致病性 BRCA 变异的女性的卵巢癌终身发病率增加到 39%～58%，而携带胚系 MMR 致病性变异的女性卵巢癌的终身发病率也增至 9%～12%[93]。基于人群、单机构或全国性多中心的研究表明，不论种族，侵袭性卵巢癌患者的胚系 BRCA 变异阳性率为 11%～15%[10, 11, 55, 94]。侵袭性卵巢癌病例中，胚系 MMR 变异阳性的阳性率高达 2%[83]。早发卵巢癌（40 岁前）的患者中阳性率可能更高[95]。由于基因可以常染色体显性方式遗传，无论性别如何，对于携带 BRCA1/2 或 MMR 基因胚系致病突变的 HBOC 或 LS 患者的每个孩子都有 50% 的概率携带遗传致病变异。在正确的时间点进行适当的基因检测，随后进行适当的监测，这对于预防与遗传癌症综合征相关的癌症发生非常重要。

### （一）BRCA1/2 相关妇科恶性肿瘤指南概述

通过使用系统量身定制的筛查策略，确定因遗传综合征相关的胚系变异导致卵巢癌终生高风险的女性，为无症状女性提供预防机会，例如监测、化学预防和降低风险的手术[96]。一些医学协会建议对所有诊断患有卵巢癌的女性进行胚系基因检测。2020 年发布的美国临床肿瘤学会（American Society of Clinical Oncology，ASCO）指南，强烈建议所有诊断为上皮性卵巢癌的女

性进行 BRCA1/2 和其他卵巢癌易感基因的胚系基因检测，无论其临床特征或家族癌症谱系[97]。而诊断为透明细胞、子宫内膜或黏液性卵巢癌的女性一般建议进行体细胞肿瘤的错配修复缺陷（dMMR）检测[97]。美国国立综合癌症网络®（NCCN®）定期更新其肿瘤临床实践指南（NCCN 肿瘤学临床实践指南®），该指南的链接为 NCCN.org。根据 NCCN 遗传 / 家族性高危评估指南®（2020.V1）：针对乳腺、卵巢和胰腺，重点是 BRCA1/2 突变阳性管理，从 25 岁开始应每 6～12 个月进行一次乳房检查。降低乳腺切除风险的遗传咨询应包括关于保护程度、重建方案和风险的讨论[98]。建议采用降低风险的输卵管 – 卵巢切除术（risk-reducing salpingo-oophorectomy，RRSO），该手术通常在 35—40 岁及生育结束后进行[98]。根据 BRCA1/2 的变异状态，也有关于 RRSO 管理的描述。对于携带 BRCA2 致病性 / 可能致病性变异的患者，RRSO 可合理推迟到 40—45 岁，因 BRCA2 致病性 / 可能致病性变异患者的卵巢癌发病平均要比 BRCA1 致病性 / 可能致病性变异的患者晚 8～10 年[98]。单纯输卵管切除术是基于癌前病变的检测，包括输卵管伞中的浆液性输卵管上皮内癌，并不是降低风险的标准治疗[98]。间隔性输卵管切除术和延迟性卵巢切除术的一项临床试验正在进行中。对于未选择 RRSO 的患者，可考虑采用经阴道超声（transvaginal ultrasound，TVUS）联合血清 CA125 水平进行卵巢癌筛查[98]。任何时候，对于携带 BRCA 致病性 / 可能致病性变异的女性（卵巢癌）和男性（男性乳腺癌和前列腺癌）进行相关癌症的体征和症状的宣教是非常重要的，尤其是与 BRCA 致病 / 可能致病变异相关的教育[98]。盆腔或腹部疼痛、腹胀和腹部腰围增加等症状与卵巢癌的发生有关。美国预防服务工作组建议，初诊临床医生对有乳腺癌、卵巢癌、输卵管癌或腹膜癌个人史或家族史的女性，或有 BRCA 突变家族史的女性，可

采用适当的简短家系风险评估手段进行评估[99]。风险评估结果为阳性的女性应接受遗传咨询和在指定的时间点进行基因检测的合理建议[99]。

### （二）LS 相关妇科恶性肿瘤的监测和预防策略

大多数子宫内膜癌患者（如 2017 年癌症统计约 67%）表现出阴道出血等症状，早期被诊断为局限于子宫的疾病[100, 101]。NCCN 遗传 / 家族性高风险评估指南®：结直肠癌（2020.V1）建议，应该让女性了解及时发现和评估任何异常子宫出血或绝经后出血的重要性[26]。子宫内膜活检可作为评估此类症状的一种方法，即 30—35 岁开始，每 1～2 年通过子宫内膜活检进行一次筛查[26]。为降低子宫内膜癌风险，可考虑对高危女性行子宫切除术[26]。Schmeler 等证实，预防性子宫切除术联合双侧输卵管卵巢切除术可有效预防 LS 女性的子宫内膜癌和卵巢癌发生[102]。考虑和讨论这些降低风险策略的风险和益处，对患者进行关于子宫内膜癌早期症状的教育十分重要。遗传咨询除涵盖上述程序，还是癌症风险评估和帮助患者做出正确决策的关键组成部分。关于卵巢癌，目前还没有有效的筛查策略。经阴道超声检查联合或不联合血清 CA125 都不作为卵巢癌筛查的常规推荐，因为这些方法对于卵巢癌筛查的敏感性或特异性有限。对于卵巢癌，在正确的时间点进行遗传咨询，包括基因检测，收集相关疾病的重要家族史信息是非常关键的。

## 八、肿瘤基因组测序预测妇科恶性肿瘤易感基因

使用新一代测序法进行体细胞基因组检测正在成为临床肿瘤学的一种常见检测方法，例如用于晚期或转移性癌症患者的治疗。通过对肿瘤基

因组的分析发现胚系变异潜在可能的背景信息，称为胚系发现[103]。*BRCA1/2* 和 MMR 基因是美国医学遗传学和基因组学学院（American College of Medical Genetics and Genomics，ACMG）指明推荐的至少59个基因中最重要的胚系基因[104, 105]。揭示这些假定的胚系致病变异( presumed germline pathogenic variants，PGPV）的目的在于识别和管理可预防的高度渗透性遗传疾病相关风险，在确定致病胚系变异（pathogenic germline variants，PGV）后通过干预措施降低发病率和死亡率[105]。*BRCA1/2* 和 *MMR* 都是高度可操作的癌症易感性基因（cancer susceptibility gene，CSG），可赋予特定肿瘤的遗传易感性，例如乳腺癌、卵巢癌或结肠癌。即使对一些通常不会因检测到致病性 CGC 基因而增加患癌风险的器官，如存在 *BRCA1/2* 或 *MMR* 基因的致病性变异也应被视为胚系起源[106]。NCCN 遗传 / 家族性高危评估指南 ®：乳腺、卵巢和胰腺（2021.V1）提出，通过分析发现致病或可能致病的变异，应考虑进行 *BRCA1/2* 胚系遗传检测[76, 98]。如有 *BRCA1/2* 的有害变异，同源重组缺陷状态可用于预测（ADP-核糖）聚合酶抑制剂的反应。如体细胞变异检测提示为 PGV，则可判定对 PARP 抑制剂的反应更高，同时也可有效监测患者和亲属卵巢癌、结肠癌或其他相关癌症的发生。

## 九、了解遗传性妇科恶性肿瘤

*BRCA1* 和 *BRCA2* 变异的 HBOC 和 MMR 变异的 LS 的网站资源和链接。

- GeneReviews®:https://www.ncbi.nlm.nih.gov/books/NBK1116/
- National Comprehensive Cancer Network (NCCN) Guidelines® for Detection, Prevention, & Risk Reduction:https://www.nccn.org
- American Society of Clinical Oncology Guidelines:https://www.asco.org/research-guidelines
- European Society of Medical Oncology（ESMO）Clinical Guidelines:Gynaecological Cancers:https://www.esmo.org/guidelines/gynaecologicalcancers
- U.S. Preventive Services Task Force Recommendation Statement:BRCA-Related Cancer:Risk Assessment, Genetic Counseling,and Genetic Testing:https://www.uspreventiveservicestaskforce.org/uspstf/recommendation/brca-related-cancer-risk-assessment-genetic-counseling-and-genetic-testing

书籍资料如下。

- Hereditary Gynecologic Cancer:Risk,Prevention and Management edited by Karen H.Lu, published in 2012 by Informa Healthcare, UK.

## 结论

*BRCA1/2* 相关性卵巢癌和 LS 相关性子宫内膜癌是遗传性妇科恶性肿瘤的代表。充分了解相关症状和重点关注特殊家族史为女性提供了识别 HBOC 或 LS 的机会，从而早期发现无症状卵巢癌并预防继发性癌症。因分析技术和降低风险方法的进步，我们已经揭示卵巢癌发生和发展的详细机制。通过识别与妇科恶性肿瘤相关的特异胚系变异，暂未受影响的家庭成员和亲属也有机会接受预测性检测和监测。新一代测序的癌症基因组分析技术正成为一种普遍采用的方式，它为我们提供了认识致病性变异为胚系起源或其他潜在的癌症易感性的通路，称为胚系发现。在妇科恶性肿瘤的管理中，利用体细胞基因组检测和胚系分析遗传信息变得越来越普遍和重要。

声明：致谢这项工作得到了健康劳动科学研究补助金（20EA1027）、日本癌症研究促进基金会和大和证券健康基金的部分支持。

# 参考文献

[1] Whittemore AS. Characteristics relating to ovarian cancer risk: implications for prevention and detection. Gynecol Oncol. 1994;55(3 Pt 2):S15-9.

[2] Claus EB, Schildkraut JM, Thompson WD, Risch NJ. The genetic attributable risk of breast and ovarian cancer. Cancer. 1996;77(11):2318-24.

[3] Walsh T, Casadei S, Lee MK, Pennil CC, Nord AS, Thornton AM, et al. Mutations in 12 genes for inherited ovarian, fallopian tube, and peritoneal carcinoma identified by massively parallel sequencing. Proc Natl Acad Sci U S A. 2011; 108(44):18032-7.

[4] Easton DF, Ford D, Bishop DT. Breast and ovarian cancer incidence in BRCA1-mutation carriers. Breast Cancer Linkage Consortium. Am J Hum Genet. 1995;56(1):265-71.

[5] Antoniou A, Pharoah PD, Narod S, Risch HA, Eyfjord JE, Hopper JL, et al. Average risks of breast and ovarian cancer associated with BRCA1 or BRCA2 mutations detected in case Series unselected for family history: a combined analysis of 22 studies. Am J Hum Genet. 2003;72(5):1117-30.

[6] Hopper JL, Southey MC, Dite GS, Jolley DJ, Giles GG, McCredie MR, et al. Population-based estimate of the average age-specific cumulative risk of breast cancer for a defined set of protein-truncating mutations in BRCA1 and BRCA2. Australian Breast Cancer Family Study. Cancer Epidemiol Biomarkers Prev. 1999;8(9):741-7.

[7] Petrucelli N, Daly MB, Feldman GL. Hereditary breast and ovarian cancer due to mutations in BRCA1 and BRCA2. Genet Med. 2010;12(5):245-59.

[8] Gene Reviews [Internet]. https://www.ncbi.nlm.nih.gov/books/NBK1247. Accessed 15 Nov 2020.

[9] Kuchenbaecker KB, Hopper JL, Barnes DR, Phillips KA, Mooij TM, Roos-Blom MJ, et al. Risks of breast, ovarian, and contralateral breast cancer for BRCA1 and BRCA2 mutation carriers. JAMA. 2017;317(23):2402-16.

[10] Hirasawa A, Imoto I, Naruto T, Akahane T, Yamagami W, Nomura H, et al. Prevalence of pathogenic germline variants detected by multigene sequencing in unselected Japanese patients with ovarian cancer. Oncotarget. 2017; 8(68):112258-67.

[11] Enomoto T, Aoki D, Hattori K, Jinushi M, Kigawa J, Takeshima N, et al. The first Japanese nationwide multicenter study of BRCA mutation testing in ovarian cancer: CHARacterizing the cross-sectionaL approach to Ovarian cancer geneTic TEsting of BRCA (CHARLOTTE). Int J Gynecol Cancer. 2019;29(6):1043-9.

[12] Vasen HF, Watson P, Mecklin JP, Lynch HT. New clinical criteria for hereditary nonpolyposis colorectal cancer (HNPCC, Lynch syndrome) proposed by the International Collaborative group on HNPCC. Gastroenterology. 1999;116(6):1453-6.

[13] Dunlop MG, Farrington SM, Nicholl I, Aaltonen L, Petersen G, Porteous M, et al. Population carrier frequency of hMSH2 and hMLH1 mutations. Br J Cancer. 2000;83(12):1643-5.

[14] Sinicrope FA. Lynch syndrome-associated colorectal cancer. N Engl J Med. 2018;379(8):764-73.

[15] Hampel H, Stephens JA, Pukkala E, Sankila R, Aaltonen LA, Mecklin JP, et al. Cancer risk in hereditary nonpolyposis colorectal cancer syndrome: later age of onset. Gastroenterology. 2005;129(2):415-21.

[16] Aarnio M, Sankila R, Pukkala E, Salovaara R, Aaltonen LA, de la Chapelle A, et al. Cancer risk in mutation carriers of DNA-mismatch-repair genes. Int J Cancer. 1999;81(2):214-8.

[17] Hendriks YM, Wagner A, Morreau H, Menko F, Stormorken A, Quehenberger F, et al. Cancer risk in hereditary nonpolyposis colorectal cancer due to MSH6 mutations: impact on counseling and surveillance. Gastroenterology. 2004;127(1):17-25.

[18] Gruber SB. Thompson WD. A population-based study of endometrial cancer and familial risk in younger women. Cancer and Steroid Hormone Study Group. Cancer Epidemiol Biomarkers Prev. 1996;5(6):411-7.

[19] Hampel H, Frankel W, Panescu J, Lockman J, Sotamaa K, Fix D, et al. Screening for Lynch syndrome (hereditary nonpolyposis colorectal cancer) among endometrial cancer patients. Cancer Res. 2006;66(15):7810-7.

[20] Leenen CH, van Lier MG, van Doorn HC, van Leerdam ME, Kooi SG, de Waard J, et al. Prospective evaluation of molecular screening for Lynch syndrome in patients with endometrial cancer </= 70 years. Gynecol Oncol. 2012;125(2):414-20.

[21] Dunlop MG, Farrington SM, Carothers AD, Wyllie AH, Sharp L, Burn J, et al. Cancer risk associated with germline DNA mismatch repair gene mutations. Hum Mol Genet. 1997;6(1):105-10.

[22] Watson P, Vasen HFA, Mecklin JP, Bernstein I, Aarnio M, Jarvinen HJ, et al. The risk of extra-colonic, extra-endometrial cancer in the Lynch syndrome. Int J Cancer. 2008;123(2):444-9.

[23] Nakamura K, Banno K, Yanokura M, Iida M, Adachi M, Masuda K, et al. Features of ovarian cancer in Lynch syndrome (Review). Mol Clin Oncol. 2014;2(6):909-16.

[24] Bonadona V, Bonaiti B, Olschwang S, Grandjouan S, Huiart L, Longy M, et al. Cancer risks associated with germline mutations in MLH1, MSH2, and MSH6 genes in Lynch syndrome. JAMA. 2011;305(22):2304-10.

[25] Stoffel E, Mukherjee B, Raymond VM, Tayob N, Kastrinos F, Sparr J, et al. Calculation of risk of colorectal and endometrial cancer among patients with Lynch syndrome. Gastroenterology. 2009;137(5):1621-7.

[26] Referenced with permission from the NCCN Guidelines® for Genetic/Familial High-Risk Assessment: Colorectal Version 1.2020 © National Comprehensive Cancer Network, Inc. 2020. All rights reserved. Accessed 2 Aug 2020. Available online at www.NCCN.org. NCCN makes no warranties of any kind whatsoever regarding their content, use or application and disclaims any responsibility for their application or use in any way.

[27] Plazzer JP, Sijmons RH, Woods MO, Peltomaki P, Thompson B, Den Dunnen JT, et al. The InSiGHT database: utilizing 100 years of insights into Lynch syndrome. Fam Cancer. 2013;12(2):175-80.

[28] Niessen RC, Hofstra RM, Westers H, Ligtenberg MJ, Kooi K, Jager PO, et al. Germline hypermethylation of MLH1 and EPCAM deletions are a frequent cause of Lynch syndrome. Genes Chromosomes Cancer. 2009;48(8):737-44.

[29] Kuiper RP, Vissers LE, Venkatachalam R, Bodmer D, Hoenselaar E, Goossens M, et al. Recurrence and variability of germline EPCAM deletions in Lynch syndrome. Hum Mutat. 2011;32(4):407-14.

[30] Baglietto L, Lindor NM, Dowty JG, White DM, Wagner A, Gomez Garcia EB, et al. Risks of Lynch syndrome cancers for MSH6 mutation carriers. J Natl Cancer Inst. 2010;102(3):193-201.

[31] Senter L, Clendenning M, Sotamaa K, Hampel H, Green J, Potter JD, et al. The clinical phenotype of Lynch syndrome due to germ-line PMS2 mutations. Gastroenterology. 2008;135(2):419-28.

[32] Kempers MJ, Kuiper RP, Ockeloen CW, Chappuis PO, Hutter P, Rahner N, et al. Risk of colorectal and endometrial cancers in EPCAM deletion-positive Lynch syndrome: a cohort study. Lancet Oncol. 2011;12(1):49-55.

[33] Win AK, Lindor NM, Winship I, Tucker KM, Buchanan DD, Young JP, et al. Risks of colorectal and other cancers after endometrial cancer for women with Lynch syndrome. J Natl Cancer Inst. 2013;105(4):274-9.

[34] Win AK, Lindor NM, Jenkins MA. Risk of breast cancer in Lynch syndrome: a systematic review. Breast Cancer Res. 2013;15(2):R27.

[35] Miki Y, Swensen J, Shattuck-Eidens D, Futreal PA, Harshman K, Tavtigian S, et al. A strong candidate for the breast and ovarian cancer susceptibility gene BRCA1. Science. 1994;266(5182):66-71.

[36] Wooster R, Neuhausen SL, Mangion J, Quirk Y, Ford D, Collins N, et al. Localization of a breast cancer susceptibility gene, BRCA2, to chromosome 13q12-13. Science. 1994;265(5181):2088-90.

[37] Zhang H, Tombline G, Weber BL. BRCA1, BRCA2, and DNA damage response: collision or collusion? Cell. 1998; 92(4):433-6.

[38] Hashizume R, Fukuda M, Maeda I, Nishikawa H, Oyake D, Yabuki Y, et al. The RING heterodimer BRCA1-BARD1 is a ubiquitin ligase inactivated by a breast cancer-derived mutation. J Biol Chem. 2001;276(18):14537-40.

[39] Wang B, Matsuoka S, Ballif BA, Zhang D, Smogorzewska A, Gygi SP, et al. Abraxas and RAP80 form a BRCA1 protein complex required for the DNA damage response. Science. 2007;316(5828):1194-8.

[40] Deng CX. BRCA1: cell cycle checkpoint, genetic instability, DNA damage response and cancer evolution. Nucleic Acids Res. 2006;34(5):1416-26.

[41] Kolinjivadi AM, Sannino V, De Antoni A, Zadorozhny K, Kilkenny M, Techer H, et al. Smarcal1-mediated fork reversal triggers Mre11-dependent degradation of nascent DNA in the absence of Brca2 and stable Rad51 nucleofilaments. Mol Cell. 2017;67(5):867-81 e7.

[42] Siaud N, Barbera MA, Egashira A, Lam I, Christ N, Schlacher K, et al. Plasticity of BRCA2 function in homologous recombination: genetic interactions of the PALB2 and DNA binding domains. PLoS Genet. 2011; 7(12): e1002409.

[43] Smith SA, Easton DF, Evans DG, Ponder BA. Allele losses in the region 17q12-21 in familial breast and ovarian cancer involve the wild-type chromosome. Nat Genet. 1992;2(2):128-31.

[44] King TA, Li W, Brogi E, Yee CJ, Gemignani ML, Olvera N, et al. Heterogenic loss of the wild-type BRCA allele in human breast tumorigenesis. Ann Surg Oncol. 2007; 14(9):2510-8.

[45] Bryant HE, Schultz N, Thomas HD, Parker KM, Flower D, Lopez E, et al. Specific killing of BRCA2-deficient tumours with inhibitors of poly(ADP-ribose) polymerase. Nature. 2005;434(7035):913-7.

[46] Farmer H, McCabe N, Lord CJ, Tutt AN, Johnson DA, Richardson TB, et al. Targeting the DNA repair defect in BRCA mutant cells as a therapeutic strategy. Nature. 2005;434(7035):917-21.

[47] Lubinski J, Phelan CM, Ghadirian P, Lynch HT, Garber J, Weber B, et al. Cancer variation associated with the position of the mutation in the BRCA2 gene. Fam Cancer. 2004;3(1):1-10.

[48] Struewing JP, Hartge P, Wacholder S, Baker SM, Berlin M, McAdams M, et al. The risk of cancer associated with specific mutations of BRCA1 and BRCA2 among Ashkenazi Jews. N Engl J Med. 1997;336(20):1401-8.

[49] Frank TS, Deffenbaugh AM, Reid JE, Hulick M, Ward BE, Lingenfelter B, et al. Clinical characteristics of individuals with germline mutations in BRCA1 and BRCA2: analysis of 10,000 individuals. J Clin Oncol. 2002;20(6):1480-90.

[50] Nielsen FC, van Overeem Hansen T, Sorensen CS. Hereditary breast and ovarian cancer: new genes in confined pathways. Nat Rev Cancer. 2016;16(9):599-612.

[51] Lee JS, Oh S, Park SK, Lee MH, Lee JW, Kim SW, et al. Reclassification of BRCA1 and BRCA2 variants of uncertain significance: a multifactorial analysis of multicentre prospective cohort. J Med Genet. 2018;55(12):794-802.

[52] Mesman RLS, Calleja F, Hendriks G, Morolli B, Misovic B, Devilee P, et al. The functional impact of variants of uncertain significance in BRCA2. Genet Med. 2019; 21(2): 293-302.

[53] Werness BA, Ramus SJ, DiCioccio RA, Whittemore AS, Garlinghouse-Jones K, Oakley-Girvan I, et al. Histopathology, FIGO stage, and BRCA mutation status of ovarian cancers from the Gilda Radner Familial Ovarian Cancer Registry. Int J Gynecol Pathol. 2004;23(1):29-34.

[54] Shaw PA, McLaughlin JR, Zweemer RP, Narod SA, Risch H, Verheijen RH, et al. Histopathologic features of genetically determined ovarian cancer. Int J Gynecol Pathol. 2002;21(4):407-11.

[55] Pal T, Permuth-Wey J, Betts JA, Krischer JP, Fiorica J, Arango H, et al. BRCA1 and BRCA2 mutations account for a large proportion of ovarian carcinoma cases. Cancer. 2005;104(12):2807-16.

[56] Rubin SC, Benjamin I, Behbakht K, Takahashi H, Morgan MA, LiVolsi VA, et al. Clinical and pathological features of ovarian cancer in women with germ-line mutations of BRCA1. N Engl J Med. 1996;335(19):1413-6.

[57] Aida H, Takakuwa K, Nagata H, Tsuneki I, Takano M, Tsuji S, et al. Clinical features of ovarian cancer in Japanese women with germ-line mutations of BRCA1. Clin Cancer Res. 1998;4(1):235-40.

[58] Berchuck A, Heron KA, Carney ME, Lancaster JM, Fraser EG, Vinson VL, et al. Frequency of germline and somatic BRCA1 mutations in ovarian cancer. Clin Cancer Res. 1998;4(10):2433-7.

[59] Lim D, Oliva E. Precursors and pathogenesis of ovarian carcinoma. Pathology. 2013;45(3):229-42.

[60] Crum CP, Drapkin R, Kindelberger D, Medeiros F, Miron A, Lee Y. Lessons from BRCA: the tubal fimbria emerges as an origin for pelvic serous cancer. Clin Med Res. 2007;5(1):35-44.

[61] Colgan TJ, Murphy J, Cole DE, Narod S, Rosen B. Occult carcinoma in prophylactic oophorectomy specimens: prevalence and association with BRCA germline mutation status. Am J Surg Pathol. 2001;25(10):1283-9.

[62] Shaw PA, Rouzbahman M, Pizer ES, Pintilie M, Begley H. Candidate serous cancer precursors in fallopian tube epithelium of BRCA1/2 mutation carriers. Mod Pathol. 2009;22(9):1133-8.

[63] Kurman RJ, Shih IM. The origin and pathogenesis of epithelial ovarian cancer: a proposed unifying theory. Am J Surg Pathol. 2010;34(3):433-43.

[64] Kurman RJ. Origin and molecular pathogenesis of ovarian high-grade serous carcinoma. Ann Oncol. 2013;24(Suppl 10):x16-21.

[65] Vang R, Shih Ie M, Kurman RJ. Fallopian tube precursors of ovarian low- and high-grade serous neoplasms. Histopathology. 2013;62(1):44-58.

[66] Callahan MJ, Crum CP, Medeiros F, Kindelberger DW, Elvin JA, Garber JE, et al. Primary fallopian tube malignancies in BRCA-positive women undergoing surgery for ovarian cancer risk reduction. J Clin Oncol. 2007;25(25):3985-90.

[67] Kindelberger DW, Lee Y, Miron A, Hirsch MS, Feltmate C, Medeiros F, et al. Intraepithelial carcinoma of the fimbria and pelvic serous carcinoma: Evidence for a causal relationship. Am J Surg Pathol. 2007;31(2):161-9.

[68] Leeper K, Garcia R, Swisher E, Goff B, Greer B, Paley P. Pathologic findings in prophylactic oophorectomy specimens in high-risk women. Gynecol Oncol. 2002;87(1):52-6.

[69] Paley PJ, Swisher EM, Garcia RL, Agoff SN, Greer BE, Peters KL, et al. Occult cancer of the fallopian tube in BRCA-1 germline mutation carriers at prophylactic oophorectomy: a case for recommending hysterectomy at surgical prophylaxis. Gynecol Oncol. 2001;80(2):176-80.

[70] Agoff SN, Garcia RL, Goff B, Swisher E. Follow-up of in situ and early-stage fallopian tube carcinoma in patients undergoing prophylactic surgery for proven or suspected BRCA-1 or BRCA-2 mutations. Am J Surg Pathol. 2004;28(8):1112-4.

[71] Lee Y, Miron A, Drapkin R, Nucci MR, Medeiros F, Saleemuddin A, et al. A candidate precursor to serous carcinoma that originates in the distal fallopian tube. J Pathol. 2007;211(1):26-35.

[72] Kuhn E, Kurman RJ, Vang R, Sehdev AS, Han G, Soslow R, et al. TP53 mutations in serous tubal intraepithelial carcinoma and concurrent pelvic high-grade serous carcinoma—evidence supporting the clonal relationship of the two lesions. J Pathol. 2012;226(3):421-6.

[73] Chalmers ZR, Connelly CF, Fabrizio D, Gay L, Ali SM, Ennis R, et al. Analysis of 100,000 human cancer genomes reveals the landscape of tumor mutational burden. Genome Med. 2017;9(1):34.

[74] Latham A, Srinivasan P, Kemel Y, Shia J, Bandlamudi C, Mandelker D, et al. Microsatellite instability is associated with the presence of Lynch syndrome pan-cancer. J Clin Oncol. 2019;37(4):286-95.

[75] Umar A, Boland CR, Terdiman JP, Syngal S, de la Chapelle A, Ruschoff J, et al. Revised Bethesda Guidelines for hereditary nonpolyposis colorectal cancer (Lynch syndrome) and microsatellite instability. J Natl Cancer Inst. 2004;96(4):261-8.

[76] Boland CR, Thibodeau SN, Hamilton SR, Sidransky D, Eshleman JR, Burt RW, et al. A National Cancer Institute

Workshop on Microsatellite Instability for cancer detection and familial predisposition: development of international criteria for the determination of microsatellite instability in colorectal cancer. Cancer Res. 1998;58(22):5248-57.

[77] Richman S. Deficient mismatch repair: Read all about it (Review). Int J Oncol. 2015;47(4):1189-202.

[78] Bando H, Okamoto W, Fukui T, Yamanaka T, Akagi K, Yoshino T. Utility of the quasi-monomorphic variation range in unresectable metastatic colorectal cancer patients. Cancer Sci. 2018;109(11):3411-5.

[79] Cook LS, Nelson HE, Stidley CA, Dong Y, Round PJ, Amankwah EK, et al. Endometrial cancer and a family history of cancer. Gynecol Oncol. 2013;130(2):334-9.

[80] Peterson LM, Kipp BR, Halling KC, Kerr SE, Smith DI, Distad TJ, et al. Molecular characterization of endometrial cancer: a correlative study assessing microsatellite instability, MLH1 hypermethylation, DNA mismatch repair protein expression, and PTEN, PIK3CA, KRAS, and BRAF mutation analysis. Int J Gynecol Pathol. 2012;31(3):195-205.

[81] Kobayashi K, Sagae S, Kudo R, Saito H, Koi S, Nakamura Y. Microsatellite instability in endometrial carcinomas: frequent replication errors in tumors of early onset and/or of poorly differentiated type. Genes Chromosomes Cancer. 1995;14(2):128-32.

[82] Singer G, Kallinowski T, Hartmann A, Dietmaier W, Wild PJ, Schraml P, et al. Different types of microsatellite instability in ovarian carcinoma. Int J Cancer. 2004; 112(4): 643-6.

[83] Malander S, Rambech E, Kristoffersson U, Halvarsson B, Ridderheim M, Borg A, et al. The contribution of the hereditary nonpolyposis colorectal cancer syndrome to the development of ovarian cancer. Gynecol Oncol. 2006;101(2):238-43.

[84] Bellizzi AM, Frankel WL. Colorectal cancer due to deficiency in DNA mismatch repair function: a review. Adv Anat Pathol. 2009;16(6):405-17.

[85] Herman JG, Umar A, Polyak K, Graff JR, Ahuja N, Issa JP, et al. Incidence and functional consequences of hMLH1 promoter hypermethylation in colorectal carcinoma. Proc Natl Acad Sci U S A. 1998;95(12):6870-5.

[86] Koinuma K, Shitoh K, Miyakura Y, Furukawa T, Yamashita Y, Ota J, et al. Mutations of BRAF are associated with extensive hMLH1 promoter methylation in sporadic colorectal carcinomas. Int J Cancer. 2004;108(2):237-42.

[87] McGivern A, Wynter CV, Whitehall VL, Kambara T, Spring KJ, Walsh MD, et al. Promoter hypermethylation frequency and BRAF mutations distinguish hereditary non-polyposis colon cancer from sporadic MSI-H colon cancer. Fam Cancer. 2004;3(2):101-7.

[88] Kawaguchi M, Yanokura M, Banno K, Kobayashi Y, Kuwabara Y, Kobayashi M, et al. Analysis of a correlation between the BRAF V600E mutation and abnormal DNA mismatch repair in patients with sporadic endometrial cancer. Int J Oncol. 2009;34(6):1541-7.

[89] Tanakaya K. Current clinical topics of Lynch syndrome. Int J Clin Oncol. 2019;24(9):1013-9.

[90] Broaddus RR, Lynch HT, Chen LM, Daniels MS, Conrad P, Munsell MF, et al. Pathologic features of endometrial carcinoma associated with HNPCC: a comparison with sporadic endometrial carcinoma. Cancer. 2006;106(1): 87-94.

[91] Westin SN, Lacour RA, Urbauer DL, Luthra R, Bodurka DC, Lu KH, et al. Carcinoma of the lower uterine segment: a newly described association with Lynch syndrome. J Clin Oncol. 2008;26(36):5965-71.

[92] Masuda K, Banno K, Hirasawa A, Yanokura M, Tsuji K, Kobayashi Y, et al. Relationship of lower uterine segment cancer with Lynch syndrome: a novel case with an hMLH1 germline mutation. Oncol Rep. 2012;28(5):1537-43.

[93] https://www.cancer.org/cancer/ovarian-cancer/about/key-statistics.html. Accessed 15 Nov 2020.

[94] Risch HA, McLaughlin JR, Cole DE, Rosen B, Bradley L, Fan I, et al. Population BRCA1 and BRCA2 mutation frequencies and cancer penetrances: a kin-cohort study in Ontario, Canada. J Natl Cancer Inst. 2006;98(23):1694-706.

[95] Domanska K, Malander S, Masback A, Nilbert M. Ovarian cancer at young age: the contribution of mismatch-repair defects in a population-based series of epithelial ovarian cancer before age 40. Int J Gynecol Cancer. 2007;17(4): 789-93.

[96] Lancaster JM, Powell CB, Kauff ND, Cass I, Chen LM, Lu KH, et al. Society of Gynecologic Oncologists Education Committee statement on risk assessment for inherited gynecologic cancer predispositions. Gynecol Oncol. 2007; 107(2):159-62.

[97] Konstantinopoulos PA, Norquist B, Lacchetti C, Armstrong D, Grisham RN, Goodfellow PJ, et al. Germline and somatic tumor testing in epithelial ovarian cancer: ASCO guideline. J Clin Oncol. 2020;38(11):1222-45.

[98] Referenced with permission from the NCCN Guidelines® for Guideline Genetic/Familial High-Risk Assessment: Breast, Ovarian, and Pancreatic Version.1.2021 © National Comprehensive Cancer Network, Inc. 2020. All rights reserved. Accessed 14 Sept 2020. Available online at www.NCCN.org. NCCN makes no warranties of any kind whatsoever regarding their content, use or application and disclaims any responsibility for their application or use in any way.

[99] US Preventive Services Task Force, Owens DK, Davidson KW, Krist AH, Barry MJ, Cabana M, et al. Risk Assessment, Genetic Counseling, and Genetic Testing for BRCA-Related Cancer: US Preventive Services Task Force Recommendation Statement. JAMA. 2019;322(7):652-65.

[100] Lu KH, Daniels M. Endometrial and ovarian cancer in

women with Lynch syndrome: update in screening and prevention. Fam Cancer. 2013;12(2):273-7.

[101] Siegel RL, Miller KD, Jemal A. Cancer statistics, 2017. CA Cancer J Clin. 2017;67(1):7-30.

[102] Schmeler KM, Lynch HT, Chen LM, Munsell MF, Soliman PT, Clark MB, et al. Prophylactic surgery to reduce the risk of gynecologic cancers in the Lynch syndrome. N Engl J Med. 2006;354(3):261-9.

[103] Li MM, Chao E, Esplin ED, Miller DT, Nathanson KL, Plon SE, et al. Points to consider for reporting of germline variation in patients undergoing tumor testing: a statement of the American College of Medical Genetics and Genomics (ACMG). Genet Med. 2020;22(7):1142-8.

[104] Green RC, Berg JS, Grody WW, Kalia SS, Korf BR, Martin CL, et al. ACMG recommendations for reporting of incidental findings in clinical exome and genome sequencing. Genet Med. 2013;15(7):565-74.

[105] Kalia SS, Adelman K, Bale SJ, Chung WK, Eng C, Evans JP, et al. Recommendations for reporting of secondary findings in clinical exome and genome sequencing, 2016 update (ACMG SF v2.0): a policy statement of the American College of Medical Genetics and Genomics. Genet Med. 2017;19(2):249-55.

[106] Mandelker D, Donoghue M, Talukdar S, Bandlamudi C, Srinivasan P, Vivek M, et al. Germline-focussed analysis of tumour-only sequencing: recommendations from the ESMO Precision Medicine Working Group. Ann Oncol. 2019;30(8):1221-31.